影像读片技巧丛书

影像诊断技巧

——要点与盲点 ②

熟悉解剖和病理，掌握读片技巧

[日] 扇和之　堀田昌利 / 主编
[日] 佐藤英尊　渡边贵史　清水崇史　山田大辅　木村浩一朗 / 编者
朱梓宾 / 译

北京科学技术出版社

「画像診断に絶対強くなるワンポイントレッスン2」扇和之，堀田昌利/編
Copyright © 2016 by YODOSHA,CO.,LTD.
All rights reserved.
Original Japanese edition published in 2016 by YODOSHA,CO.,LTD.

关于本书中记载的诊断方法及治疗方法，作者和出版社都以出版时的最新信息为基础，努力确保其正确性。但是，随着医学的发展，部分内容可能并非完全正确。

因此，在实际的诊断与治疗中，对尚不熟悉或尚未被广泛使用的新医药品等进行使用时，请首先阅读其附带的说明书。需在深思熟虑的基础上进行诊疗活动。

随着日后医学研究和医疗水平的发展，本书记载的诊断方法、治疗方法、检查方法和适应证等可能会发生变化，若因此发生医疗事故，本书作者及出版社概不负责。

著作权合同登记号　图字：01-2022-2718

图书在版编目（CIP）数据

影像诊断技巧：要点与盲点. 2 / (日) 扇和之, (日) 堀田昌利主编；朱梓宾译. —北京：北京科学技术出版社, 2022.10

ISBN 978-7-5714-2326-1

Ⅰ. ①影… Ⅱ. ①扇… ②堀… ③朱… Ⅲ. ①影像诊断 Ⅳ. ①R445

中国版本图书馆CIP数据核字(2022)第087458号

责任编辑：尤玉琢
责任校对：贾　荣
图文制作：申　彪
责任印制：吕　越
出 版 人：曾庆宇
出版发行：北京科学技术出版社
社　　址：北京西直门南大街16号
邮政编码：100035
电　　话：0086-10-66135495（总编室）　0086-10-66113227（发行部）
网　　址：www.bkydw.cn
印　　刷：北京宝隆世纪印刷有限公司
开　　本：710 mm × 1000 mm　1/16
字　　数：270千字
印　　张：14.5
版　　次：2022年10月第1版
印　　次：2022年10月第1次印刷
ISBN 978-7-5714-2326-1

定　　价：160.00元

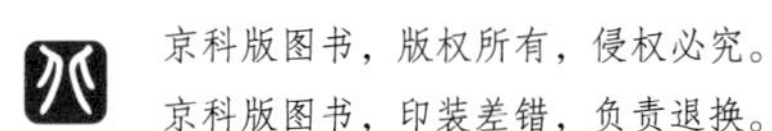
京科版图书，版权所有，侵权必究。
京科版图书，印装差错，负责退换。

编著者简介

主　编

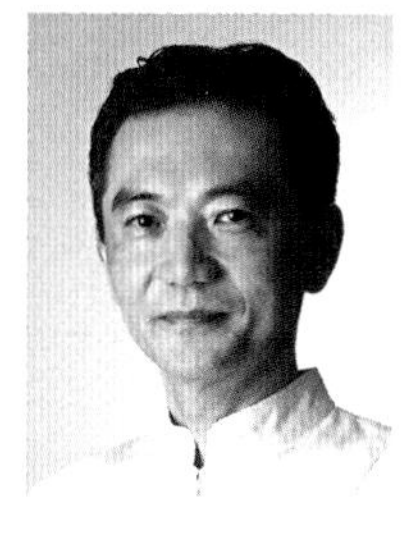

扇和之
（OHGI Kazuyuki）

日本红十字会医疗中心放射科部长

1984 年毕业于长崎大学医学部，2008 年起任日本红十字会医疗中心放射科部长。出版过很多影像诊断的著作。“每天和实习医生一起度过快乐的时光。本科正在招募实习医生，有兴趣参观医院的请联系 kaohgi@gmail.com。”

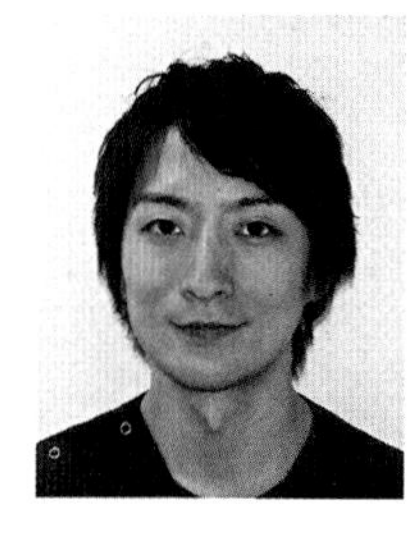

堀田昌利
（HOTTA Masatoshi）

日本红十字会医疗中心放射科

2007 年日本医科大学毕业后在日本红十字会医疗中心内科进修，2009 年开始在该医院放射科工作。放射诊断科医生、IVR 专科医生、核医学专科医生、PET 认证医生。JRC 教育展示优秀奖（2013 年、2015 年）。“希望通过本书让大家了解影像诊断的乐趣。”

编　者

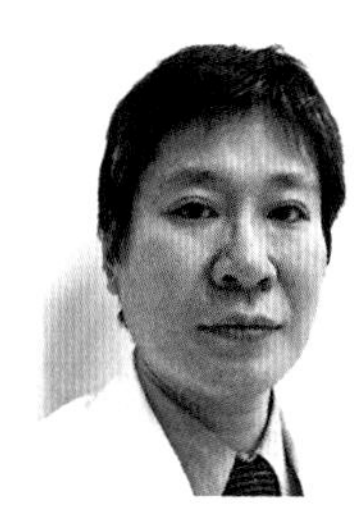

佐藤英尊
（SATO Hidetaka）

日本红十字会医疗中心放射科

2001 年日本医科大学毕业后在大学附属医院担任实习医生，2003 年入职日本医科大学附属医院放射科。2008 年日本医科大学学院毕业，担任大学附属医院助教。2013 年 9 月起任日本红十字会医疗中心放射特别治疗科 PET 中心主任。

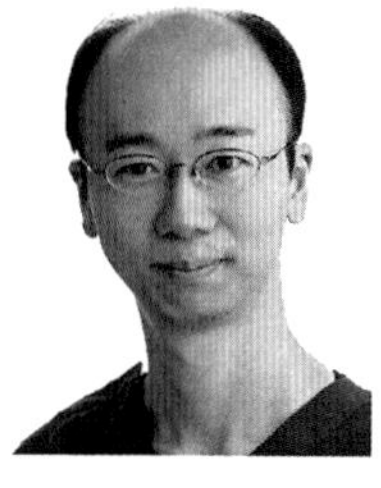

渡边贵史
（WATANABE Takashi）

日本红十字会医疗中心放射科

2011 年千叶大学医学部毕业。至综合医院国保旭中央医院的临床实习，2013 年日本红十字会医疗中心放射科工作。“希望本书能给各位读者带来一些影像诊断的乐趣。”

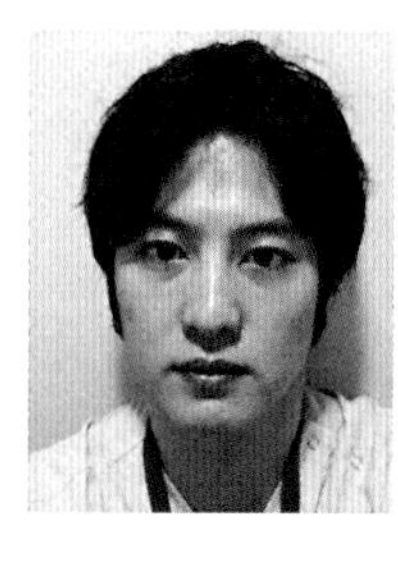

清水崇史
（SHIMIZU Takafumi）

日本红十字会医疗中心放射科

2010 年毕业于横滨市立大学，2013 年日本红十字会医疗中心放射科工作。受惠于优秀的前辈、值得信赖的同期生、得天独厚的后辈，每天都愉快的度过着，尽管也会面对图像在眼前却“不是这样，不是这样”的烦恼。

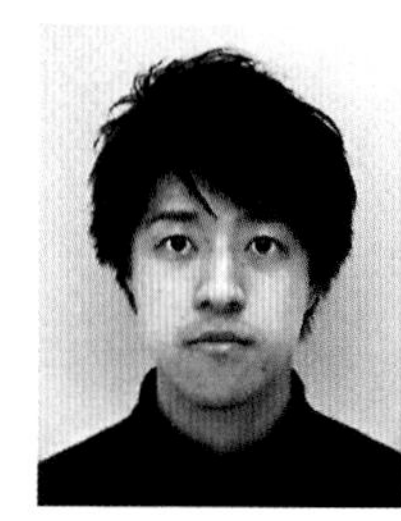

山田大辅
（YAMADA Daisuke）

日本红十字会医疗中心放射科

2013 年毕业于福井大学医学部，经过日本红十字会医疗中心的临床实习，2015 年在该院放射科工作。“浓郁的学习环境，也受惠于能够切磋琢磨的同期生，在指导医生的带领下不断钻研。”

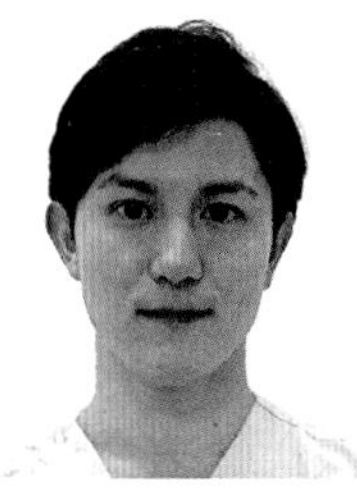

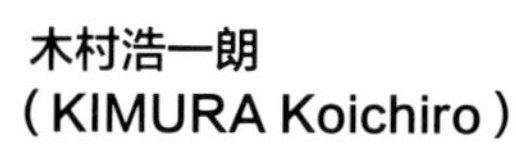

木村浩一朗
（KIMURA Koichiro）

日本红十字会医疗中心放射科

2013 年滋贺医科大学医学部毕业，经过丰田纪念医院的临床实习，2015 年在日本红十字会医疗中心放射科工作。“每天都需要进步，希望本书能对各位读者有所帮助。”

序一

距离《影像诊断技巧——要点与盲点 1》的出版已经过去了近 4 年。多亏了大家，我才收到如此多的好评。本书以《住院医师笔记》杂志 2013 年 5 月至 2015 年 9 月连载的“影像诊断要点（第 2 部分）”的 15 篇原稿为基础，增加了 3 篇新稿（第 3 课、第 9 课和第 13 课）。与《影像诊断技巧——要点与盲点 1》一样，本书也是以实习医师、年轻的放射科医师和带教医师 3 人对话的形式展开，让读者可以一边阅读，一边自然而然地掌握影像诊断的重点。从内容上看，本书主要介绍了肺水肿和急性呼吸窘迫综合征（第 1 课）、纵隔（第 4 课至第 6 课）、心脏（第 7 课）、乳腺（第 8 课）、血管压迫综合征（第 9 课）、输尿管结石（第 10 课）、脊椎（第 12 课）和颈部（第 13 课）的影像诊断。另外，关于间质性肺炎，由于在《影像诊断技巧——要点与盲点 1》出版后指南进行修订，本书针对指南的修订内容编写了第 3 课。另外，本书除了对特定的解剖学部位进行了讲解，还介绍了影像诊断的总论性内容，包括外伤的全身 CT（第 14 课）、围产期的影像诊断（第 15 课）、弥散加权像（第 16 课）和 PET-CT（第 17 课和第 18 课）等内容，以使读者能多角度掌握影像诊断的要点。

本书既可以作为学习影像诊断学的入门书籍，也可以作为较高年资医师进一步提高诊断技巧的参考书。在临床工作中，读者可以根据自身需要，参考其中的解剖学、病理生理学或影像学知识。

扇和之

2016 年 1 月

序二

作为实习医师开始学习影像诊断时，我发现大部分的教科书都是面向放射科医师和各领域的专家编写的。从实习医师的角度出发，我感到非常有必要编写一本有助于这个阶段的临床工作的参考书。这就是我参与编写本书的初衷。

本书围绕较重要的疾病，以实习医师、年轻的放射科医师与带教医师对话的形式展开，即使是初学者也容易理解，而且各部分都是独立的，所以读者可以从自己感兴趣的部分开始阅读。

另外，本书的一个特点是，书中包含许多实用的图片。我们都知道，要想发现异常所见，首先就要记住图像。但如果从解剖学开始学习，容易感到枯燥无味。而如果在先理解病理的基础上，再从“解剖学为什么重要”的观点出发，就会加深理解。本书正是采用这种思维角度，对纵隔、冠状动脉、乳腺、腹部血管、泌尿系统、骨盆、脊椎、头颈等的影像诊断技巧做了介绍。

另外，本书还介绍了关于围产期的影像学检查和弥散加权像等容易被忽视的内容，以及 PET-CT、用于评估外伤的 FACT、间质性肺炎分类的修改等。因此，本书不仅有助于实习医师学习知识，也有助于放射科医师对专业知识整理和更新。

很荣幸看到本书的出版。在此向给我执笔机会的扇和之老师，以及羊土社编辑部的保坂灶苗先生和吉川龙文先生等工作人员表示衷心的感谢！

本书若能使广大读者提升影像诊断技巧或对读片产生兴趣，那就太好了。

堀田昌利

2016 年 1 月

目 录

第一部分 胸部影像诊断课程

第二部分　腹部、骨盆和脊椎的影像诊断课程

要点索引

影像解剖重点

影像诊断的要点

你需要知道的重点

你需要知道的病理

第一部分

胸部
影像诊断课程

课程 1　看清肺水肿与急性呼吸窘迫综合征

依据 CT 图像诊断和解读病情

欢迎来到影像诊断课！我们将以实习医师、年轻的放射科医师和带教医师 3 人讨论的形式来学习关于影像诊断的知识。首先从大家似乎了解但又不十分清楚的肺水肿和急性呼吸窘迫综合征（acute respiratory distress syndrome，ARDS）的影像诊断开始，大家一起参与讨论吧。

肺水肿的 CT 图像表现

病例 1　60 岁女性，2 天前开始出现胸痛伴呼吸困难，遂来急诊就诊。

血压 92/64 mmHg，脉搏 100 次 / 分，脉搏氧饱和度（SpO_2）为 85%（面罩给氧）。为明确病因而拍摄胸部 X 线片（图 1–1）和胸部 CT（图 1–2，1–3）。

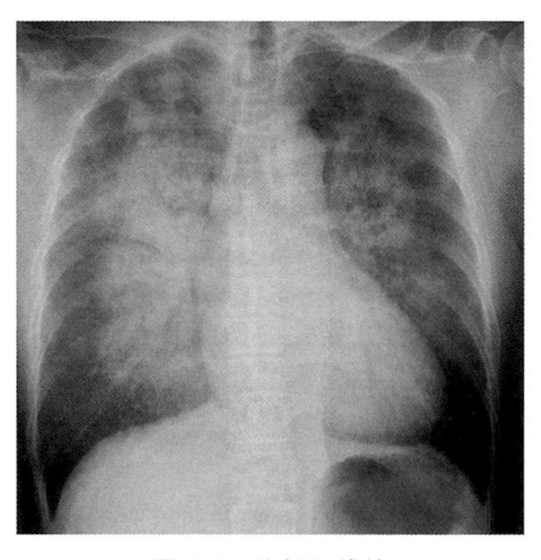

图 1–1　胸部 X 线片

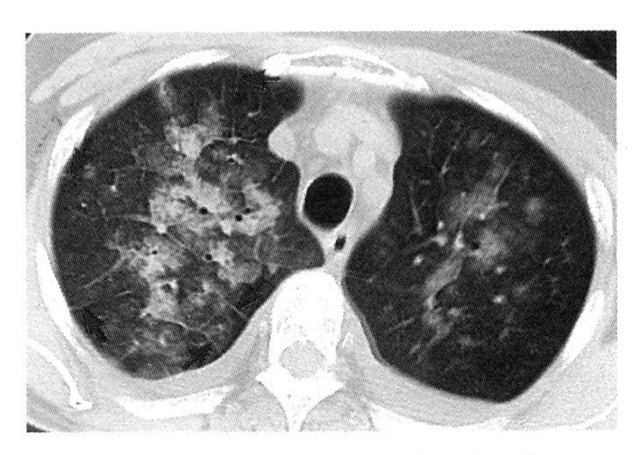
图 1-2　胸部 CT 图像（上肺野）

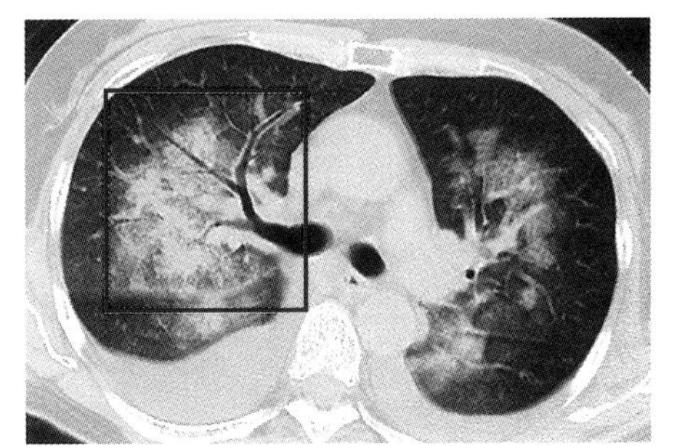
图 1-3　胸部 CT 图像（中肺野）

讨论

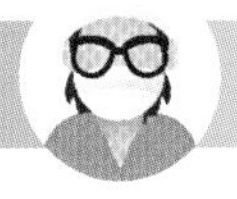

带教医师：谁来描述一下影像表现？

实习医师：在胸部 X 线片中可见双侧肺部中心性阴影融合，双肺病变呈蝴蝶形阴影。可见心影扩大，考虑心功能不全伴肺水肿。

带教医师：的确如此，一般来说对于肺水肿，虽然没有必要进行胸部 CT 检查，但是临床上却需要通过 CT 将肺水肿和其他疾病进行鉴别。

实习医师：胸部 CT 图像中同样可见中轴处密度混杂的浸润影；另外，可以确定存在右侧胸腔积液。

年轻的放射科医师：除此之外，在本病例中，可见小叶间隔增厚（图 1-2➔）；亦可见支气管血管周围间质增厚（图 1-3□）。另外，磨玻璃密度影及浸润影也呈泛小叶性分布。

实习医师：如何看出小叶间隔增厚？支气管血管周围间质和泛小叶性又分别是什么意思？

带教医师：看来有必要复习一下关于肺小叶和广义上的间质性病变的内容，我们先在这里复习一下吧。

关键点！ 观察肺小叶的分布和广义间质[1-2]

- 以细支气管为中心，被小叶间隔包围的区域被定义为肺小叶。小叶中心由肺动脉以及细支气管构成，小叶边缘由胸膜、肺静脉和小叶间隔构成。
- 小叶中心性分布（图 1-4A）是指病变的分布范围从终末细支气管到呼吸性细支气管，多见于经呼吸道的病变。

• 泛小叶性分布（图 1-4B）：病变全部分布于肺小叶到小叶间隔，与正常部分之间形成直线状的边界。病变聚集在一起会形成多发小叶性阴影。

• 沿支气管血管性病变（图 1-4C）的一部分和小叶边缘性病变（图 1-4D）相当于侵犯广义间质的疾病。广义间质包括支气管血管周围间质、肺静脉周围间质、胸膜和小叶间隔等，但不包括狭义间质（即肺泡壁间质）。由于病变的存在部位与淋巴管的存在部位一致，所以这种分布方式也称为淋巴管间质分布。

• 发生支气管血管束肥厚或支气管血管周围间质肥厚时，在主气道水平可见支气管壁增厚和肺动脉增粗，由于在末梢支气管水平，支气管不能单独被识别，所以其肥厚经常被认为是支气管血管束的肿大。

• 小叶间隔在肺外层发达，但在肺门周围相对缺乏，因此可以认为小叶间隔增厚是从外侧胸膜连续垂直进入肺组织 1 cm 左右的线状影，或者是堵塞支气管和血管的线样结构。当一定区域内大部分小叶间隔肥厚时，可见围绕小叶的粗大的多边形网状阴影。

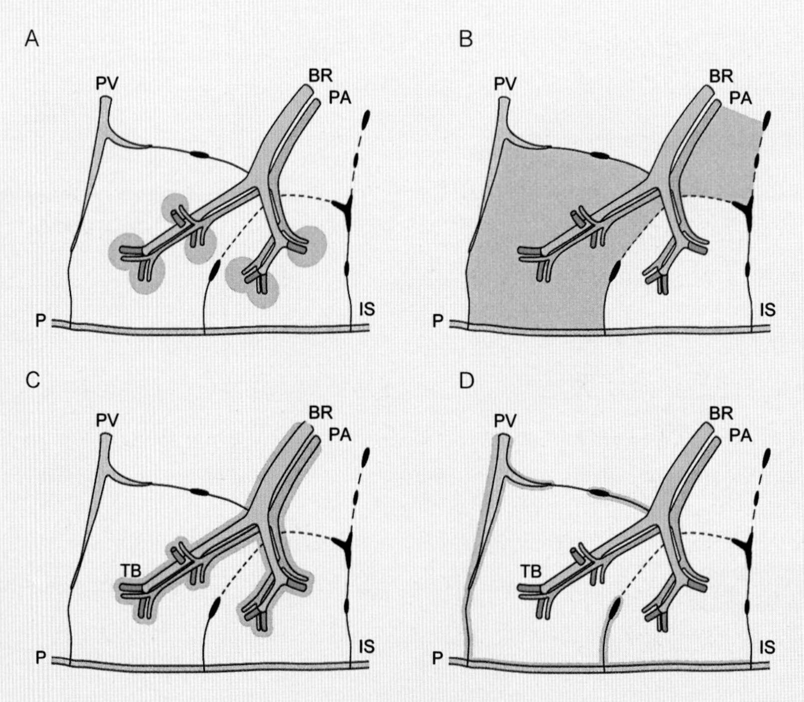

图 1-4　与小叶相关的病变分布[1]

A. 小叶中心性分布；B. 泛小叶性分布；C. 沿支气管血管性分布；D. 小叶边缘性分布

BR—支气管，TB—细支气管，IS—，PA—肺动脉，P—胸膜，PV—肺静脉

带教医师：如果读片时留意肺小叶的话，一下就能看到疾病的本质了，一定要掌握这个技巧。

年轻的放射科医师：那么，让我们回到病例。经过仔细观察，怀疑本病例是心功能不全引起的肺水肿。后因为发现患者存在二尖瓣脱垂而进行了手术。顺便提一下，蝴蝶形阴影常出现在液体快速积聚在肺部的病例中。另外，由于反流的血液使右上肺静脉流入部的压力上升，伴随二尖瓣反流的肺水肿常发生在右肺上叶[4]。

实习医师：也就是说这个病例是心源性肺水肿吧？

带教医师：是的。肺水肿通常根据病因可分为心源性肺水肿和肾性肺水肿（因肾功能不全等），根据病理生理学的观点则分为静水压性肺水肿（hydrostatic edema）和通透性肺水肿（permeability edema）。心源性肺水肿主要是静水压性肺水肿，肾性肺水肿也是由血液循环量的增加和血浆胶体渗透压的降低引起的静水压性肺水肿。在此，我们来学习一下肺水肿及其影像学表现。

关键点！ 肺水肿[4–5]

● 概念与病理生理学

肺水肿的定义是肺内血管外含水量增加。由血管内静水压上升和（或）组织内静水压下降以及血浆胶体渗透压下降和（或）组织间液胶体渗透压上升等产生的静水压变化所引起的肺水肿称为静水压性肺水肿；由血管基底膜和肺泡上皮的通透性增加引起的肺水肿称为通透性肺水肿。另外，也有两者混合存在的情况。通透性肺水肿可分为不伴有轻度弥漫性肺泡损伤（diffuse alveolar damage，DAD）的毛细血管渗漏综合征（capillary leak syndrome）和伴有 DAD 的肺水肿，临床上类似 ARDS。

● 间质性肺水肿和肺泡性肺水肿

血管外组织渗出的水分潴留在肺间质的状态称为间质性肺水肿。漏出液扩散到肺泡腔内的状态称为肺泡性肺水肿。

● 影像所见

肺水肿的高分辨率 CT（high resolution CT，HRCT）所见如表 1–1 所示。在

X 线片中可以看到 Kerley 线和肺门部模糊的血管影，在轴位像中可以看到支气管壁的肥厚和边缘模糊化，在 HRCT 图像中可以清楚地看到气管支血管周围间质的肥厚和小叶间隔的肥厚。在肺泡性肺水肿病例中，可以看到由肺泡腔内渗出的液体造成的斑片状、小叶性阴影，或者是它们愈合形成的瘢痕影和浸润影。另外，静水压性肺水肿和没有 DAD 的通透性肺水肿在 HRCT 图像中的改变基本是一样的（通透性肺水肿常有更广泛的磨玻璃影），但伴随 DAD 的通透性肺水肿与 ARDS 是有区别的（后文有详述）。

表 1–1　肺水肿的影像学表现 [5]

肺水肿的影像学表现（除外伴有 DAD 的通透性肺水肿）
光滑的小叶间隔增厚 [a]
斑片状或者小叶性的磨玻璃密度影 [a]
光滑的支气管血管周围间质的肥厚 [a]
光滑的胸膜下间质或者叶间裂肥厚 [a, b]
铺路石征（crazy-paving pattern）
模糊的小叶中心性结节

注：a. 重力负荷部位、肺门周围或者下肺野为主。
b. 对鉴别诊断最有用。

实习医师：表 1–1 中的铺路石征是指什么呢？

带教医师： crazy-paving 直译就是“不整齐的铺路石”。在日本，人们一直认为是“甜瓜皮样”的表现。

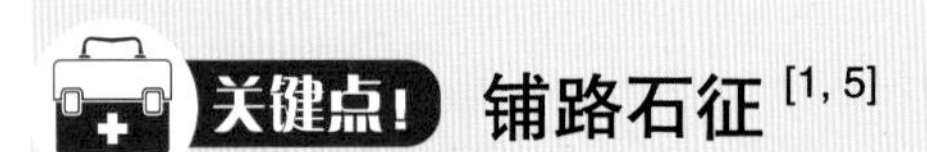

关键点！ 铺路石征 [1, 5]

- 同时可见小叶间隔肥厚、小叶内支气管血管束肥大、小叶内网状影和背景中的磨玻璃影（见参考病例），这是发生在肺泡性病变和间质性病变中的非特异性改变。网状影是由广义的间质肿大或网状分布的水肿、渗出液和纤维化等导致的。
- 这种表现最初作为肺泡蛋白沉积症的特异性改变被报道，但实际上是肺炎（卡氏肺孢子虫病和细菌性肺炎）、肺水肿、ARDS 和肺出血等各种疾病的非特异性改变[6-7]。

参考病例 80 多岁女性，细菌性肺炎。

可见右肺上叶小叶间隔肥厚与背景中的磨玻璃影（图 1-5□），呈现铺路石征。

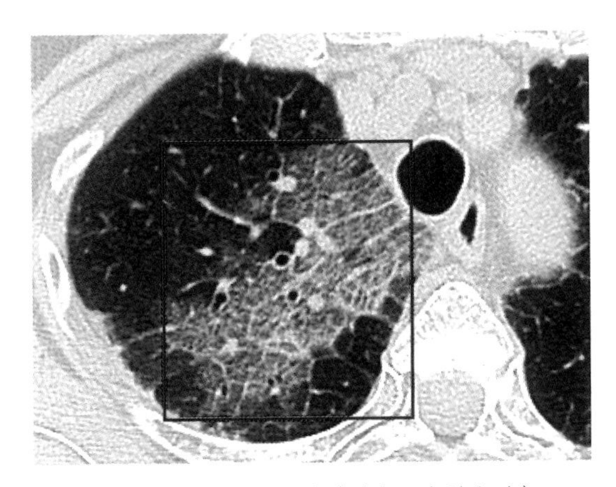

图 1-5　胸部 CT 图像（肺窗，右肺上叶）

用 CT 图像解读 ARDS 的分期

带教医师： 学习了肺水肿，接下来我们来看下一个病例。

病例 2 30 岁女性，口服感冒药后全身无力伴发热，并出现面积迅速扩大的皮疹。

患者有系统性红斑狼疮（systemic lupus erythematosus，SLE）和干燥综合征病史。来院 4 天前曾服用感冒药。根据临床症状和药物淋巴细胞刺激试验（drug-induced lymphocyte stimulation test，DLST）和皮肤病理学表现等诊断为 Stevens-Johnson 综合征进展型和中毒性皮肤坏死症。入院时血氧饱和度下降（SpO_2 91%，未吸氧），胸部CT图像见图1–6～1–8。

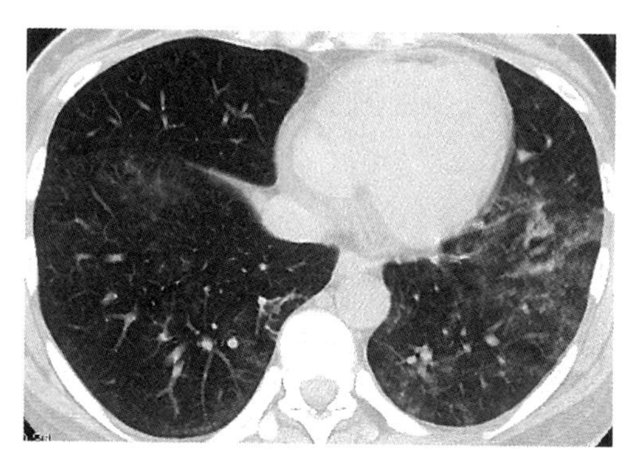

图1–6　入院时胸部CT图像（肺窗）

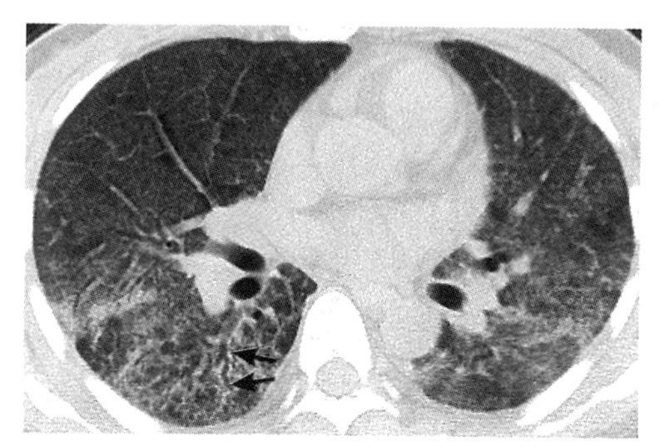

图1–7　入院第8天的胸部CT图像（肺窗）

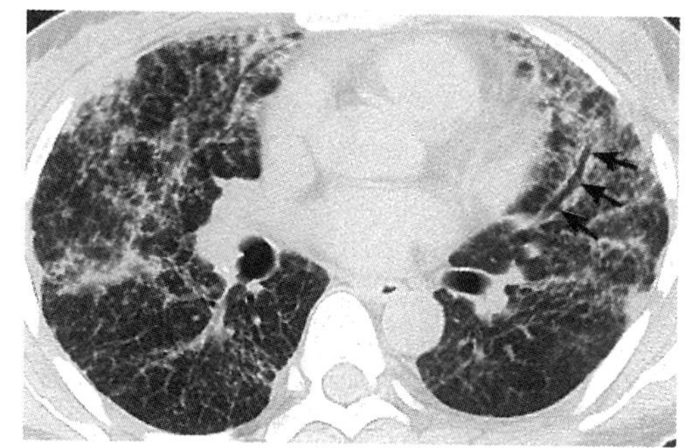

图1–8　入院第14天的胸部CT图像（肺窗）

带教医师：从图像中可以看到什么呢？

实习医师：在来院时拍摄的胸部CT图像（图1–6）中可以看到两肺下叶有以磨玻璃影为主的高密度影，左肺比右肺严重。在入院第8天的胸部CT图像（图1–7）中，腹侧肺野的磨玻璃影也变得明显，背侧部分的阴影更清晰且密度增高。在入院第14天的CT图像（图1–8）中也能看到网状影，整体有纤维化的改变。快速发生肺部变化的原因是什么呢？

年轻的放射科医师：这可以看作是ARDS的病变过程。本病例是药物引起的免疫细胞和炎症细胞刺激导致的全身炎症反应综合征（systemic inflammatory response syndrome，SIRS），最终肺血管的通透性增高导致了ARDS。图像中随着病程推进而出现的牵引性支气管扩张（图1–7，1–8 →）也是诊断的要点。

关键点！ 牵引性支气管扩张（traction bronchiectasis）[1]

- 支气管呈静脉曲张样不规则扩张的状态，其原因不是支气管壁病变，而是周围肺组织的器质性病变和纤维化等引起肺容积减小。
- 小叶水平也会发生牵引性细支气管扩张。细支气管在轴位上发出的分支，被认为是扩张的气道分支结构。当细支气管在垂直方向上走行时，表现为胸膜下的细小网格影。

实习医师：有牵引性支气管扩张表现时就可以诊断为 ARDS 吗?

带教医师：牵引性支气管扩张本身反映了与纤维化有关的各种疾病，所以并不是 ARDS 的特征性改变。随着 ARDS 接近纤维化期而产生牵引性支气管扩张，所以本次观察到的结果反映了那个病期，这一点很重要。在此就 ARDS 的疾病概念、病理特征以及与之相对应的影像学表现进行归纳。

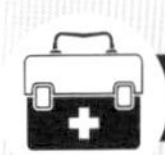

关键点！ 急性呼吸窘迫综合征（ARDS）[1,5,8]

● **概念**

ARDS 是指由肺泡的非特异性炎症引起肺血管通透性肺水肿，进而发生急性呼吸衰竭，在 1994 年 欧美联席会议（American-European Consensus Conference，AECC）上被提出[9]，其诊断标准为 2012 年的柏林新标准[10]。

ARDS 的分类和诊断标准见表 1–2（由此急性肺损伤的概念被取消，ARDS 按照严重程度被分为轻度、中度和重度。另外，ARDS 的病因被分为直接损伤（对肺有直接损伤）和间接损伤（全身性原因等累及肺部）（表 1–3）[8]。

● **病理**

ARDS 的病理学本质是 DAD，其病程分为以水肿和透明膜形成为主的渗出期、增生期（器质化期）和肺纤维化期（表 1–4）。

表 1-2　ARDS 的分类的诊断标准 [10]

	轻度 ARDS	中度 ARDS	重度 ARDS
病因	基础疾病，呼吸道症状发作、恶化后 1 周以内急性发作		
胸部影像学表现	双肺有浸润影，未见明确的胸腔积液，肺叶（或肺）塌陷，可有结节		
水肿的原因	心功能不全或者输液过量导致呼吸衰竭。在没有危险因素的情况下，为了排除静水压性肺水肿，需要进行客观评估（如超声心动图检查）		
氧合指数（PaO_2/FiO_2）	200 Torr ≤ PaO_2/FiO_2 ≤ 300 Torr（PEEP 或 CPAP，压力值为 5 cm H_2O）	100 Torr ≤ PaO_2/FiO_2 ≤ 小于等于 200 Torr（PEEP，压力值为 5 cm H_2O）	PaO_2/FiO_2 ≤ 100 Torr（PEEP，压力值为 5 cmH_2O）

注：PEEP—positive end-expiratory pressure（呼吸末正压通气），CPAP—continuous positive airway pressure（持续性气道内正压通气）。

表 1-3　ARDS 的主要病因 [8]

直接损伤	间接损伤
常见病因	常见病因
肺炎 误吸（吸入胃内容物）	败血症 外伤，严重烫伤（特别是在休克和大量输血的情况下）
罕见病因	罕见病因
脂肪栓塞 误吸 再灌注性肺水肿（肺移植术后） 溺水 放射性肺损伤 肺挫伤	心脏血管旁路移植术后 药物中毒 急性胰腺炎 自身免疫性疾病 输血相关性急性肺损伤

表 1-4 DAD 的病理改变[8]

渗出期（第 3 ~ 7 日）	增生期（第 7 ~ 14 日）	纤维化期（14 日后）
间质性和肺泡性水肿透明膜形成	间质和气腔内的纤维细胞反应 透明膜的器质性纤维化	胶质纤维化 小囊性蜂窝样改变
Ⅰ型肺泡上皮细胞坏死	Ⅱ型肺泡上皮细胞形成 轻度的慢性炎症	Ⅱ型肺泡上皮细胞形成 牵引性支气管扩张
白细胞聚集 血管内皮细胞坏死 微小血栓	肺动脉内产生早期器质性血栓	肺动脉内产生器质性血栓 血管壁中膜增厚

注：红字部分为作者修改的内容。

- **不同病理阶段对应的 HRCT 影像学表现**

（1）从渗出期到增殖早期（图 1-6）。两侧肺中的磨玻璃影呈斑片状或广泛分布，背侧伴有浸润影。磨玻璃密度影的内部常伴随着小叶间隔增厚和小叶内网状影。小叶间隔增厚反映渗出期淋巴管渗漏引起的水肿性肥厚。末梢细支气管的扩张可以作为病情向增殖早期变化的指征。

（2）增殖后期（图 1-7）。在磨玻璃影和网状影内部出现牵引性细支气管扩张像，并伴有中枢侧支气管扩张像，肺容积减小（表现为叶间血管和支气管位移）。

（3）纤维化期（图 1-8）。除牵引性支气管扩张像外，在密度增高影的内部还出现粗大的网状影和小囊性病变，从病理学角度反映出末梢气管的结构改变和纤维化病变。

实习医师：原来如此。可以根据 CT 图像来预测 ARDS 的病理学分期。

年轻的放射科医师：没错。密度增高影内的牵引性细支气管扩张和支气管扩张提示纤维增生性病变的进展、预后和治疗效果。有学者指出，这是一个独立的因素，也与长期人工呼吸器管理的必要性有关。此外，CT 还可以帮助判断 ARDS 的病因是直接损伤还是间接损伤。间接损伤表现为重力负荷部位的广泛浸润影，腹侧部分看起来似乎是磨玻璃影或是正常的；在直接损伤中，病变部位和受累部位都有浸润影[12]。

实习医师：直接损伤的表现主要是在病变的局部显示出阴影，而间接损伤是全身性疾病累及肺部，所以通常阴影分布在双肺。

带教医师：除此之外，CT 对并发症的检测也有帮助。据报道，通过 CT 确诊的 40% 的气胸和 80% 的纵隔气肿是 X 线片无法显示的。在 ARDS 的早期，气压伤（如气胸、纵隔气肿和皮下气肿）的出现与 PEEP 通气压过高有关。在后期随着病变的进展，也有肺部出现囊性病变和纤维增生性病变的相关报道。

实习医师：原来如此。HRCT 不仅能反映 ARDS 的病理学分期，还能预测病因（是直接损伤还是间接损伤）、预测疗效和检测并发症等。

带教医师：没错。这次我们学习了肺水肿及 ARDS 的一系列影像学表现。这些疾病都是临床上非常重要的疾病，对于这些疾病的病因推测、诊断和疗效预测等，HRCT 有很大的帮助，所以要好好理解这些图像的改变，并运用到临床工作中。

参考文献

[1] 「胸部の CT 第 3 版」（村田喜代史 ほか / 編）, pp404-424, 480-486, メディカル · サイエンス · インターナショナル , 2011.

[2] 「画像診断に絶対強くなるワンポイントレッスン」（扇和之 / 編）, pp85-91, 羊土社 , 2012.

[3] Gluecker T, et al: Clinical and radiologic features of pulmonary edema. Radiographics, 19: 1507-1531, 1999.

[4] 酒井文和 ほか：急性呼吸障害の画像診断 肺水腫 . 画像診断 , 24: 17-26, 2004.

[5] 「肺 HRCT 原書 4 版」（Webb WR, et al/ 著 , 蝶名林直彦 / 監修 , 西村直樹 , 松迫正樹 / 監訳）, pp505-552, 丸善出版 , 2010.

[6] Rossi SE, et al: "Crazy-paving" pattern at thin-section CT of the lungs：radiologic-pathologic overview. Radiographics, 23: 1509-1519, 2003.

[7] Johkoh T, et al: Crazy-paving appearance at thin-section CT: spectrum of disease and pathologic findings. Radiology, 211: 155-160, 1999.

[8] 「ALI/ARDS 診療のためのガイドライン 第 2 版」（日本呼吸器学会 ARDS ガイドライン作成委員会 / 編）, 学研メディカル秀潤社 , 2010.

[9] Bernard GR, et al: The American-European Consensus Conference on ARDS. Definitions, mechanisms, relevant outcomes, and clinical trial coordination. Am J Respir Crit Care Med, 149: 818-824, 1994.

[10] Ranieri V, et al: Acute respiratory distress syndrome: the Berlin Definition. JAMA, 307: 2526-2533, 2012.

[11] Ichikado K, et al: Prediction of prognosis for acute respiratory distress syndrome with thin-section CT: validation in 44 cases. Radiology, 238: 321-329, 2006.

[12] Desai SR, et al: Acute respiratory distress syndrome caused by pulmonary and extrapulmonary injury: a comparative CT study. Radiology, 218: 689-693, 2001.

[13] 杉浦弘明, 栗林幸夫：知っておきたい呼吸器疾患のガイドライン ALI/ARDS 診療のためのガイドライン. 画像診断, 32: 762-772, 2012.

课程 2　肺血栓栓塞症

讨论

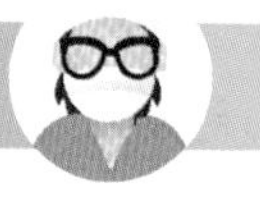

带教医师： 这次我们来学习肺血栓栓塞症（pulmonary thromboembolism，PTE）和深静脉血栓（deep venous thrombosis，DVT）。肺血栓栓塞症的栓塞源90% 以上是下肢深静脉血栓 [1]，从其关联性的角度来看，两者合称为静脉血栓栓塞症（venous thromboembolism，VTE）。由于老年人和长期卧床患者的增多，以及饮食习惯的西化导致肥胖者增多等，日本的发病率也在上升。

病例 1　30 岁左右的男性，主诉 4 天前出现呼吸困难。

血压 130/87 mmHg，脉搏 73 次 / 分，SpO_2 97%，D- 二聚体 9.4 μg/ml，下肢水肿（－）。怀疑肺血栓栓塞症，进行了 CT 造影（图 2-1 ～ 2-4）。另外，在住院后的检查中发现蛋白质 C 缺乏症。

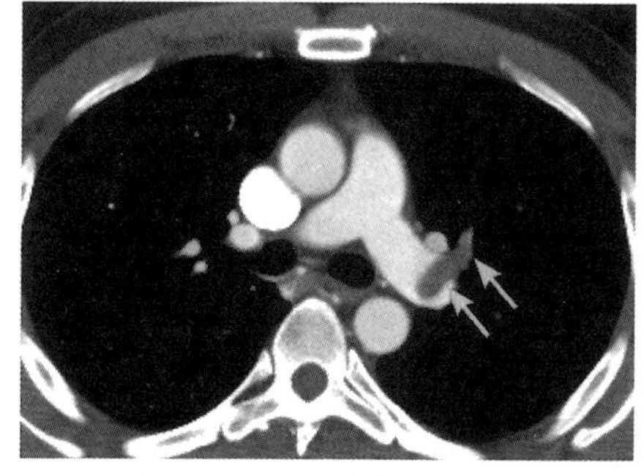

图 2-1　CT 肺动脉造影（CT pulmon aryangiography，CTPA）（水平断面）

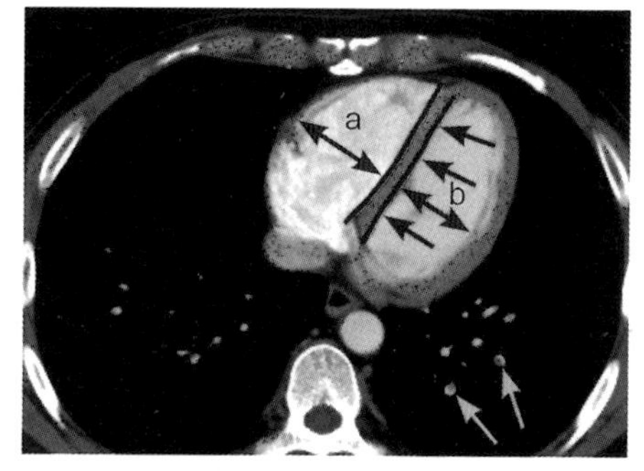

图 2-2　CTPA（水平断面，图 2-1 的尾侧）

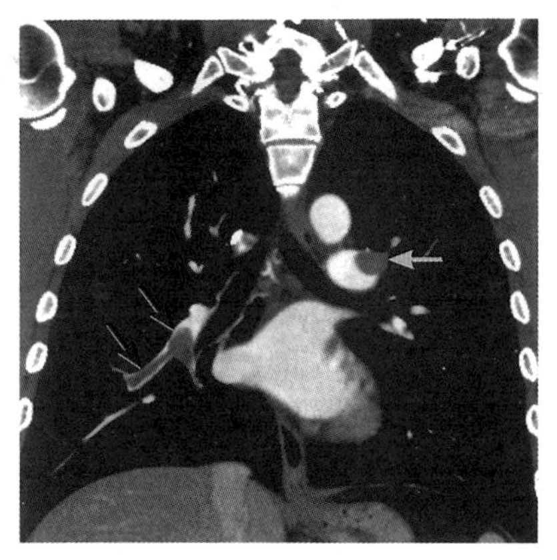

图 2-3　CTPA（冠状位）

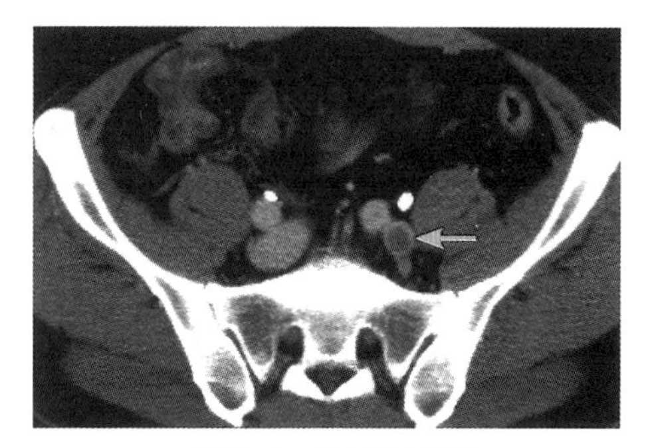

图 2-4　CT 静脉造影
（CT venography，CTV）

实习医师：首先在观察图 2-1 ～ 2-4 之前请告诉我。CTPA 和 CTV 这 2 个陌生的名词，可以解释为 CT 造影的方法之一吗?

带教医师：是的。这些成像方法都是通过调整成像时间和对比剂的注入速度等完成的，CTPA 是针对肺动脉，CTV 是针对深静脉的良好造影方法。虽然每种检查设备略有不同，但大多以 3 ml/s 左右的速度注入对比剂，在第 15 ～ 30 秒拍摄 CTPA（胸部），3 分 30 秒至 4 分钟拍摄 CTV（腹部至大腿）。

年轻的放射科医师：为了使部分容积效应的影响最小化，进行 CTPA 时也要使用薄的切面（1 ～ 1.25 mm）和多平面重组（multiplanar reformation，MPR）（特别是冠状面）进行诊断。另外，从减少辐射的观点出发，超声检查是诊断下肢静脉血栓的首选检查，但腹部至骨盆内的静脉血栓用超声来评价比较困难。另外，超声检查对决定放置静脉过滤器的位置也有作用，因此应考虑配合 CTV 进行诊断。

实习医师：原来如此。对了，我在国家级考试中学习到了肺血流显像对急性肺血栓栓塞症的诊断也有效，但是它和 CT 造影相比，优先选择哪个好呢?

带教医师：过去，肺动脉造影（血管造影）、肺通气显像和血流显像是影像诊断的标准，但随着 CT 设备的进步，检测能力大幅提高，所以如果没有特别的禁忌证，CT 造影是首选。不过，肺血流显像还有很多适用的情况，所以可以用日本医学放射学会及放射科专家委员会出版的《静脉血栓栓塞症的诊疗指南》[2] 来确认你的诊断流程（图 2-5）。

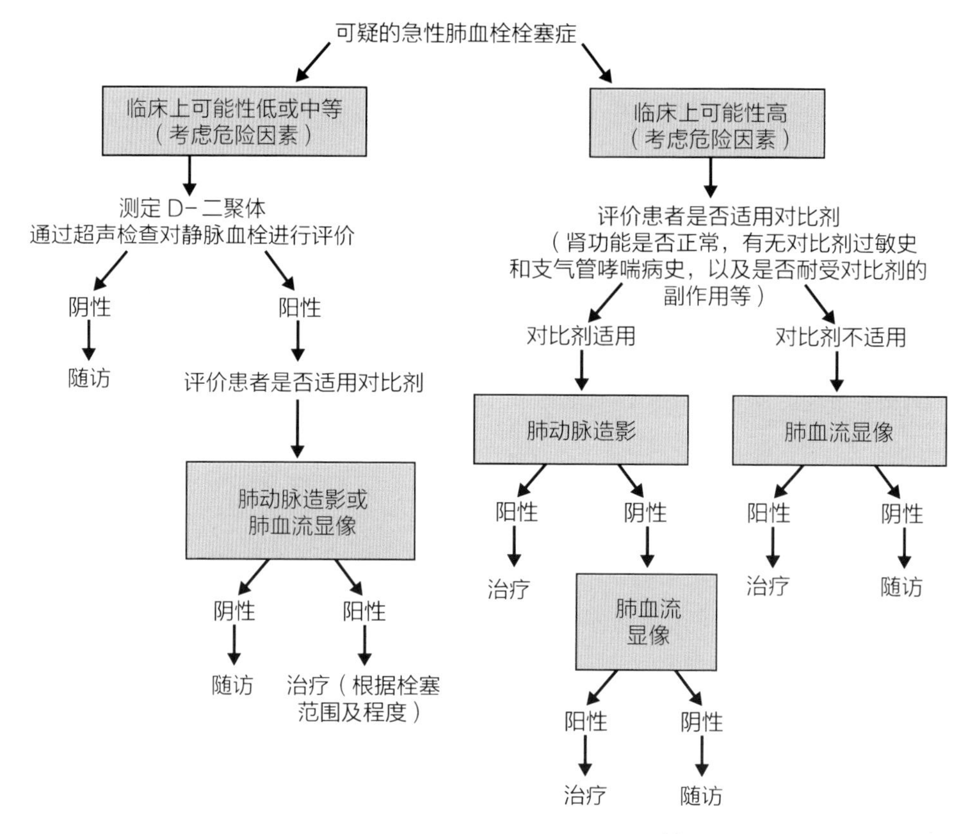

图 2-5　急性肺血栓栓塞的诊断流程 [2]

实习医师：嗯？根据“临床可能性”的不同，其诊断过程也不同。首先要评估肺血栓栓塞的风险吗？

年轻的放射科医师：没错。风险评估使用 Wells 评分和 Geneva 评分，修订的日内瓦评分等见表 2-1。特别是 Wells 评分很有名。

实习医师：原来如此。参照这个，本病例为肺血栓栓塞症的临床可能性很低。

年轻的放射科医师：如果风险低的话，接下来就要参考 D-二聚体值了，但是在本病例中其数值较高，所以要进行 CT 造影。如果在本病例中 D-二聚体为阴性，则排除肺血栓栓塞症，因此患者不适合进行影像检查。

实习医师：嗯。低风险至中风险的情况下参考 D-二聚体的测定结果来决定是否进行影像学检查。而且，风险高的情况就适合进行影像检查了。在高风险病例中，CT 造影结果为阴性时建议追加肺血流显像，由此可见仅凭 CT 造影来诊断是不够的。

带教医师：众所周知，即使 CT 造影结果为阴性，但实际上其阴性准确率仅为

60% 左右，因此仅依据 CT 既不能确诊血栓，也不能排除肺血栓栓塞症，所以需要追加肺血流显像检查。肺动脉末梢水平的血栓难以通过 CT 来确诊，这一不足可以通过肺血流显像来弥补。

表 2-1　肺血栓栓塞症的可能性预测[3]

评分	分数		临床风险
Wells 评分	有 PTE 或 DVT 既往史	+1.5	低：0 ~ 1 中：2 ~ 6 高：≥ 7
	心率 >100 次 / 分	+1.5	
	长期卧床或有近期手术史	+1.5	
	有 DVT 的临床症状	+3	
	PTE 以外的肺癌疾病的可能性低	+3	
	有血痰	+1	
	有恶性肿瘤	+1	
Geneva 评分	有 PTE 或 DVT 既往史	+2	低：0 ~ 1 中：5 ~ 8 高：≥ 9
	心率 >100 次 / 分	+1	
	有近期手术史	+3	
	年龄（岁）		
	60 ~ 79	+1	
	>80	+2	
	动脉血二氧化碳分压		
	<36 mmHg	+2	
	36 ~ 38.9 mmHg	+1	
	动脉血氧分压		
	< 48.7 mmHg	+4	
	48.7 ~ 59.9 mmHg	+3	
	60 ~ 71.2 mmHg	+2	
	71.3 ~ 82.4 mmHg	+1	
	无气胸	+1	
	一侧膈上抬	+1	
修订版 Geneva 评分	66 岁以上	+1	低：0 ~ 3 中：4 ~ 10 高：≥ 11
	有 PTE 和 DVT 的既往史	+3	
	有 1 个月以内的手术史或骨折病史	+2	
	有活动性恶性肿瘤	+2	
	一侧下肢疼痛	+3	
	有血痰	+2	
	心率		
	75 ~ 94 次 / 分	+3	
	>95 次 / 分	+5	
	下肢深静脉搏动伴下肢疼痛和水肿	+4	

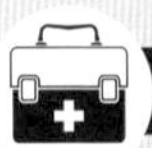

关键点！ 肺血栓栓塞症的诊断过程

- 诊断肺血栓栓塞症时首选的检查是 CTPA，推荐配合 CTV 来评估深静脉血栓。
- 在中、低风险的病例中，D-二聚体为阳性时要进行 CT 造影。
- 对于高风险的病例，不管 D-二聚体值如何，患者都适合进行 CT 造影。不过，即使 CT 造影结果为阴性，也不能排除肺血栓栓塞症，这时还要进行肺血流显像检查。

年轻的放射科医师：那么前面说了这么多，让我们回到病例 1 吧。本病例的影像学表现怎么样？

实习医师：左、右肺动脉内均有血栓形成的造影充盈缺损区域（图 2-1 ~ 2-3 →，图 2-3 →）。左侧髂外静脉也有血栓（图 2-4 →）。考虑肺血栓栓塞症合并深静脉血栓症。

年轻的放射科医师：没错。补充说明一下，本病例中的肺动脉血栓呈血管内悬浮状（图 2-3 →）或向肺动脉内突出（图 2-1，2-3 →），怀疑是急性期血栓。反之，对于慢性期的血栓，则沿着管壁偏心性的情况比较多。

实习医师：有必要区分急性和慢性吗？

年轻的放射科医师：慢性的和急性的病理特征和治疗方法不同，因此需要区别对待。慢性肺血栓栓塞症有以下要点。

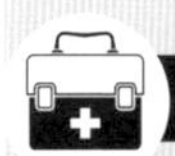

关键点！ 慢性肺血栓栓塞症 [6-8]

● **概念**

器质性血栓导致肺动脉慢性闭塞，血流分布和肺循环动态异常没有明显变化的状态超过半年 [7]。其严重程度和临床表现各不相同，有的病例缺乏自觉症状，有的病例合并重度肺动脉高压成为慢性血栓栓塞性肺动脉高压（chronic thromboembolic pulmonary hypertension，CTEPH），也有对内科治疗的反应不佳但适应肺动脉血栓内膜摘除术等的病例。

● **影像诊断**

- 用 CT 造影检测慢性肺血栓栓塞症的灵敏度只有 60% ~ 70%[8]，肺血流显像的灵敏度更高。

- 肺血流显像检查可以确认多发的区域性和亚区域性的血流缺损。
- 从亚区域到末梢区域的血栓不易被 CT 造影检测到，所以很多情况下 CT 造影不能直接识别血栓，但可以间接被检查出的是肺动脉直径的急剧狭窄、狭窄后的扩张和肺野的马赛克灌注（mosaic perfusion）即肺野密度异常，呈不均匀斑片状等[6]。

实习医师：原来如此。也就是说，怀疑有慢性肺血栓栓塞症或急性肺血栓栓塞症时，在 CT 造影未见异常的情况下，用肺血流显像来诊断是有效的。

带教医师：没错。据报道，最近兴起的 CT 双能量成像（dual energy CT imaging，使用两种不同的管电压来识别或者分离物质组成并成像的技术）和肺灌流血量（lung perfused blood volume，lung PBV），可以进行与肺血流显像基本相同的肺血液量评估，可以预见，今后 CT 造影的应用将会越来越广泛。

年轻的放射科医师：让我们回到病例上来吧。本病例似乎有右心超负荷，可以同时进行右心功能的评估也是 CT 的优点。

实习医师：嗯，看起来右心室好像扩张了。如何评估右心功能？

带教医师：已知的右心功能不全的表现有右心室扩大、肺动脉扩张和室间隔向左心室方向偏移等。右心室扩大、肺动脉扩张的标准文献中还没有记载，但 CT 水平断面上显示右心室短轴径（图 2–2a）和左心室短轴径（图 2–2b）之比的预值超过 1.18 时，灵敏度为 87%，特异度为 86%，右心功能不全的诊断报告中[10]，右心室短轴径约为左心室的 1.1 倍以上时就可以诊断右心室扩大了。另外，肺动脉扩张的标准是肺动脉主干的最大直径超过 3 cm。

实习医师：原来如此。病例 1 的右心室短轴径（图 2–2a）为 48 mm，左心室短轴径（图 2–2b）为 38 mm，因此 a/b = 1.26。另外，也可见室间隔（图 2–2 —）向左心室方向的偏移（图 2–2 →），这个 CT 所见可以提示右心功能不全。

带教医师：是啊。右心功能不全需要结合超声等其他结果进行诊断，但在肺血栓栓塞治疗后的 CT 图像中可以看到右心室短轴径是正常的，作为判断治疗是否有效的标准，这一点也很有用。

实习医师：原来如此。我学到了很多。

年轻的放射科医师：那我们看下一个病例吧。

病例 2　20 岁左右的男性。主诉数小时前右侧背部开始疼痛并伴有呼吸困难，故来院就诊。

体温 38.2℃，脉搏 108 次 / 分，SpO_2 92%（未吸氧），D- 二聚体 5.5 μg/ml，大腿肿胀（-）。为了尽快确诊，进行了胸部 CT 造影（图 2-6，2-7）和腹部及骨盆 CT（图 2-8）检查。

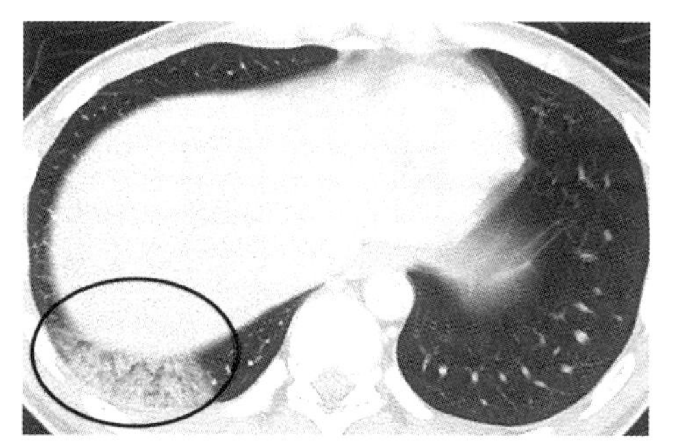

图 2-6　胸部 CT 造影（肺野条件）

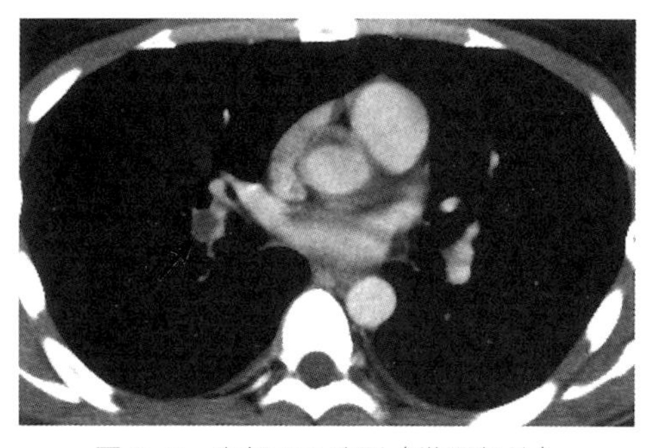

图 2-7　胸部 CT 造影（纵隔条件）

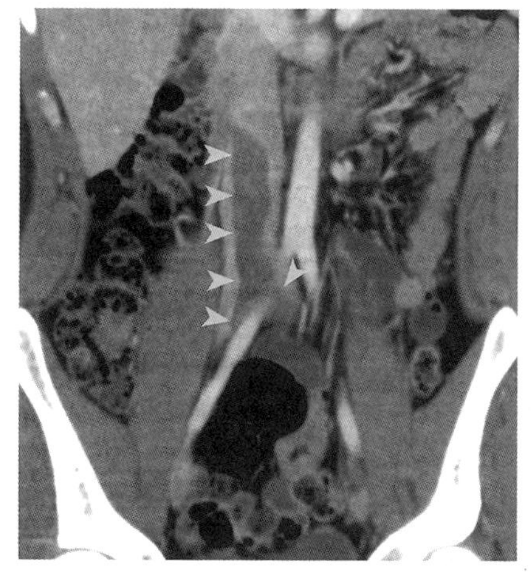

图 2-8　腹部和骨盆 CT 造影（冠状位）

实习医师：右肺下叶背侧有浸润影（图 2-6 ◯）。患者是年轻男性，他得的是肺炎吗？右肺动脉下叶支有血栓形成的对比剂充盈缺损（图 2-7 →），而且两侧髂总静脉至下腔静脉也有血栓（图 2-8 ➤），肺部的病变是肺梗死吗？

带教医师： 你注意到了！其实本病例有蛋白质 S 缺乏症，以前也有过深静脉血栓症的病史，所以进行了 CT 造影检查，可以诊断为肺血栓栓塞症或肺梗死。仅凭 CT 检查很难分辨血栓，如果看见斑块浸润影，则很容易将其诊断为肺炎，所以有必要记住这一点。下面总结一下肺梗死的要点。

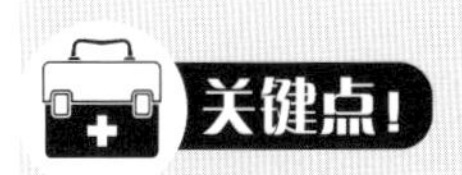

● **概念**

肺血栓栓塞症最常见的原因是在肺动脉被栓子堵塞，导致肺血流量下降，但实际上10% ~ 15%的肺血栓栓塞症会合并肺梗死。这是因为肺受肺动脉和支气管动脉的双重血流支配，即使肺动脉被栓塞，其末梢的灌注也由支气管动脉维持。但是，由于支气管动脉在末梢水平发育不良，末梢处的肺动脉血栓栓塞会引发肺梗死，此时未发育的支气管动脉也会出血，引起出血性梗死。

● **影像表现**

- X线片

肺动脉血栓栓塞的征象有指关节征（肺门部肺动脉因血栓栓塞而扩张）和韦斯特马克征（Westermark sign）（发生血栓栓塞的肺野区的透射性增加），有时可以看到提示肺梗死的驼峰征（Hampton’s hump）（梗死处的末梢肺野呈现楔状阴影），但这些征象不常见，CT诊断更有效。

- CT图像

病变在CT图像中呈以胸膜为基底的楔形至梯形阴影。在急性期由于出血性梗死，其内压增高，病变突起，但随着时间的流逝，病变会因纤维化收缩而呈现楔状至条索状。肺梗死的阴影缺乏造影增强效果，这是其与气胸的鉴别点。另外，肺梗死的阴影内部有时会合并空洞，反映梗死引起的中心部坏死。此外，合并胸腔积液的情况也比较多。

年轻的放射科医师：有时仅凭影像学检查来区分肺梗死和肺炎是很困难的，但结合有无血栓性因素和下肢水肿等临床症状，就能较容易地进行诊断了。患者来医院的时候，既往史不明确的情况也很多，积极地怀疑肺血栓栓塞症是很难的，但是因为是紧急的高危疾病，所以需要经常进行鉴别诊断。

带教医师：说到大腿水肿，我们再来学习一下深静脉血栓。

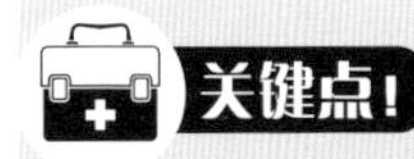

关键点！深静脉血栓和 CTV [14]

● **概念**

深静脉血栓多发生在手术后、妊娠期或分娩后，伴随着血栓性因素而发病，特别是下肢，由于血液循环不畅，比其他部位更容易形成血栓。最初以腓肠静脉、比目鱼静脉、髂总静脉、髂外静脉和股静脉为好发部位，左侧尤其多见（因为左侧髂总静脉会在与右侧髂总动脉交叉的地方受到压迫，变得狭窄）。

● **CTV 的读片要点**

• 确认是否对静脉进行了造影充分。注意不要把因没有充分造影而产生的层流等假阳性结果误认为血栓。

• 确认血栓存在的部位（是否累及肾静脉上方）和该部位是否有血管畸形（重复下腔静脉等）。这些会影响下腔静脉过滤器的放置位置。

• 急性期可见深部静脉血栓、血管扩张、静脉周围的软组织密度增高和静脉壁的线状强化（图 2−4 →），患者有患肢肿胀等状症。慢性期可见血栓边缘不规整、钙化、血栓分布不均、静脉壁肥厚和静脉狭窄等。

• 确认深静脉血栓的血管壁附着部。血栓与血管壁的接触面小，容易游离，引起栓塞的可能性较大。

实习医师：原来如此。本病例的深静脉血栓与血管壁附着的部分很少（图 2−8），可以说患者处于游离栓塞风险高的危险状态。

年轻的放射科医师：没错。本病例立即进行了下腔静脉过滤器留置术，进行抗凝及血栓溶解治疗。顺便说一下，下腔静脉过滤器通常被放在肾静脉以下，但如果血栓出现在肾静脉以上，则放在肾静脉上。

带教医师：这次学习了肺血栓栓塞症和深静脉血栓的诊断过程和影像学表现。学习了综合运用病例的风险、D−二聚体值和 CT 造影来诊断，读片时应该结合右心负荷和深静脉血栓的状态等进行评估。另外，不要忘记肺动脉末支的血栓显影困难以及肺梗死和肺炎的鉴别诊断。肺血栓栓塞症虽然是一种严重的疾病，但是如果能够正确诊断和治疗的话，死亡率就会大大降低，所以这些知识是非常重要的。好好复习一下吧！

参考文献

[1] Loud PA, et al: Combined CT venography and pulmonary angiography in suspected thromboembolic disease: diagnostic accuracy for deep venous evaluation. AJR Am J Roentgenol, 174: 61-65, 2000.

[2] 「静脈血栓塞栓症の画像診断ガイドライン」（日本医学放射線学会および日本放射線科専門医会・医会合同ガイドライン委員会），2007. http://www.radiology.jp/content/files/790.pdf.

[3] Wells PS, et al: Derivation of a simple clinical model to categorize patients probability of pulmonary embolism: increasing the models utility with the SimpliRED D-dimer. Thromb Haemost, 83: 416-420, 2000.

[4] Wicki J, et al: Assessing clinical probability of pulmonary embolism in the emergency ward: a simple score. Arch Intern Med, 161: 92-97, 2001.

[5] Le Gal G, et al: Prediction of pulmonary embolism in the emergency department: the revised Geneva score. Ann Intern Med, 144: 165-171, 2006.

[6] Remy-Jardin M, et al: Systemic collateral supply in patients with chronic thromboembolic and primary pulmonary hypertension: assessment with multi-detector row helical CT angiography. Radiology, 235: 274-281, 2005.

[7] 「循環器病の診断と治療に関するガイドライン. 肺血栓塞栓症および深部静脈血栓症の診断，治療，予防に関するガイドライン（2009 年改訂版）」（日本循環器学会）. http://www.j-circ.or.jp/guideline/pdf/JCS2009_andoh_h.pdf.
（2016 年 1 月 8 日，日本循環器学会 HP 閲覧，最新情報は http://www.j-circ.or.jp/guideline/ をご確認ください）.

[8] Pitton MB, et al: Chronic thromboembolic pulmonary hypertension：diagnostic impact of Multislice-CT and selective Pulmonary-DSA. Rofo, 174: 474-479, 2002.

[9] Thieme SF, et al: Dual energy CT for the assessment of lung perfusion--correlation to scintigraphy. Eur J Radiol, 68: 369-374, 2008.

[10] Apfaltrer P, et al: Correlation of CT angiographic pulmonary artery obstruction scores with right ventricular dysfunction and clinical outcome in patients with acute pulmonary embolism. Eur J Radiol, 81: 2867-2871, 2012.

[11] Aribas A, et al: The use of axial diameters and CT obstruction scores for determining echocardiographic right ventricular dysfunction in patients with acute pulmonary embolism. Jpn J Radiol, 32: 451-460, 2014.

[12] Shah AA, et al: Parenchymal and pleural findings in patients with and patients without acute pulmonary embolism detected at spiral CT. Radiology, 211: 147-153, 1999.

[13] Balakrishnan J, et al：Pulmonary infarction：CT appearance with pathologic correlation. J Comput Assist Tomogr, 13: 941-945, 1989.

[14] 吉村宣彦 ほか：静脈血栓塞栓症 .「特集 Cardiovascular Imaging 2010 新しい循環器画像診断と読影のための基礎知識」，画像診断，30: 79-87, 2009.

课程 3　间质性肺炎

指南的修订

■ 讨论

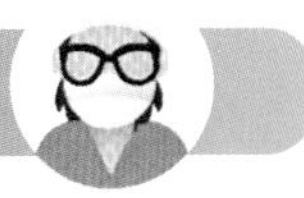

带教医师：这次我们来了解一下间质性肺炎。让我们从病例开始看。图 3-1 是典型的特发性肺纤维化（idiopathic pulmonary fibrosis，IPF）/普通型间质性肺炎（usual interstitial pneumonia，UIP）的病例，让我们来分析一下。

那真的是蜂窝肺吗?

病例 1　70 多岁男性，主诉慢性咳嗽和呼吸困难。

胸部 X 线片显示双下肺有网状影，为了明确诊断，患者进行了 CT 检查（图 3-1）。

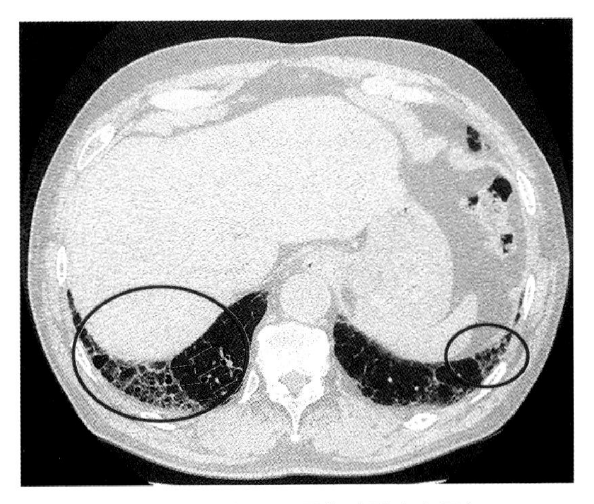

图 3-1　胸部 CT 图像（肺底水平）

年轻的放射科医师：两侧肺底部的胸膜下有网状影和壁厚不足 1 cm 的囊性簇状影（蜂窝肺）（图 3–1 ◯）。另外，病变严重的部分和正常的部分也有明显的分界（图 3–1 →），这反映了时相的不均一性。

实习医师：我经常听到“时相的不均一性”，现在还不能理解。这是什么意思呢？

带教医师：那么，首先简单说明一下“时相的不均一性”。表 3–1 显示了肺部从正常到纤维化（即蜂窝肺）的过程。越往下，纤维化程度越严重。在 IPF/UIP 病例中，可以看见正常的肺组织和蜂窝肺这样时相大不相同的部位相邻，这种情况被称为“时相的不均一性”。

表 3–1　纤维化的时相及影像表现 [1]

影像表现	纤维化的时相	
正常肺	没有纤维化	↓
磨玻璃影	可逆性变化	
淡片状浸润影		
高密度浸润影		
蜂窝肺	非可逆性变化	

实习医师：原来如此。正常肺组织的旁边有磨玻璃影，磨玻璃影的旁边有浸润影，这种情况是时相均匀。正常肺组织的旁边有蜂窝肺则是“时相不均匀”。我还有一个问题。

带教医师：请讲。

实习医师：在呼吸内科实习的时候，上级医师说过“不要轻易使用‘蜂窝肺’这个词，‘蜂窝肺’这个词有特殊的含义，使用的时候要慎重”。那么“蜂窝肺”这个词的定义是什么呢？

年轻的放射科医师：关于“蜂窝肺”的定义确实存在争议，通常是指胸膜腔下多发的直径为 2 ~ 20 mm 的囊肿，病变具有共有的明确的壁结构且多层（最少 2 层以上）排列，以蜂窝样改变为特征。

关键点！ 蜂窝肺[2]

- 胸膜下直径为 2 ～ 20 mm 的囊肿集簇。
- 囊肿具有共有的明确的壁结构。
- 囊肿呈多层（2 层以上）排列。

带教医师：在看到囊状结构的时候，首先要注意的是，初学者很容易混淆蜂窝肺和牵引性支气管扩张。乍一看横断面像蜂窝肺，实际上有牵引性支气管扩张的情况，若无法看清，冠状位和矢状位的重建图像很重要。请看图 3–2 和图 3–3。这个冠状位上像管一样相连的病变（图 3–3 —）是牵引性支气管扩张，只能看到囊肿的部位（图 3–3 —）是蜂窝肺。像这样，将在横断像中乍一看像囊肿的部位，做成图 3–2 那样的冠状位图像，就能清楚地知道该部位只是牵引性支气管扩张病变的切面。

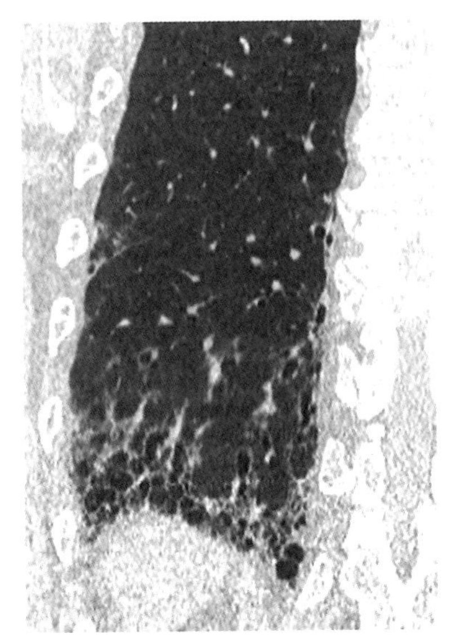

图 3–2　病例 1 的冠状位重建图像

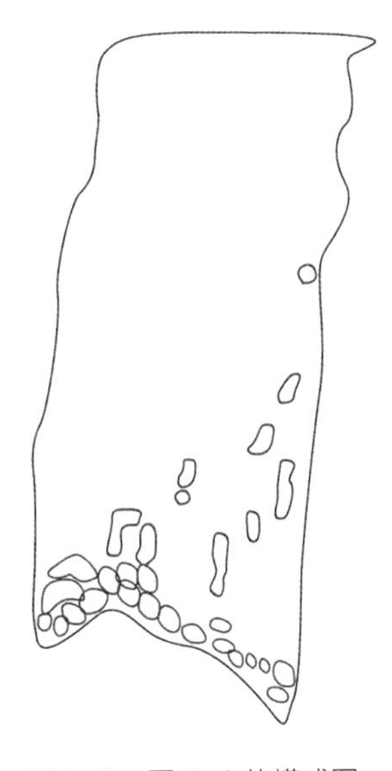

图 3–3　图 3–2 的模式图
— 一牵引性支气管扩张
— 一蜂窝肺

关键点! 蜂窝肺和牵引性支气管扩张的鉴别

- 无法判断蜂窝肺和牵引性支气管扩张的时候就做冠状位和矢状位的重建图像吧。

实习医师：原来如此。我明白为什么要谨慎地判断病变是否为蜂窝肺了。

正确诊断 IPF/UIP

带教医师：那么，接下来我们来学习一下 2011 年发布的与 IPF/UIP 的诊断和治疗相关的国际标准。首先来看 IPF/UIP 的 HRCT 诊断标准（表 3–2）。

实习医师：IPF/UIP pattern 中的第 4 条是什么意思呢？

表 3–2　IPF/UIP 的 HRCT 诊断标准[3]*

IPF/UIP pattern（必须满足全部项目）	Possible IPF/UIP pattern（可能符合 IPF/UIP）（必须满足全部项目）	Inconsistent with IPF/UIP pattern（不符合 IPF/UIP）（满足以下任意 1 个项目即可）
• 以胸膜下和肺底病变为主 • 网状病变 • 蜂窝肺（伴或不伴牵引性气管扩张） • inconsistent with UIP pattern 列举出的项目一个都不包含	• 以胸膜下和肺底病变为主 • 网状病变 • inconsistent with UIP pattern 列举出的项目一个都不包含	• 以上肺野和（或）中肺野病变为主 • 以气道周围病变为主 • 广泛的磨玻璃影（网状影的范围更广） • 多发的微小结节性病变（双侧性，以上肺野为主） • 散在的囊肿（多发，双侧性，远离蜂窝肺病变） • 马赛克征或空气潴留征（双侧性，3 个肺叶以上可见） • 区域性或沿肺叶分布的均匀阴影

注：* 2018 年 Lancet Respir Med[9] 提出了 4 种新的诊断标准。

年轻的放射科医师：请参照表 3-2 最右列的 inconsistent with IPF/UIP pattern。大家应该已经注意到其中有各种各样的影像表现，但实际上这些特征是 IPF/UIP 与慢性过敏性肺泡炎（chronic hypersensitivity pneumonitis，CHP）和非特异性间质性肺炎（nonspecific interstitial pneumonia，NSIP）等的鉴别特征，例如多发性微小结节性病变（双侧性，上肺野优势）是 CHP 的特征，气道周围性优势是 NSIP 的特征。请记住，只要符合 inconsistent with IPF/UIP pattern 中的任意 1 个项目，就必须考虑 IPF/UIP 以外的疾病。

带教医师：IPF/UIP 在特发性间质性肺炎中的预后较差，生存期的中位数为 2 ~ 3 年，据说存活 5 年以上的患者占 20% ~ 30%。也就是说，IPF/UIP 的预后比大多数癌症都要差，因此在特发性间质性肺炎中，有必要正确诊断 IPF/UIP。此 HRCT 诊断标准的重要之处在于，只要与临床发现一致，表格中“IPF/UIP pattern”得到确认，即使没有病理诊断，也能确诊。

实习医师：原来如此。首先要好好判断病例是否符合预后不良的 IPF/UIP pattern。

年轻的放射科医师：没错。如果不符合 IPF/UIP pattern，即符合 possible IPF/UIP pattern 或 inconsistent IPF/UIP pattern 时，不仅要依靠影像学检查来诊断，呼吸内科医师、放射科医师和病理科医师应坐在一起，从各自的专业角度陈述意见、进行讨论。IPF 的诊断方法在后面介绍的国际标准[3]中也有明确记载，请参照图 3-4。

实习医师：从图 3-4 来看，对于原因无法确定的间质性肺疾病，HRCT 所见符合 possible IPF/UIP pattern 或 inconsistent with IPF/UIP pattern 时，需要进行活检。

带教医师：实际上有很多被诊断为 possible IPF/UIP pattern 或 inconsistent IPF/UIP pattern 的病例是由结缔组织病引起的间质性肺炎或慢性过敏性肺炎等，这时患者的治疗方法和预后会有所不同。因此，为了做出最明确的诊断，不能只依靠影像学检查，还要和病理学家、呼吸内科医师进行协商，这才是最重要的。在考虑间质性肺炎的诊断时，首先要考虑病例是否符合 IPF/UIP pattern，如果不符合 IPF/UIP pattern，就要考虑符合什么类型的间质性肺炎。

实习医师：明白了，我会加油的。

带教医师：关于特发性间质性肺炎（idiopathic interstitial pneumonias，IIP）的国际协议指南的修订[5]发表于 2013 年，在谈这个之前我先问一下，关于特发性间质性肺炎的内容还记得什么？

实习医师：我记得特发性间质性肺炎分为 7 种。

年轻的放射科医师：是的。在修订前，它被分为 7 种，可用“AL DRINC”记忆法[6]来记忆（表 3–3）。

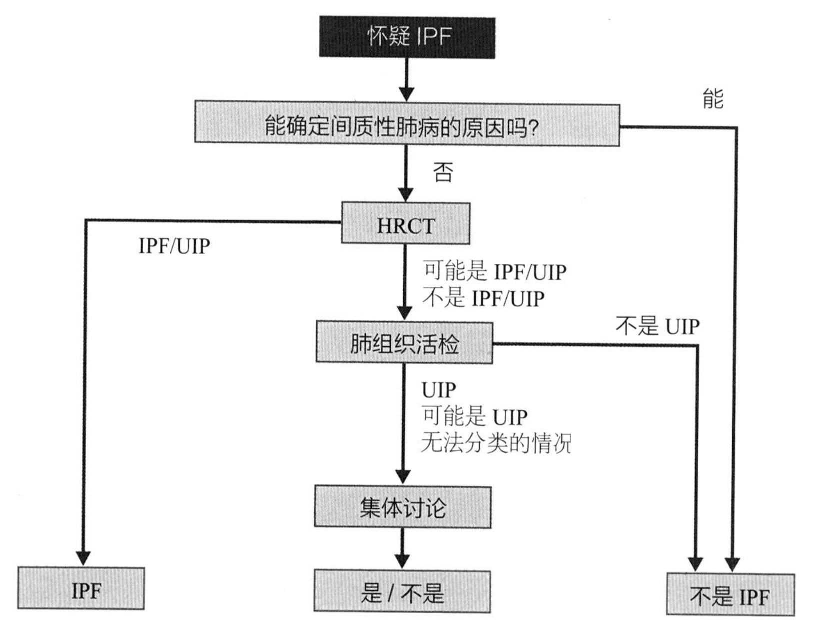

图 3–4 IPF 诊断方法[3]

关键点！特发性间质性肺炎的记忆方法——“AL DRINC”[6]

取“Alcohol Drink”中“Alcohol”的前两个字母“Al”。把“Drink”最后的字母“k”换成“c”，这样就构成缩写“AL DRINC”。“A”表示 AIP，“L”表示 LIP，“D”表示 DIP，“R”表示 RB-ILD，“I”表示 IPF，“N”表示 NSIP，“C”表示 COP。最后 3 种（“INC”）是较常见的疾病，“DRINC”的前 2 种（“DR”）是与吸烟相关的疾病（表 3–3）。

带教医师：这次的修订和“AL DRINC”的内容有所不同。根据临床经过进行分类是其特征。请看表 3–4。

实习医师：咦，在“AL DRINC”的 7 种特发性间质性肺炎中，只有淋巴细胞间质性肺炎（LIP）不在主要特发性间质性肺炎一栏而在罕见特发性间质性肺炎一栏吗？

表 3-3　7 种特发性间质性肺炎的记忆方法——“AL DRINC”[6]

首字母	英文缩写	英文全称	中文
A	AIP	acute interstitial pneumonia	急性间质性肺炎
L	LIP	lymphoid interstitial pneumonia	淋巴细胞间质性肺炎
D	DIP	desquamative interstitial pneumonia	脱屑性间质性肺炎
R	RB-ILD	respiratory bronchiolitis associated interstitial lung disease	呼吸性细支气管炎伴间质性肺病
I	IPF	idopathic pulmonary fibrosis	特发性肺纤维化
N	NSIP	nonspecific interstitial pneumonia	非特异性间质性肺炎
C	COP	cryptogenic organizing pneumonia	隐源性机化性肺炎

表 3-4　ATS/ERS 特发性间质性肺炎分类[5,7]

①主要特发性间质性肺炎		
范畴	临床与病理学的综合诊断	病理学模式
慢性纤维化间质性肺炎	IPF	UIP
	NSIP	NSIP
吸烟相关间质性肺炎	RB-ILD	RB
	DIP	DIP
急性和亚急性间质性肺炎	AIP	DAD
	COP	OP
②罕见特发性间质性肺炎		
LIP，PPFE		
③无法分类的特发性间质性肺炎		
呈现罕见组织学模式的群		

注：特发性间质性肺炎分为主要特发性间质性肺炎、罕见特发性间质性肺炎和无法分类的特发性间质性肺炎 3 种。原有的 7 类特发性间质性肺炎中大部分为主要特发性间质性肺炎，主要特发性间质性肺炎可进一步细分为慢性纤维化间质性肺炎、吸烟相关间质性肺炎和急性 / 亚急性。RB—respiratory bronchiolitis（呼吸性细支气管炎），DAD—diffuse alveolar damage（弥漫性肺泡损伤），OP—organizing pneumonia（机化性肺炎），PPFE—pleuroparenchymal fibroelastosis（胸膜肺弹力纤维增生症），ATS—The American Thoracic Society（美国胸科协会），ERS—European Respiratory Society（欧洲呼吸学会）。

带教医师： 我发现这次的修订将 LIP 归在了罕见特发性间质性肺炎里。顺便说一下，罕见特发性间质性肺炎包括 LIP 和 PPFE。PPFE 是造成以双肺上叶为主的胸膜和胸膜下邻近肺实质纤维化的罕见病理因素。PPFE 与非结核分枝杆菌病的慢性期、慢性过敏性肺炎和结节病等肺尖部的陈旧性炎症性病变很难鉴别。另外，不能被归到主要特发性间质性肺炎和罕见特发性间质性肺炎中的则被归到无法分类的特发性间质性肺炎中。特别是主要特发性间质性肺炎中慢性纤维化性间质性肺炎（IPF/UIP 和 NSIP）的出现频率很高。让我们来看下面的病例。

病例 2　70 多岁女性，主诉劳作时呼吸困难。

胸部 X 线片中可见异常阴影，为了明确诊断，进行了胸部 CT 检查（图 3-5）。

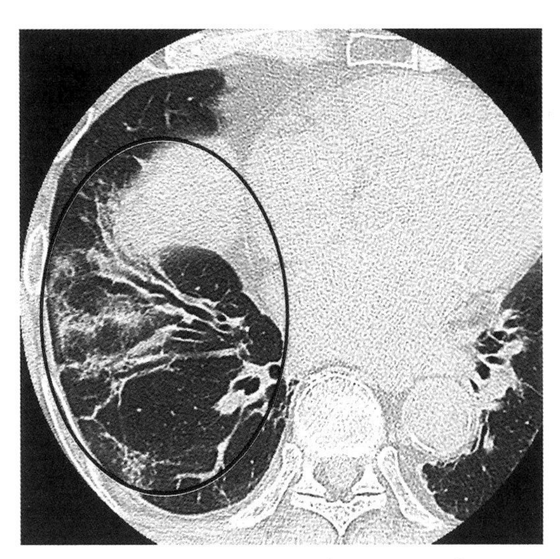

图 3-5　胸部 CT 图像（下肺野水平）

带教医师： 大家有什么观点吗?

实习医师： 与病例 1 相比，支气管血管束周围有不规则的网状和线状结构。还可见磨玻璃影（图 3-5 ◯）。我认为至少不属于 IPE/UIP pattern。

年轻的放射科医师： 非常敏锐。支气管血管束周围的病变符合表 3-2 中“inconsistent IPE/UIP pattern”中的“以气道周围病变为主”，所以该患者的胸部 CT 表现与 IPF/

UIP 不同。这个病例的病理诊断是 NSIP。以下是 NSIP 的影像学特征。

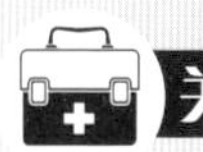

NSIP 的影像改变

- 广泛的磨玻璃影向两肺扩散。
- 病变主要沿着支气管血管束分布。
- 胸膜下有正常肺区残留。
- 病灶时相均匀，通常无蜂窝肺。

带教医师：这个病例的双肺有广泛的磨玻璃样浸润影，并且主要分布在支气管血管束的周围，胸膜下可见正常肺野残存，这是典型的 NSIP 的表现。

年轻的放射科医师：像这样，病例具有 IPF 或 NSIP 的典型的影像学特征时，诊断方面不会有困难，但是实际上难以鉴别的情况也有很多。在这些情况下，有必要与相关科室进行讨论。

带教医师：本节课的信息量真大啊。你们能跟上吗?

实习医师：嗯。特发性间质性肺炎很难掌握啊。如果放射科医师、呼吸内科医师和病理科医师共同讨论并做出诊断的话一定非常有趣。既然要诊断“特发性”，就必须要排除其他诊断吧?

带教医师：是的。“特发性间质性肺炎”只是一个排除性诊断，实际上，即使看起来像特发性间质性肺炎，也有可能潜藏着其他疾病，诊断时要时刻记着这个可能性。与此相关的特殊问题是结缔组织病相关间质性肺病（connective tissue disease-associated interstitial lung disease，CTD-ILD）。那么，最后讲一下 CTD-ILD 的相关内容吧。

CTD-ILD

年轻的放射科医师：在结缔组织病中，类风湿关节炎、系统性硬化、多发性肌炎 / 皮肌炎和干燥综合征等疾病常合并间质性肺炎。请记住与结缔组织病相关的肺部病变（表 3-5）。

实习医师：表 3-5 中的 UIP 和刚才提到的 IPF/ UIP 不同吗?

表 3-5　与结缔组织病相关的肺部病变[8]

肺部病变	SLE	类风湿关节炎	系统性硬化	多发性肌炎 / 皮肌炎	干燥综合征	混合性结缔组织病
UIP	+	++	++	++	+	++
NSIP	+	+	++++	++++	+	+++
DAD	++	+	+	+	−	−
OP	+	−	+	++	+	−
LIP	−	−	−	−	+++	+
肺泡出血	+++	−	−	−	−	−
气道病变	−	++	−	−	++	−

注：“+”表示容易发生肺部病变的概率，“−”表示不会出现肺部病变。OP—organizing pneumonia（机化性肺炎）。

带教医师：表 3-5 中的 UIP 和 NSIP 等肺部病变并不是指特发性间质性肺炎的 IPF/UIP 模式，从影像学和病理学的角度来看，这是形态学上类似 UIP 的模式。也是用 NSIP 的那种模式。请注意“NSIP”和“NSIP 模式”的区别。这些术语的使用让间质性肺炎更加难以理解了。

年轻的放射科医师：看了这个表就知道会表现出 UIP 模式和 NSIP 模式的结缔组织病非常多。另外需要注意的是，SLE 会导致 DAD 和肺泡出血等严重的肺部病变。除此之外，类风湿关节炎合并 UIP 模式的频率比合并 NSIP 模式的频率高，系统性硬化和多发性肌炎 / 皮肌炎合并 NSIP 模式的情况特别多，这一点也要记住。

带教医师：由于结缔组织病合并 UIP 模式和 NSIP 模式的情况比较多，所以在看到慢性纤维化性间质性肺炎（IPF/UIP 和 NSIP）的表现时，要养成仔细确认是否存在结缔组织病的习惯。那么，最后来看一个实际的病例。

病例 3　40 岁左右的男性。来院时主诉呼吸困难，有皮疹。

胸部 X 线片中有异常阴影，为了确诊，进行了胸部 CT 检查。

实习医师：两肺下叶有非区域性的实变（图 3-6○，→）。“区域性的实变”是 OP 模式的特征。

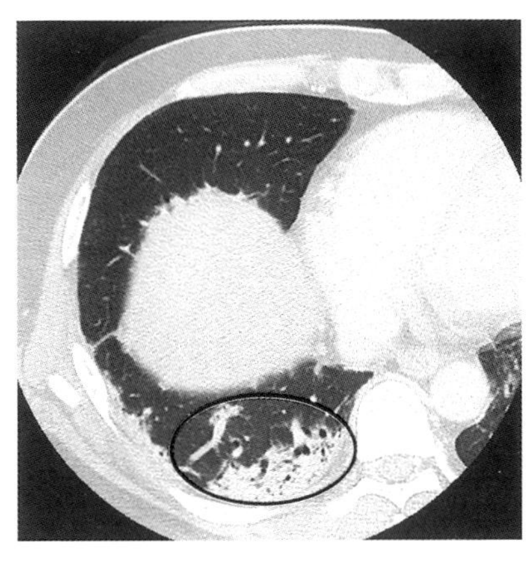
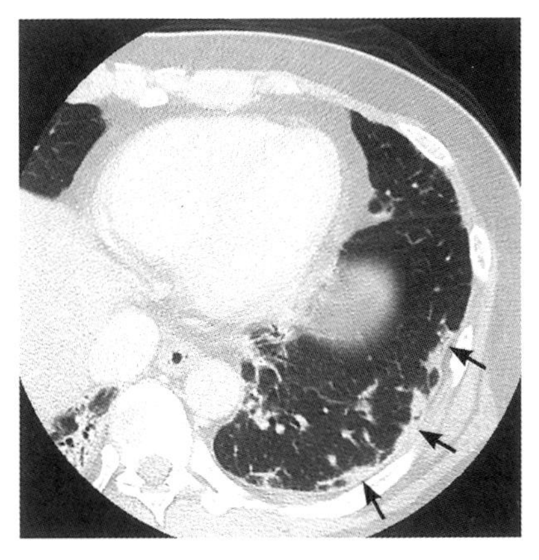

图 3-6　HRCT 图像（下肺野水平）

年轻的放射科医师：右肺下叶的病变（图 3-6○）也是沿着支气管血管周围束分布的，从这一点来看，部分 NSIP 模式也混在一起。

实习医师：若皮肤上的病变呈 OP 模式和 NSIP 模式，再对照表 3-5，本例是伴皮肌炎的肺部病变吧。

带教医师：的确，从图像中来看，多发肌炎 / 皮肌炎与肺部病变并不矛盾，但实际上这个病例没有肌炎的临床表现，不满足多发肌炎 / 皮肌炎的诊断标准。在这个病例中还检测出了抗 CADM-140 抗体，患者被诊断为临床无肌炎 / 皮肌炎（clinically amyopathic dermatomyositis，CADM）。CADM 最近成为较热门的话题，在此简单介绍一下。

关键点！ CADM

- 可见皮肤改变，但不是多发性肌炎 / 皮肌炎。
- 血液中可检出抗 CADM-140 抗体。
- 合并间质性肺炎的例子很多。
- 发生急速发展性间质性肺炎的频率高。
- 影像学表现为 NSIP 模式和 OP 模式混在一起，以及两肺有扩散的磨玻璃影和实变特征。

实习医师：真是深奥啊。很难啊。

年轻的放射科医师：除了 CADM 以外，还有一种新的术语，就是肺显性结缔组织病（lung-dominant connective tissue disease），它指的是虽然没有明确诊断出结缔组织病，但有与结缔组织病有关的症状和阳性检查结果的患者所发生的间质性肺炎。有时被称为 LD-CTD，有时被称为未分化结缔组织病（undifferentiated connective tissue disease，UCTD）的肺病变，这个领域的相关研究还不足。

带教医师：下面来总结一下吧。这次主要介绍了间质性肺炎的最新知识，首先重要的是要把 IPF/UIP 和其他疾病区分开，这是一切的基础。此外，间质性肺炎除了特发性外，还可作为结缔组织病等各种疾病的继发性变化而发生。

年轻的放射科医师：弥漫性肺病除了特发性以外，病因还包括结缔组织病、感染和恶性肿瘤等。日本各地都在举办以间质性肺炎为主题的肺炎性肺疾病研究会，如果有兴趣的话请一定要参加。

参考文献

[1] 西本優子 ほか：HRCT による UIP パターンの診断. 臨床放射線. 60: 28-34, 2015.

[2] Watadani T, et al：Interobserver valiability in the CT assessment of honeycombing in the lung. Radiology, 266: 936-944, 2013.

[3] Raghu G, et al: An Official ATS/ERS/JRS/ALAT Statement: Idiopathic Pulmonary Fibrosis: Evidence-based Guidelines for Diagnosis and Management. Am J Respir Crit Care Med, 183: 788-824, 2011.

[4] Vancheri C, et al: Idiopathic pulmonary fibrosis: a disease with similarities and links to cancer biology. Eur Respir J, 35: 496-504, 2010.

[5] Travis WD, et al: An Official American Thoracic Society/European Respiratory Society Statement: Update of the International Multidisciplinary Classification of the Idiopathic Interstitial Pneumonias. Am J Respir Crit Care Med, 188: 733-748, 2013.

[6] 「画像診断に絶対強くなるワンポイントレッスン」（扇 和之 / 編），pp92-102，羊土社，2012.

[7] 「新 胸部画像診断の勘ドコロ」（高橋雅士 / 監・編），pp201-236，メジカルビュー社，2014.

[8] Kim EA, et al: Interstitial lung diseases associated with collagen vascular diseases: radiologic and histopathologic findings. Radiographics, 22: 151-165, 2002.

[9] Lynch DA, et al: Diagnostic criteria for idiopathic pulmonary fibrosis: a Fleischner Society White Paper. Lancet Respir Med, 6: 138-153, 2018.

课程 4　掌握纵隔的影像诊断（1）

以影像解剖为中心

讨论

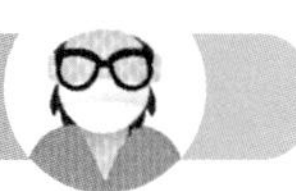

带教医师：这次我们来学习一下纵隔的影像解剖。请看图 4-1，你知道病变在哪里吗？

实习医师：这个很简单。前纵隔处有肿块。

带教医师：回答正确！不过，你知道“前纵隔”指的是哪里吗？

实习医师：在图 4-1 中，病变位于肺动脉和升主动脉的前方，所以我认为病变位于前纵隔。

带教医师：那么，先从纵隔的正常影像解剖开始学习吧。至于如何划分前、中、后纵隔，国际上并没有统一的标准。以前也有过调整，而且目前在影像诊断和外科解剖中使用不同的分区方法。但是，很多人并不知道这个差别。

实习医师：哦，原来是这样。

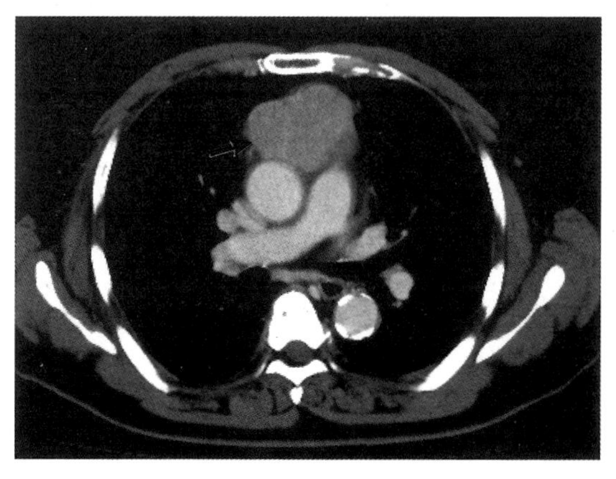

图 4-1　前纵隔肿瘤病例的胸部 CT 图像

带教医师： 纵隔的构造非常复杂，而且其可能发生的病变是多种多样的，因此关于纵隔的分区方法，到目前为止也有各种各样的研究。在此，我将对迄今为止的纵隔分区法的历史进行简要介绍，并重点介绍教科书中著名的 Felson 分区法和今后将成为主流的《纵隔肿瘤处理规章》中的分区法。

年轻的放射科医师： 首先，在古典的分区法（图 4–2）中，胸骨柄下缘和第 4 胸椎（T4）下缘连线以上的纵隔为上纵隔，其下方分为前、中、后纵隔。前纵隔是胸骨与心包前缘之间的纵隔，中纵隔是从心包前缘到后缘之间的纵隔，后纵隔是从心包后缘到椎体前缘之间的纵隔。在这个分区法中，椎骨前缘之后的区域不属于纵隔，而是被命名为脊椎旁区域 [1]。

带教医师： 这是解剖学和外科学教科书中仍然使用的分区方法，但如果想按照这种分区法从病变部位的角度进行鉴别诊断的话往往不太顺利，所以这种分区法在影像诊断方面使用起来并不方便。

实习医师： 哦，我还真是第一次听说。

带教医师： 不管怎样，这是在还没有 CT 时发明的分区方法，不过目前在临床上可能还会使用，所以作为与其他学科的“共同语言”，最好能记住它吧。

年轻的放射科医师： 在古典分区法之后出现的是 Felson 分区法（图 4–3）。这是一种基于胸部 X 线片的侧位像的分区法，于 20 世纪 70 年代早期被提出。气管前

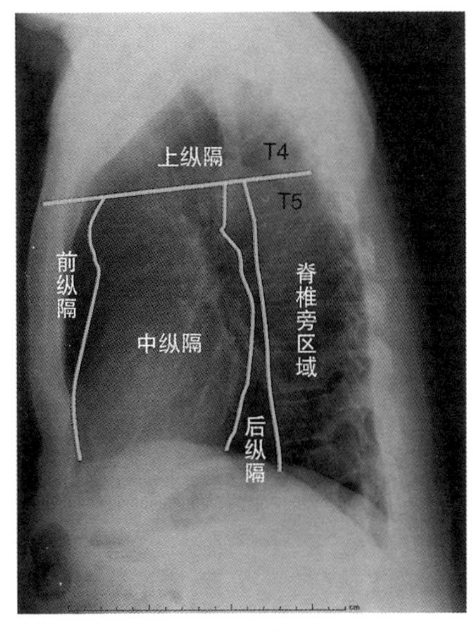

图 4–2　经典的纵隔分区法

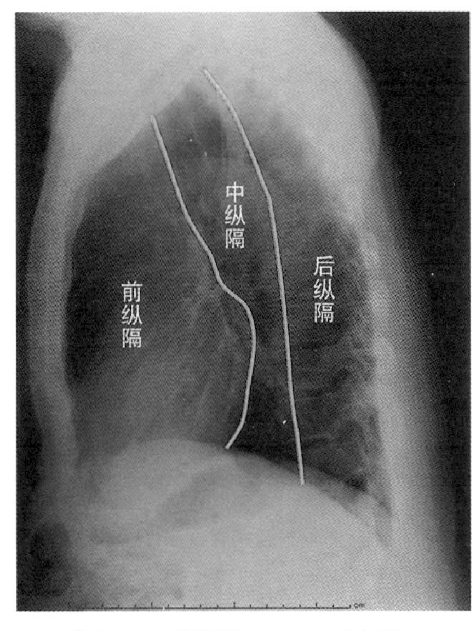

图 4–3　纵隔的 Felson 分区法

缘与心脏后缘之间的部分为前纵隔，各椎体前缘背侧 1 cm 的连线的后方为后纵隔，前纵隔和后纵隔之间的部分为中纵隔。在这个分区法中不设定上纵隔的区域。

实习医师：这和古典分区法相比，清晰多了。在该分区法中，没有脊椎旁区域，前、中、后纵隔的分界线整体向后移动。狭窄的前纵隔和后纵隔也能被很清楚地划分。

年轻的放射科医师：确实简便了很多，而且在鉴别诊断方面也很有用，所以这种分区法在影像诊断领域中是最通用的方法，但是在外科学和解剖学领域的使用频率很低。

带教医师：这种分区与接下来要介绍的《纵隔肿瘤处理规章》中侧位像的对应区域也很接近，因此 Felson 分区法作为在 CT 等检查前的分区法是非常方便的。

实习医师：原来如此。

带教医师：最后，我们来看一看根据 2009 年发布的基于《纵隔肿瘤处理规章》的纵隔分区法[3]。这种分区法的特征是以 CT 的横断面图像为标准。在目前的临床工作中，CT 是检查纵隔病变的重要手段，这种分区法以日本的曾根脩辅先生的分区法[4-5]为基础。

年轻的放射科医师：《纵隔肿瘤处理规章》中将纵隔分为纵隔上部和前、中、后纵隔 4 个部分。

带教医师：是啊。首先看一下在实际的 CT 横断面图像中是如何分区的。虽然处理规章详细地规定了各区域的构造，但为了便于理解，在此将重点放在区域与区域的分界结构上，对代表性的截面进行展示（图 4−4）。

年轻的放射科医师：左侧头臂静脉与气管正中相交处以上的纵隔全部为纵隔上部（图 4−4A —）。关于这个新的分区法是否能重新定义纵隔上部仍然存在争议，如果把纵隔上部作为一个独立的区域，甲状腺肿瘤和甲状旁腺肿瘤等从颈部向纵隔进展的病变，以及发生在胸廓入口处的神经源性肿瘤便容易被处理。

带教医师：纵隔上部虽然和古典分区法中的上纵隔相似，但定义不同，所以不叫“上纵隔（superior mediastinum）”，而叫作“纵隔上部（superior portion of the mediastinum）”。

年轻的放射科医师：嗯。左侧头臂静脉与气管正中相交处水平以下的部分分为前、中、后纵隔（图 4−4B ~ E）。在各个横断面中，心脏、主动脉和主要分支的前缘以前是前纵隔（图 4−4 —），从它们的后缘到各椎体前缘背侧 1 cm 连线之间的部

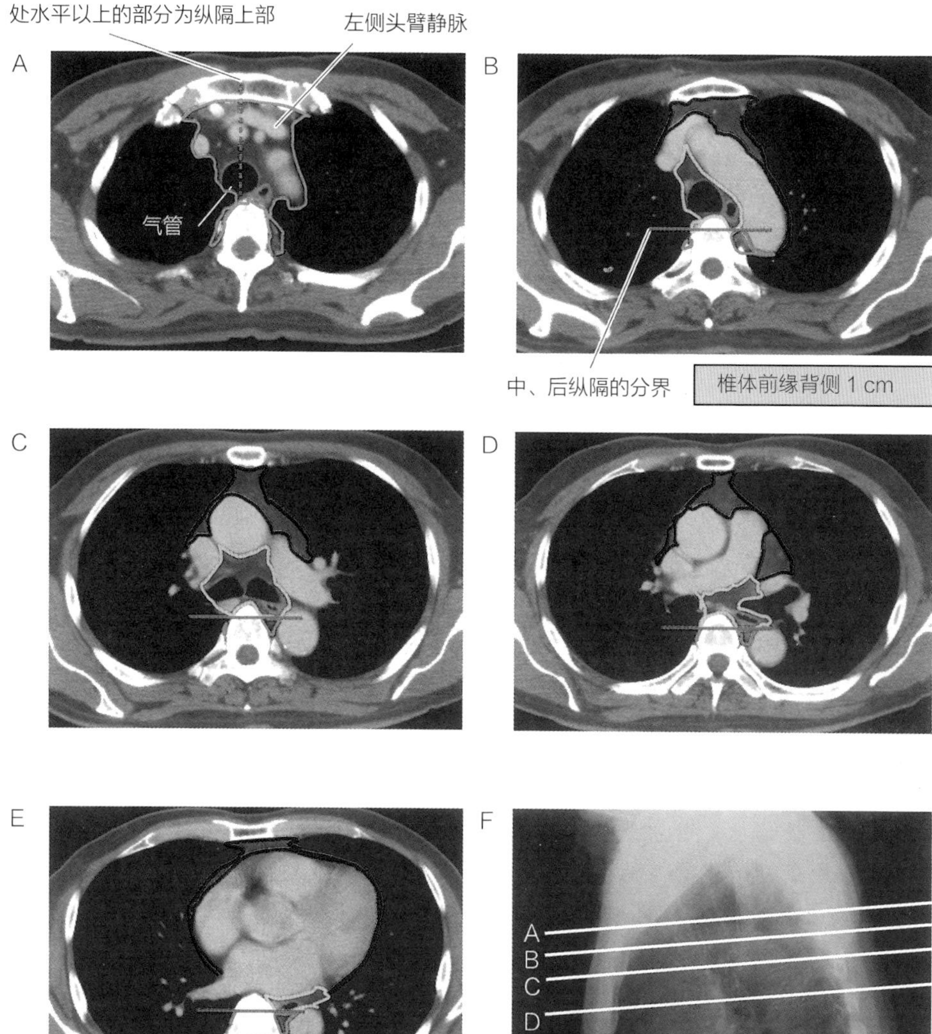

图 4-4 “纵隔肿瘤处理规章”中的纵隔分区法
F 是 A ~ E 的截面位置

分是中纵隔（图 4-4 ），各椎体前缘背侧 1 cm 的连线后方是后纵隔（图 4-4 —）。

带教医师：没错。如果把这个投影到胸部 X 线侧位片上，就如图 4-5 所示。虽然与 Felson 分区法比较相似，但区别首先在于纵隔上部与其他部分是独立的。

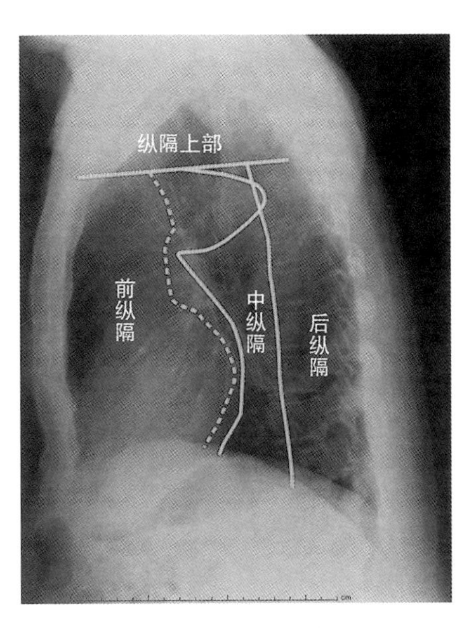

图 4-5 “纵隔肿瘤处理规章”中的纵隔分区法（侧位胸部 X 线片）
前、中纵隔的实线表示左侧（前方）边界，虚线表示右侧（内侧）边界

年轻的放射科医师：与图 4-2 中的上纵隔相比，图 4-5 中的纵隔上部更靠近头侧。

带教医师：而且与 Felson 分区法相比，一部分前纵隔的范围更靠后，这一点需要注意。请再看一次图 4-4，特别是在左侧，前纵隔区域延伸到与后纵隔在冠状面上重叠的程度。因此，投影在侧位像上的左侧前、中纵隔的分界线也相当复杂。

实习医师：原来如此。在侧位像中乍一看是中纵隔有病变，其实在 CT 图像中，病变在前纵隔内，这样的情况也有。

带教医师：没错！也就是说，胸腺的病变在影像中也会看上去延伸到后方。

实习医师：我大概明白了。

年轻的放射科医师：如果掌握了根据《纵隔肿瘤处理规章》的纵隔分区法，可以在某种程度上根据病变的部位推断出疾病。表 4-1 展示了各分区的好发病变。

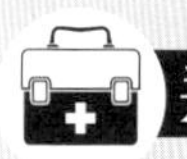

关键点! 各纵隔分区的好发病变

表 4-1　各纵隔分区的好发病变 [1,6]

	纵隔上部	前纵隔	中纵隔	后纵隔
囊性	甲状腺囊肿 淋巴管瘤 心包囊肿	胸腺囊肿 心包囊肿 淋巴管瘤 囊性畸胎瘤	支气管原发性囊肿 心包囊肿 食管重复囊肿	神经管囊肿 脊索瘤 神经鞘瘤（囊性变）
实性	甲状腺肿瘤 甲状旁腺肿瘤 神经源性肿瘤 胸腺病变 淋巴结病变	胸腺病变 胚胎细胞性肿瘤 淋巴结病变 甲状腺肿 神经源性肿瘤	淋巴结病变 食管肿瘤 甲状腺肿瘤 神经源性肿瘤	神经源性肿瘤 髓外造血

其中，各分区的重要疾病如下。

- 纵隔上部：甲状腺肿和胸廓入口部位的神经源性肿瘤。
- 前纵隔：胸腺病变、畸胎瘤等胚胎细胞性肿瘤、淋巴结病变和甲状腺肿瘤。
- 中纵隔：淋巴结病变和前肠囊肿（如支气管源性囊肿和食管重复囊肿）。
- 后纵隔：神经源性肿瘤。

实习医师：嗯。各个区域都有很多好发的疾病啊。神经源性肿瘤在纵隔上部以及前、中、后纵隔都可发生。

年轻的放射科医师：纵隔上部的甲状腺和甲状旁腺等的病变因为具有从颈部发展而来的特殊性，所以将纵隔上部视为独立的区域。但另一方面，也可以将纵隔上部视为前、中、后纵隔中较高的、被分离出来的部分，它仍具有前、中、后纵隔的性质。因此，前纵隔的胸腺病变、中纵隔的淋巴结病变和后纵隔的神经源性肿瘤等在各个纵隔内发生的病变也有可能发生在纵隔上部。另外，神经源性肿瘤通常多发于后纵隔，但来源于膈神经的肿瘤发生于前纵隔，来源于迷走神经的肿瘤发生于中纵隔。

实习医师：原来如此，我学到了很多。

带教医师： 首先要充分理解纵隔的定义，在这个基础上再学习各种疾病。从下节课开始，我们将学习胸腺病变、胚胎细胞性肿瘤和神经源性肿瘤等。

参考文献

[1] 藤本公則 ほか: 縦隔腫瘍取扱い規約に基づく縦隔区分の方法と鑑別疾患. 画像診断，29：1496-1504, 2009.

[2] 「フェルソン臨床胸部 X 線診断学」（Felson B/ 著，石川 徹 ほか / 訳），pp455-458，廣川書店，1977.

[3] 「臨床・病理 縦隔腫瘍取扱い規約」（日本胸腺研究会 / 編），pp1-26，金原出版，2009.

[4] Sone S, et al: Potential space of the mediastinum：CT pneumomediastinography. AJR, 138: 1051-1057, 1982.

[5] 曽根脩輔：縦隔の総合画像診断. 信州医学雑誌，33: 365-376, 1985.

[6] 藤本公則：縦隔の X 線解剖と肺・縦隔境界面の応用. 臨床画像，22: 1062-1079, 2006.

课程 5　掌握纵隔的影像诊断（2）

胸腺的正常影像以及以增生和上皮性肿瘤为中心的疾病

■ 讨论

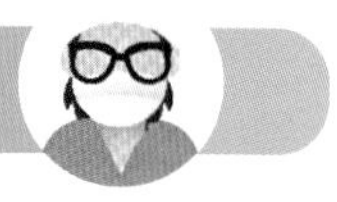

带教医师：在学习了第 4 课纵隔的解剖之后，本节课对纵隔疾病中最重要的胸腺增生和胸腺上皮性肿瘤（如胸腺瘤和胸腺癌）进行讲解。这里有很多陷阱，所以要好好学习。

实习医师：好的。我会努力的。

带教医师：那我们就边看病例边学习吧。

了解正常的胸腺

病例 1　2 岁 6 个月男婴。导管检查后。

在为治疗先天性室间隔缺损的术前评估中，患者进行了导管检查。之后为了确认是否有检查造成的心外膜损伤，患者进行了胸部 CT 检查（图 5-1）。

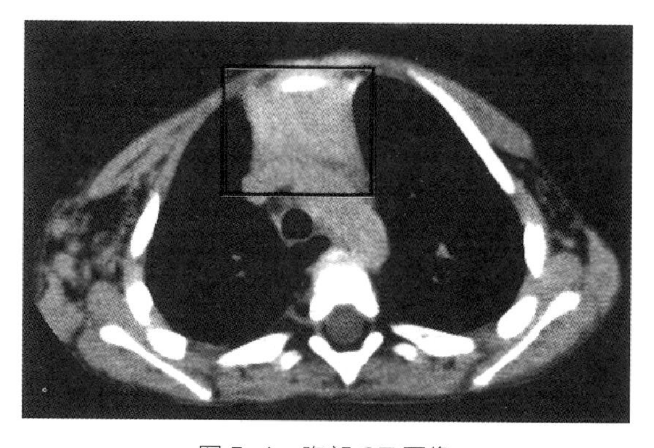

图 5-1　胸部 CT 图像

带教医师：首先从基本的内容开始确认吧。前纵隔中有肿瘤样的结构（图 5–1），知道这是什么吗？

实习医师：嗯，这个是胸腺吗？不过总觉得它看起来很大，其形状也是四边形，似乎不太正常。一般来说，胸腺的形状就像一个尖尖的箭头一样。

带教医师：确实，我们经常看到的胸腺大多是箭头形的。但实际上在此图像中，作为幼儿的胸腺，其形状和大小都是正常的。

实习医师：原来如此。

带教医师：你见过婴儿胸部 X 线片中的胸腺像帆船的帆一样吗？胸腺的形态会随着年龄的变化而变化，所以在指出肿瘤等病变的基础上，了解每个年龄段胸腺的正常形态是非常重要的。在这里好好学习一下吧。

年轻的放射科医师：那么，正常胸腺随着年龄的增长会发生怎样的变化呢？请看图 5–2。

实习医师：这样看来，形状和体积都有变化。

年轻的放射科医师：是啊。胸腺在婴幼儿和年轻人中多呈四边形或梯形，但随着生长，胸腺逐渐接近箭头形，有时还会呈现二叶的形态。胸腺的重量在出生后的一段时间内会增加，并在青春期达到峰值，之后随着年龄的增长，胸腺逐渐萎缩，成人（特别是 40 岁以上的人）的胸腺明显萎缩。

带教医师：和重量一样，胸腺的体积在青春期达到高峰，在 CT 和 MRI 图像中观察胸腺时可以感受到其“尺寸感”。但要注意的是，胸腺相对于身体的大小，在婴儿时期到达峰值，之后随着年龄的增长，胸腺占身体的比例一直在变小。在图 5–2 的一系列图像中，我们可以清楚地看到，随着年龄的增长，胸腺相对于纵隔在缩小。

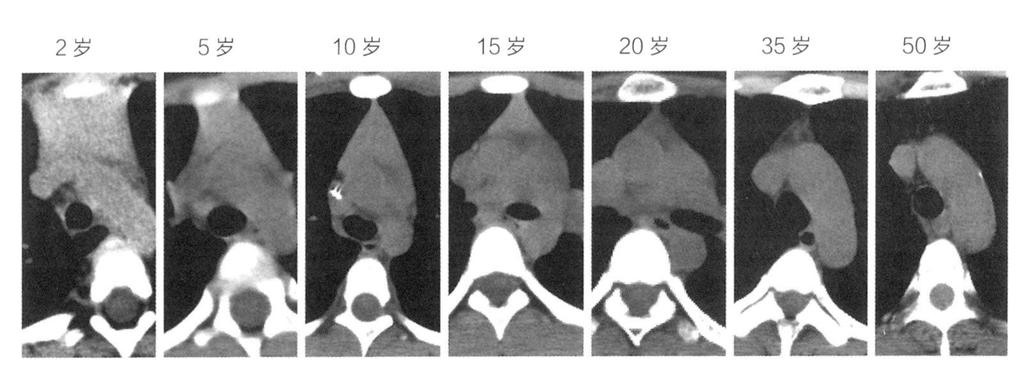

图 5–2　不同年龄正常胸腺的变化（CT 图像）

实习医师：密度也是，CT 图像中的密度好像也随着年龄的增长变低了（图 5-3）。

年轻的放射科医师：你真细心啊！胸腺的萎缩是由于胸腺组织被脂肪组织替代，所以其密度在图像中也逐渐接近脂肪密度。刚才说了青春期是胸腺重量的高峰期，但是脂肪组织的增生本身就变化很快，一般从幼儿期开始。

带教医师：那么，在看 CT 和 MRI 图像的时候，要留意胸腺的体积与年龄是否相符，因此，学会判断胸腺体积的方法很重要。

年轻的放射科医师：胸腺体积的评价项目有纵径（前后径）、横径（左右径）、厚度和宽度等，不过，实际在图像中评价其体积的时候，使用胸腺的厚度比较好。而且取胸腺横断面中最大的截面进行测量比较好。

带教医师：说到“厚度”，可能会让人忍不住想测量纵径，但要注意的是，实际上是图 5-4 所示的长度。可能不太适合箭头形的胸腺，但如果考虑到胸腺是二叶的情况，就很容易理解为什么这样定义胸腺的“厚度”（图 5-5）了。

年轻的放射科医师：在评价肿大的阑尾的时候，重要的不是长度而是粗细（直径）[4]，肾上腺作为与胸腺形状相似的器官，其肿瘤的评价项目也不是长度（最大直径）而是粗细，这一点很重要。这么一想，胸腺的“厚度”也很重要，这样能明白了吧？

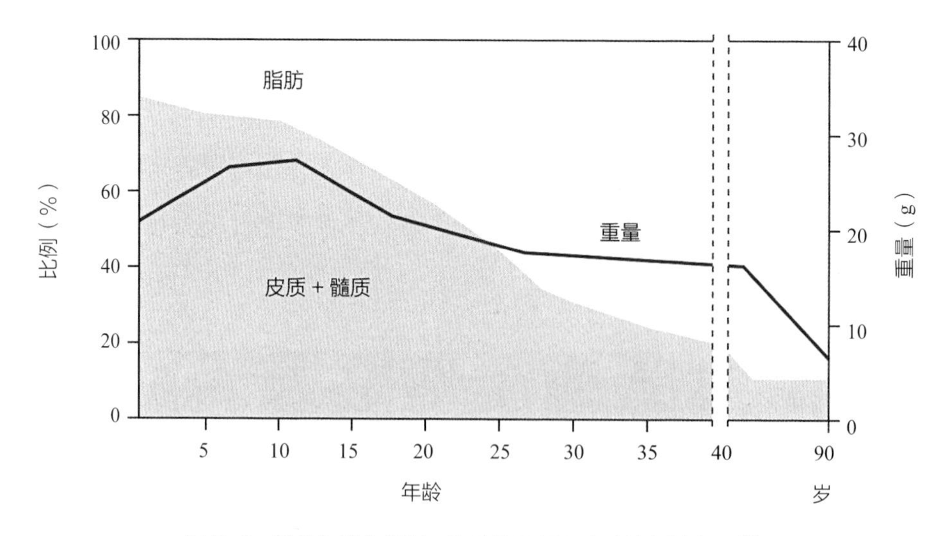

图 5-3　随着年龄的增长，胸腺的重量和脂肪比例的变化 [3]

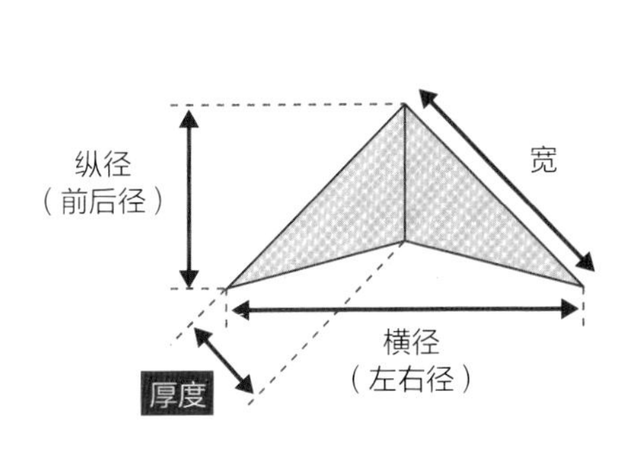

图 5-4　胸腺体积的评价方法[1,5]

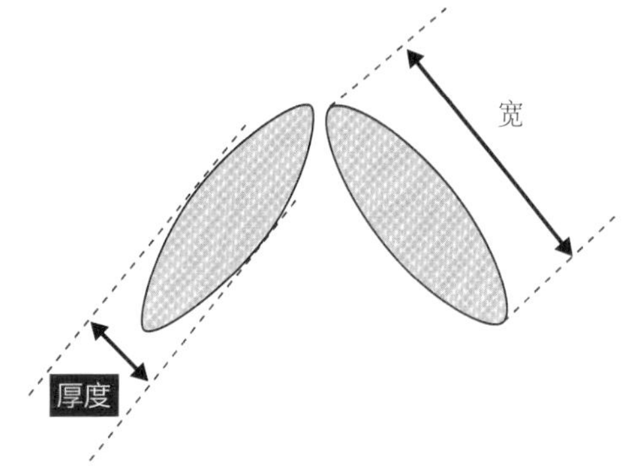

图 5-5　胸腺为二叶时的体积评价方法[6]

实习医师：我逐渐明白了。但是其正常值为多少？

年轻的放射科医师：为了便于记忆，可以把“5 的倍数”作为关键词。

实习医师：5 的倍数？

带教医师：是的。胸腺的重量在青春期是最大的，因此 15（5×3）岁时正常值的上限是 15 mm，20（5×4）岁时是 10（5×2）mm，50（5×10）岁时是 5（5×1）mm。关于这段时间的年龄，可以一边注意图 5-3 中的重量，一边进行比较，如果厚度超过这个数字，就要怀疑胸腺肿大了。

实习医师：原来如此，5 的倍数记为“15 mm、10 mm 和 5 mm”。胸腺的厚度超过这个数字的话可能有胸腺肿大。这样好像容易记忆。

关键点！ 正常胸腺大小的标准——“5 的倍数”法则

- 以胸腺“厚度”来评价胸腺是否肿大。
- 作为肿大的标准，使用“5 的倍数”法则来记忆。如果厚度在 15 岁时超过 15 mm，20 岁时超过 10 mm，50 岁时超过 5 mm，则怀疑胸腺肿大。

*　也有报告说 MRI 图像中胸腺的尺寸比 CT 图像中的大，超过这个数值时不能直接诊断胸腺肿大[3]，而是“怀疑肿大”。

看清过度增生

带教医师：那么，让我们运用刚才学到的知识来看看下面的病例吧。

病例 2　46 岁女性，子宫体癌（Ⅰb 期）术后 1 年。

扩大性子宫全切术和双侧附件切除术后 1 年。CT 图像显示前纵隔处有肿瘤样病变，为了确诊，进行了 MRI（图 5-6）检查。

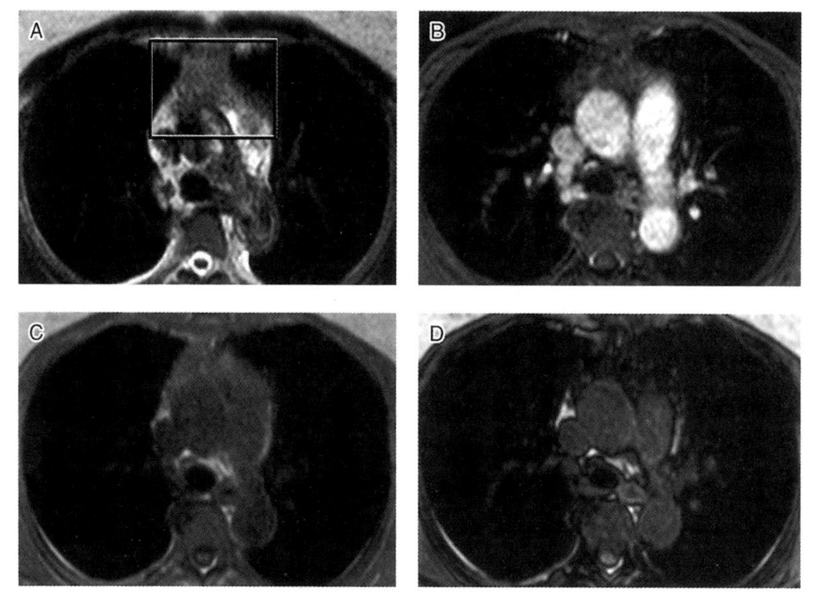

图 5-6　胸部 MRI 图像

A. T_2 加权像；B. Gd T_1 增强图像；C. 同相位图像；D. 反相位图像

带教医师：平时大家可能不太熟悉 MRI 图像，但是熟练使用对纵隔病变的诊断非常有帮助。努力学一下吧。

实习医师：是的。前纵隔处有肿瘤样病变（图 5-6A□）。Gd T_1 增强图像显示淡淡的不均匀强化灶。形状接近箭头形，看起来像正常的胸腺。咦？但是，四十多岁的人的胸腺很清楚。从“5 的倍数”的法则来看，这个年龄的厚度正常值上限应该是 5 mm，不过，这个人的胸腺厚度约为 15 mm。

带教医师：是啊。这个胸腺太大了。还有什么补充吗？

实习医师：还有这个 T_1 加权像的同相位和反相位是什么？

年轻的放射科医师：这两个是这个病例的关键图像。同相位图像和反相位图像是通过配对来检测微量脂肪的图像。具体来说，与同相位图像相比，如果反相位图像中有低信号的部分（黑色部分），则认为那里含有微量的脂肪。

带教医师：结合同相位图像，反相位图像也被称为化学移位 MRI 图像。虽然其原理有点难理解，但这是诊断胸腺病变不可或缺的重要图像，在此总结一下。

关键点！ 化学移位 MRI 图像——同相位图像和反相位图像

- 化学移位图像是一种脂肪抑制图像（脂肪抑制像利用频率、缓解时间和相位差 3 种因素，化学移位 MRI 图像仅利用相位差）[7]。
- MRI 是将构成人体的水和脂肪中含有的质子（氢的原子核的基本成分之一，经常旋转）得到的信号成像，但是水中的质子和脂肪中的质子的旋转周期有细微的偏差。
- 因此，在水和脂肪组织混在一起的地方（相当于存在微量脂肪的地方），如果在水中的质子和脂肪中的质子在同一方向的相位（同相位）时拍摄的话，就会因为相乘效果而得到高信号。反之，如果在相反的相位（反相位）时，就会得到低信号（图 5–7）。可通过改变回声时间（time of echo，TE）的参数来获得拍摄该图像的时间[6]。

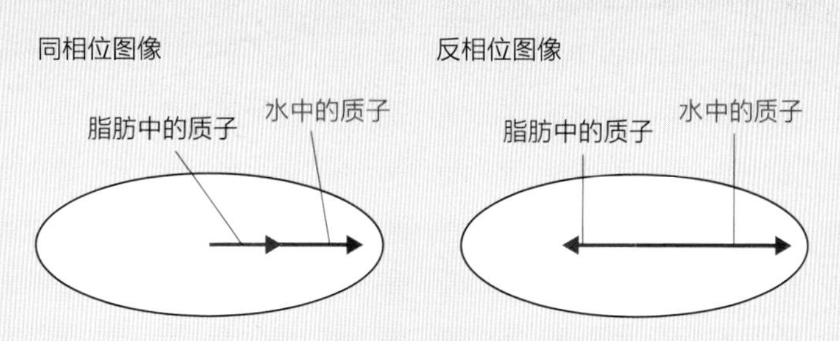

图 5–7 同相位图像和反相位图像的原理[7]

- 通过比较这两张图像，在同相位图像中呈高信号，但在反相位图像中呈低信号的地方，可以检测出微量的脂肪。在反相位图像中，肌肉和内脏器官周围有黑色的边缘是水和脂肪组织混在一起的地方。反之，需要注意的是，像皮下脂肪这种“只有脂肪组织”的地方不会产生信号下降。

- 反相位图像也称为 opposed phase 图像。

带教医师：那么，在了解了同相位图像和反相位图像之后，我们再分析一下图 5-6。

实习医师：和同相位图像相比，反相位图像中肿瘤的信号变低了。

带教医师：没错。从这一观察结果中可知，肿瘤中含有微量的脂肪成分。平时可能很少关注脂肪组织，但在病变的鉴别诊断方面，“含有脂肪的肿瘤”是很重要的线索。特别是胸腺病变，脂肪成分表示肿瘤由正常的胸腺组织构成。让我们想起刚才说过的胸腺随着年龄的增长逐渐被脂肪组织所取代。

实习医师：原来如此，正因为这是正常的胸腺组织，所以其中才会出现脂肪。

带教医师：是这样啊。不过，对于脂肪含量较少的 10 岁以下的儿童来说，不能通过化学移位 MRI 图像检测脂肪，这一点要注意。

关键点！ 正常儿童（特别是 10 岁以下）胸腺的影像学要点

- 胸腺的形状不一定是箭头形，有时呈块状。
- 胸腺在 CT 图像中有时会呈现高密度。
- 与同相位图像相比，反相位图像的信号不会降低。

实习医师：是的。但是这个病例的胸腺组织如果是正常的，其胸腺为什么会这么大呢？

年轻的放射科医师：像这样，在保持正常的组织结构的同时组织呈肿大的状态被称为增生。本病例被诊断为由化疗引起的胸腺反应性增生（rebound thymic hyperplasia）。

实习医师：胸腺反应性增生？

年轻的放射科医师：由于各种因素而暂时缩小的胸腺，之后又增大的情况被称为胸腺反应性增生。就像减肥后体重又增加的情况被称为体重反弹，与此非常相似。胸腺过度增生除了反应性增生以外还有很多种，在这里总结一下吧。

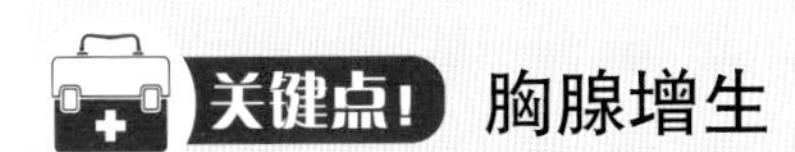

胸腺增生

胸腺增生分为肉眼可见胸腺体积增大的真正意义上的胸腺增生（真性胸腺增生）和组织学中胸腺内的淋巴滤泡增生的胸腺滤泡增生[8]。

真性胸腺增生

● **胸腺反应性增生**

在化疗、激素疗法、放疗、发热和严重感染等因素的情况下，胸腺可急剧缩小。缩小的胸腺通常在数周至数月内恢复，并且有时会比原来的更大（组织学检查显示与正常胸腺相同的结构）[1]。恶性肿瘤患者中化疗等引起的胸腺反应性增生需要与胸腺转移和局部复发鉴别，如果是全身性因素，可以从病历中得到确认，也可以通过化学位移 MRI 图像诊断脂肪含量。

● **伴随其他疾病的胸腺增生**

甲状腺功能亢进和自身免疫性疾病可导致胸腺肿大[8-9]。

● **特发性胸腺增生**

在正常人中，没有特别的诱因，出现胸腺的弥漫性肿大的情况非常罕见。

胸腺滤泡增生

除重症肌无力症外，本病多合并甲状腺功能亢进、桥本病、全身性免疫性疾病（systemic lupus erythematosus，SLE）和白塞综合征（Behcet Syndrome）病等自身免疫性疾病。从影像诊断方面来看，从完全没有异常到胸腺体积增大，不一定显示胸腺实质体积增加这一点与真性胸腺增生不同。真性胸腺增生在组织学上与正常胸腺相同，而胸腺滤泡增生的“淋巴样滤泡增生”在组织学上与正常胸腺呈现出明显不同的图像。

胸腺上皮性肿瘤的诊断和分类

病例 3 61 岁女性。甲状腺癌术后 7 年。

CT 图像中可见前纵隔肿瘤，为了详细了解情况，患者进行了 MRI 检查（图 5-8）。

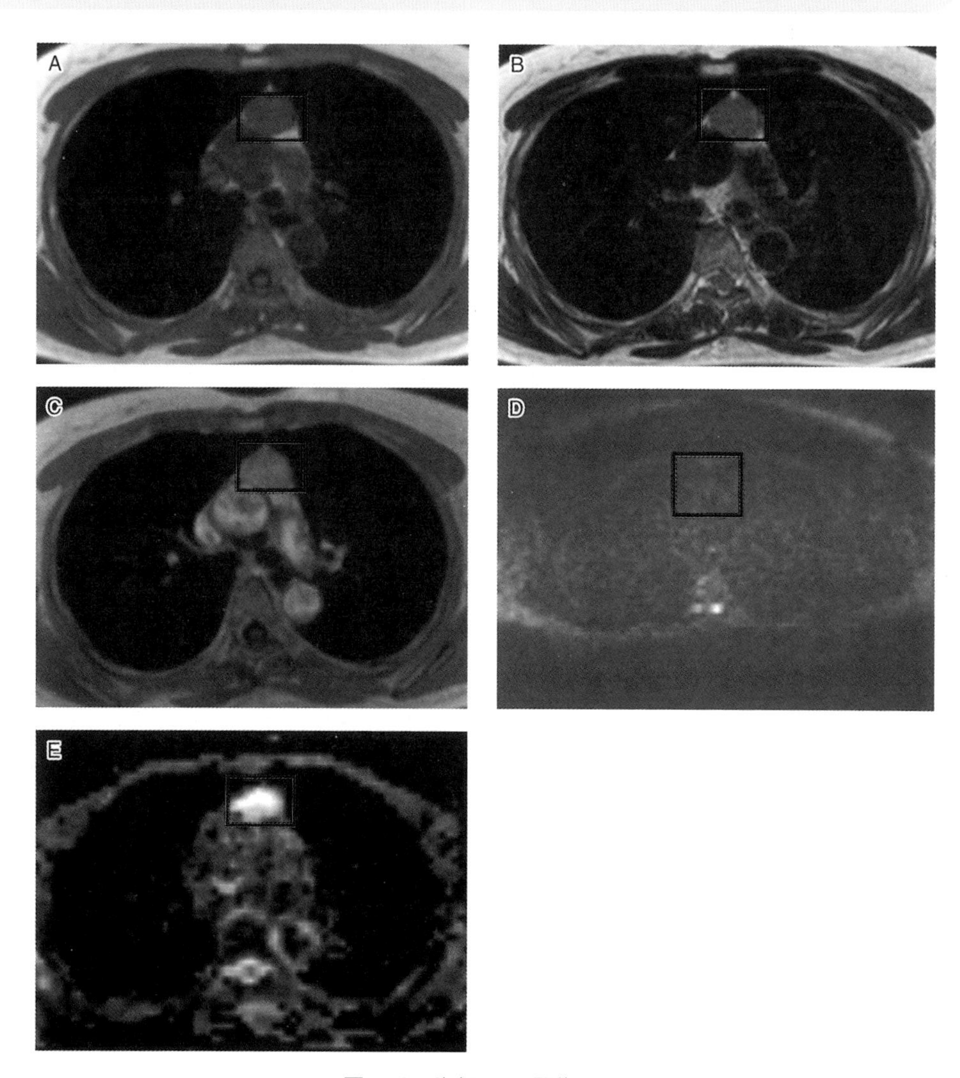

图 5-8 胸部 MRI 图像

A. T_1 加权像；B. T_2 加权像；C. Gd T_1 增强图像；D. 弥散加权像；E. 表观扩散系数图

带教医师：那么，这个病例中，你们有什么发现？

实习医师：前纵隔处有肿块（图 5-8□）。T_1 加权像显示低信号，T_2 加权像显示中等信号，可见为均匀的强化。肿块近似圆形，边缘比较清晰，与正常胸腺和胸腺增生不同。

带教医师：是啊。有必要考虑正常胸腺和胸腺增生以外的可能性。你能想到什么呢？

实习医师：说到前纵隔的病变，我在考试的时候记住了“4 个 T”。要说是其中的哪一个，我不太清楚。

年轻的放射科医师：“4 个 T”是指 Thymoma（胸腺瘤）、Thyroid（甲状腺肿瘤）、Teratoma（畸胎瘤）和 Terrible lymphoma（恶性淋巴瘤）。最后的恶性淋巴瘤虽然有点牵强，但是作为前纵隔的纯实性瘤性病变的记忆方法，我认为这是一种抓住了重要疾病的记忆法。

带教医师：纵隔的肿瘤性病变的影像学诊断方法，首先根据发生部位和病变是囊性的还是实性的来判断需要鉴别的疾病，这是一般的理论，我们可以参考一下课程 4 中的表 4-1。接下来从好发年龄和性别来判断疾病，最后依据形态和内部性状得到最终的诊断。这个病例的情况是，病变在前纵隔，属于纯实性肿瘤，60 多岁的女性，首先考虑比较好发于高龄的胸腺上皮性肿瘤（胸腺瘤和胸腺癌）。从图像中看，没有明显的脂肪成分和钙化，也没有明显的扩散限制，这是胸腺上皮性肿瘤的特点。

年轻的放射科医师：纵隔肿瘤中最好发的是胸腺瘤。胸腺瘤是好发于 55 ~ 65 岁患者的良性至低度恶性的肿瘤。临床上常见合并重症肌无力症，40% 左右的胸腺瘤合并重症肌无力，相反有报道称 10% ~ 20% 的重症肌无力合并胸腺瘤[11]。

带教医师：胸腺瘤是根据被膜和周围纵隔的浸润程度来判断临床分期的，正冈临床病期分类（表 5-1）被广泛使用。其中，Ⅰ期和Ⅱ期的预后没有差别，与其在图像中勉强判断有无被膜浸润，不如观察有无明显的周围组织浸润。如果肿瘤和周围组织之间的脂肪层保持完整，就可以确定没有浸润。

实习医师：是的。

带教医师：另外，组织学上广泛使用的是 WHO 分类（表 5-2）。这是将胸腺瘤以肿瘤上皮细胞的形态和异型以及淋巴细胞成分的多少为基准进行分类的结果，与预后密切相关[12]。

实习医师：临床病期参考正冈临床病期分类，病理组织参考 WHO 分类。

带教医师：是的。在 WHO 分类中，肿瘤上皮细胞呈纺锤形的是 A 型。肿瘤上皮细胞呈纺锤形和多角形的是 B 型，其中反应性淋巴细胞浸润较多（对肿瘤有良好的免疫反应）的为 B1 型，反应性淋巴细胞浸润较少的为 B3 型，介于两者中间的为 B2 型。在一个胸腺瘤中混合了 A 型和 B 型的就是 AB 型。原本胸腺癌也作为 C 型被包含在胸腺瘤的分类里，但是现在经过修改，和胸腺瘤作为不同的疾病被重新区分了。

表 5-1　正冈临床分期[11]

分期	特征	20 年生存率
Ⅰ期	肿瘤包膜存在	89%
Ⅱ期	胸膜浸润，周围脂肪和（或）纵隔胸膜浸润	91%
Ⅲ期	周围组织浸润（心包、主动脉、肺）	49%
Ⅳa 期	胸膜播散	0%
Ⅳb 期	血道转移，淋巴转移	0%

表 5-2　WHO 分类[11,13]

	肿瘤上皮细胞的形态	肿瘤上皮细胞的异形	淋巴细胞成分	恶性程度	20 年生存率
A 型	纺锤形	小	少	低度恶性	100%
AB 型	纺锤形 + 多角形		∧		87%
B1 型	多角形		很多		91%
B2 型					59%
B3 型					36%
胸腺癌	各种各样	高度	几乎没有	高度恶性	–

年轻的放射科医师：根据肿瘤的临床影像和预后，也有将A型、AB型和B1型归为低风险胸腺瘤（low-risk thymoma），B2型和B3型归为高风险胸腺瘤（high-risk thymoma）的观点。图像中，从低风险胸腺瘤到高风险胸腺瘤到胸腺癌，恶性度越来越高，边缘不规整、变性坏死和内部信号不均匀等的发生率也随之增高。相反，有报告称正常结构的包膜和分隔较少见[14]，在某种程度上，我们可以根据这些观察来判断恶性程度。

带教医师：特别是MRI图像，在肿瘤内部有明显不同于间隔结构的T_2加权低信号，反映了变性坏死引起的纤维化和间质增生，被认为是恶性肿瘤的表现，所以请大家记住。

实习医师：好的，我会注意的。

年轻的放射科医师：本病例的情况是，没有明显的内部信号不均匀，Gd T_1增强图像也确认了周围有被膜样的构造，因此A型至B1型的低风险胸腺瘤的可能性很高。活检病理结果为A型。

带教医师：最后，我们再来看看胸腺癌的影像。

参考病例A 57岁男性，胸腺癌。

膀胱癌术后，在随访的胸部X片中可见纵隔肿瘤，为了进一步了解病情，患者进行了CT增强扫描（图5-9）。

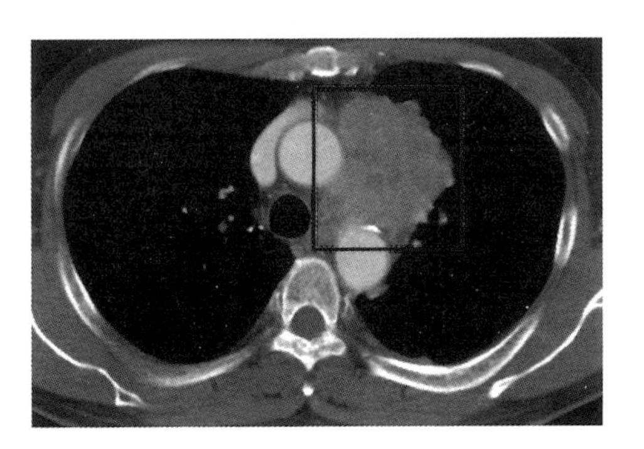

图5-9 胸部CT增强扫描图像

年轻的放射科医师：与胸腺瘤相比，胸腺癌缺少包膜，常见坏死和出血，多为质地不均匀的不规则肿瘤。本病例可见心脏包膜的种植，确定为正冈分期分类Ⅳa期。

实习医师：该病变的边缘不整齐，内部也有略不均匀的强化，好像有坏死等（图 5-9□）。和刚才看到的胸腺瘤相比，恶性征象比较多。

带教医师：没错。大家基本上已经学会了纵隔肿瘤的观察方法了。那么，在下节课中，我们将学习纵隔的胚胎细胞性肿瘤和神经源性肿瘤。

实习医师：好的，请多关照。

参考文献

[1] 稲岡 努 ほか：正常胸腺と胸腺過形成. 「特集 縦隔疾患の画像診断—基礎から最新情報まで—」，画像診断，29: 1516-1523, 2009.

[2] 「グレイ解剖学 原著第 2 版」（Drake RL, et al/ 著，塩田浩平 ほか / 訳），pp176-223, エルゼビア・ジャパン，2011.

[3] de Geer G, et al: Normal thymus: assessment with MR and CT. Radiology, 158: 313-317, 1986.

[4] 「画像診断に絶対強くなるワンポイントレッスン」（扇 和之 / 編），pp143-151, 羊土社 , 2012.

[5] Ackman JB & Wu CC: MRI of the thymus. AJR Am J Roentgenol, 197: W15-W20, 2011.

[6] Baron RL, et al: Computed tomography of the normal thymus. Radiology, 142: 121-125, 1982.

[7] 「MRI に絶対強くなる撮像法のキホン Q&A」（山田哲久 / 監，扇 和之 / 編著），pp80-85, 羊土社 , 2014.

[8] 「縦隔腫瘍の画像診断と病理 第 2 版」（櫛橋民生 / 編著），pp1-59, 中外医学社 , 2014.

[9] Hofmann WJ, et al: Hyperplasia.「Surgery of the Thymus」（Givel JC, et al, eds），pp59-70, Springer-Verlag, 1990.

[10] 佐土原順子 ほか：縦隔腫瘤性病変の画像診断—診断の進め方—. 画像診断，29: 356-368, 2009.

[11] 高橋康二 ほか：縦隔腫瘍（前縦隔腫瘍を中心に）. 日獨医報，59: 53-65, 2014.

[12] Pathology and genetics of tumors of the lung, pleura, thymus and heart.（Travis WD, et al, eds），IARC Press, 2004.

[13] 負門克典 ほか：胸腺上皮性腫瘍. 「特集 縦隔腫瘍の画像診断をめぐって」，日本胸部臨床，69: 1000-1008, 2010.

[14] Sadohara J, et al: Thymic epithelial tumors: comparison of CT and MR imaging findings of low-risk thymomas, high-risk thymomas, and thymic carcinomas. Eur J Radiology, 60: 70-79, 2006.

课程 6　掌握纵隔的影像诊断（3）

胚胎细胞性肿瘤、恶性淋巴瘤和神经源性肿瘤

■ 讨论

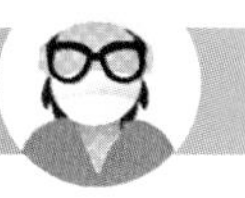

带教医师：那么，这次作为纵隔系列的最后一课，我们来学习一下胚胎细胞性肿瘤、恶性淋巴瘤和神经源性肿瘤。

实习医师：好的，请多关照。

掌握纵隔中的胚胎细胞性肿瘤

带教医师：首先好发于前纵隔的肿瘤，第 5 课没有提到的胚胎细胞性肿瘤和恶性淋巴瘤。“胚胎细胞性肿瘤”这个词想必大家都听说过吧，但你们能解释清楚这是一种什么样的肿瘤吗？

实习医师：这个词我听说过，至于它到底是什么样的肿瘤，我不太清楚。

年轻的放射科医师：卵巢肿瘤的处理规则[1]将这些肿瘤分为表层上皮及间质性肿瘤、性索间质性肿瘤、胚胎细胞性肿瘤和其他类型的肿瘤，共 4 种。这个就是胚胎细胞性肿瘤吧。

带教医师：没错。但是，胚胎细胞性肿瘤有时会作为“性腺外肿瘤”发生在纵隔、后腹膜、骶尾部和松果体等部位。那么说到纵隔胚细胞瘤，你会想到什么具体种类呢？

实习医师：首先是畸胎瘤，另外，精原细胞瘤（seminoma）等也是胚胎细胞性肿瘤。

带教医师：是啊。这 2 种是纵隔胚胎细胞性肿瘤中最好发的。除此之外，卵黄囊瘤、胚胎癌和绒毛膜癌等作为纵隔原发的胚胎细胞性肿瘤也很有名。而且也有多种肿瘤混合在一起的情况（混合型肿瘤）。肿瘤种类有点多，取它们英文名称的首字

母组成“YES CT”来记忆就简单了，这就是我记忆的方法。混合型的英文名称是“mixed type”，但在这里用近义词“combined type”来记忆。

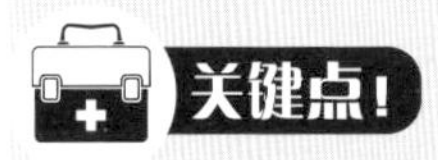

纵隔原发胚胎细胞性肿瘤的记忆方法——“YES CT”

Y：Yolk sac tumor（卵黄囊瘤）。

E：Embryonal cell carcinoma（胚胎癌）。

S：Seminoma（精原细胞瘤）。

C：Choriocarcinoma（绒毛膜癌）和 Combined type（Mixed type，混合型肿瘤）。

T：Teratoma（畸胎瘤）。

实习医师：原来如此。

年轻的放射科医师：在这些肿瘤中，畸胎瘤占 75% 以上，是最常见的。畸胎瘤是良性的，男女比例几乎为 1∶1。

其他胚胎细胞性肿瘤均为恶性胚胎细胞性肿瘤（表 6-1），男性患者居多。

表 6-1　胚胎细胞性肿瘤的分类[2]

畸胎瘤		恶性胚胎细胞肿瘤	
成熟性畸胎瘤	未成熟性畸胎瘤	精原细胞瘤	非精原上皮胚胎细胞性肿瘤（卵黄囊瘤、胚胎癌、绒毛膜癌和混合型肿瘤）

带教医师：关于这些胚胎细胞性肿瘤，我们一边看病例一边学习吧。

病例 1　32 岁男性。因前胸痛而进行了 CT 检查。

带教医师：你们有什么发现？

实习医师：可见纵隔处有肿瘤性病变（图 6-1□）。因其是包含脂肪和钙化的前纵隔肿瘤，故首先考虑畸胎瘤。

带教医师：没错。挺简单的吧。

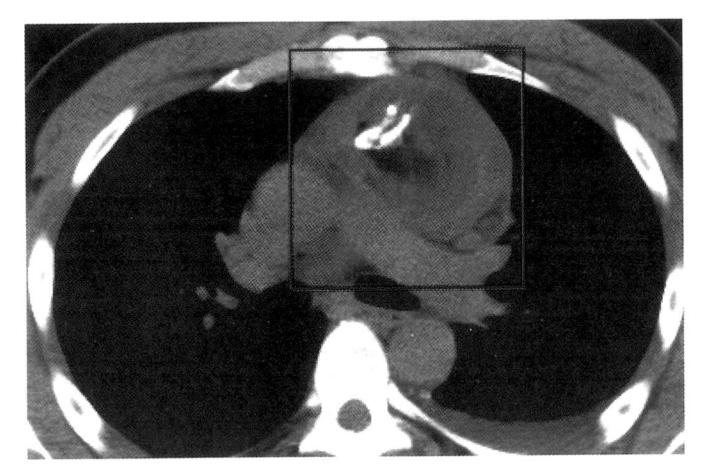

图6-1　胸部CT图像

年轻的放射科医师：畸胎瘤是由外胚层、中胚层和内胚层的各胚层成分混合组成的肿瘤，CT图像中的脂肪和钙化，是各胚层成分的脂肪组织、牙齿和骨的反映。但是，需要注意的是，实际上符合这些征象的病例只有40%左右，未被发现有脂肪和钙化的病例也只有15%左右。

实习医师：在畸胎瘤中也并不能经常能看到脂肪和钙化。

带教医师：即使在CT图像中看不见脂肪，通过比较MRI的同相位图像和反相位图像，也能检测出微量的脂肪，作为诊断线索，如果能很好地利用这样的成像方法就好了。

实习医师：你说的是课程5中的同相位图像和反相位图像吗？

带教医师：是的。你知道畸胎瘤的分类吗？

实习医师：分为成熟性畸胎瘤和未成熟性畸胎瘤吗？

带教医师：除此之外还有一种名为恶性畸胎瘤的畸胎瘤，其含有肉瘤和癌的恶性成分，具体包括其他胚胎细胞性肿瘤（精原细胞瘤、卵黄囊瘤、胚胎癌和绒毛膜癌）、非胚胎细胞性上皮性肿瘤（扁上皮癌和腺癌等）、恶性间叶肿瘤（横纹肌肉瘤和软骨肉瘤等）和混合型肿瘤（伴随着上述多种肿瘤）[4]。如果看到了畸胎瘤病变，为了查明那些恶性成分合并的可能性，检查肿瘤标志物也是很重要的。

年轻的放射科医师：含有恶性成分的畸胎瘤，在2004年的WHO分类中不属于畸胎瘤，而被归类为混合型肿瘤[5]，在图像中有时需要与畸胎瘤进行鉴别，所以请记住。成熟性畸胎瘤和未成熟性畸胎瘤多为边缘清晰的肿块，而含有癌和肉瘤成分的畸胎瘤多发生浸润，与周围的边界模糊。但是，即使是成熟性畸胎瘤，其中约30%也会导致肺、胸膜和心包等周围组织的破裂，仅凭图像无法将其与肿瘤浸润区分，因此必须要注意[6]。

带教医师：另外，对于含有其他胚胎细胞性肿瘤成分的畸胎瘤，即使化疗后恶性成分消失，病变也会增大[5]。虽然这被认为是由成熟的囊性成分增大引起的，但是在肿瘤标志物降低的情况下看到肿瘤增大时，必须考虑到这种病态。

实习医师：好的，我记住了。

病例 2 62 岁男性，在脑梗死住院时拍摄的胸部 X 线片中可见纵隔肿瘤。为了了解病情，患者进行了更细致的影像检查（图 6–2）。

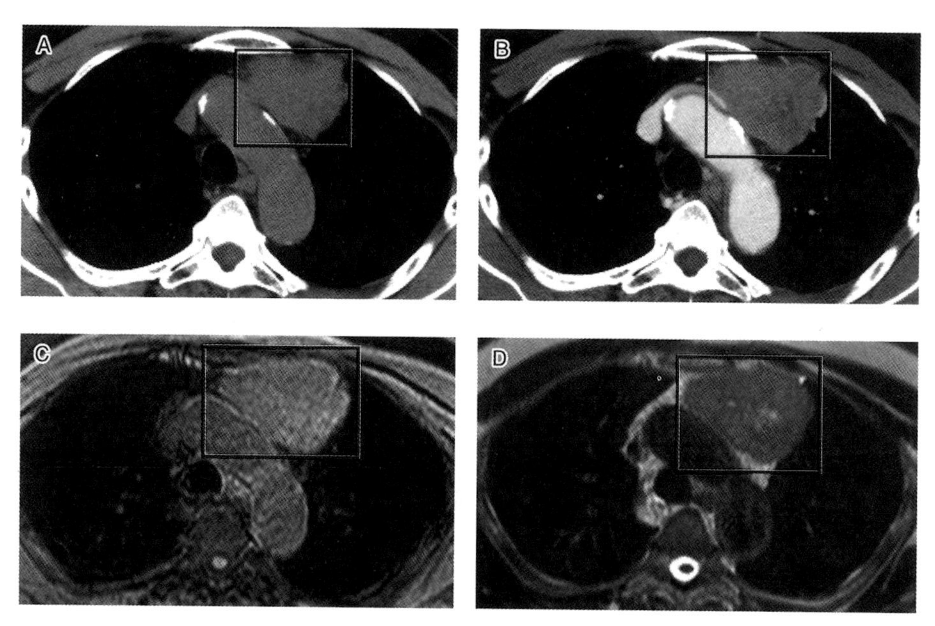

图 6–2　胸部影像

A. CT 图像；B. CT 增强扫描图像；C. T_1 加权像；D. T_2 加权像

带教医师：在这个病例中可以看见什么呢？

实习医师：可见患者前纵隔处有表面凹凸不平肿瘤，呈分叶状（图 6–2□）。在 CT 增强扫描图像中可见均匀强化，但内部也有少量低强化的部分。CT 图像中轻

微的低强化部分在 T_2 加权像中呈高信号，其成分好像是水。

带教医师：你看得很清楚啊。像这样，在纯实性的肿瘤性病变的内部可经常见到类似水的信号，亦可见坏死和变性。

实习医师：原来如此。

带教医师：之后这个病例进行了活检，被诊断为精原细胞瘤。像这样呈分叶状，表现出比较均匀的强化和信号的肿瘤是精原细胞瘤的典型特征，虽然也有发生出血和坏死的情况，但像这个病例那样范围小的情况很多。

年轻的放射科医师：精原细胞瘤是纵隔胚胎细胞性肿瘤中发病数量仅次于畸胎瘤的肿瘤，在恶性胚胎细胞性肿瘤中约占 40%，并且几乎只在男性身上发生，好发年龄是 30 ~ 40 岁[5]。

带教医师：精原细胞瘤的一大特点是对化疗敏感，预后比较好。相反，非精原细胞瘤由于具有治疗抵抗性，预后较差的情况比较多。在此，通过精原细胞瘤和非精原细胞瘤的对比，总结一下恶性胚胎细胞性肿瘤的特征（表 6–2）。

实习医师：这样比较的话就能知道它们在性质上有很大的不同。这么说来，我在泌尿科上课的时候，老师说关于睾丸肿瘤，首先要记住精原细胞瘤和非精原细胞瘤，这是考试的关键。同样是恶性肿瘤，预后也不一样。

带教医师：是啊。它们的预后有很大的不同，所以区分这些疾病是很重要的。实际上很多情况下很难仅凭影像学改变进行诊断，参考肿瘤标志物进行鉴别也是很有必要的。

表 6–2　精原细胞瘤和非精原细胞瘤的特征[5,7]

对比项目	精原细胞瘤	非精原细胞瘤		
		卵黄囊瘤	绒毛膜癌	胚胎癌
影像所见	均匀强化	伴有严重出血和坏死		
肿瘤标志物	β-HCG（轻度）	甲胎蛋白	β-HCG	甲胎蛋白
好发年龄和性别	30 ~ 40 岁男性	青春期前：女性 青春期后：男性	30 多岁男性	青年男性
预后 （5 年生存率）	良好 （没有肺以外的转移：86%） （有肺以外的转移：72%）	不良（45%）		

年轻的放射科医师：按照表 6–2，精原细胞瘤的肿瘤标记物中 β-HCG 有轻度增高，也有报道称成人正常不超过 100 IU/L，儿童正常不超过 25 IU/L，在这种情况下，我们可以与绒毛膜癌进行鉴别。

带教医师：整个恶性胚胎细胞性肿瘤中有 80% ~ 90% 的病例出现 β-HCG 和甲胎蛋白的上升，所以对筛查也很有用。看到青年男性的前纵隔处有较大的肿瘤性病变时，不要忘记进行血清甲胎蛋白和 β-HCG 的测定。

病例 3　45 岁女性，体检时的胸部影像显示纵隔处有异常影（图 6–3）。

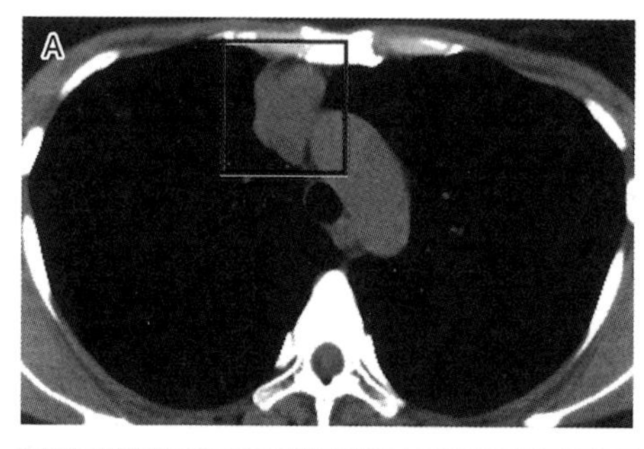

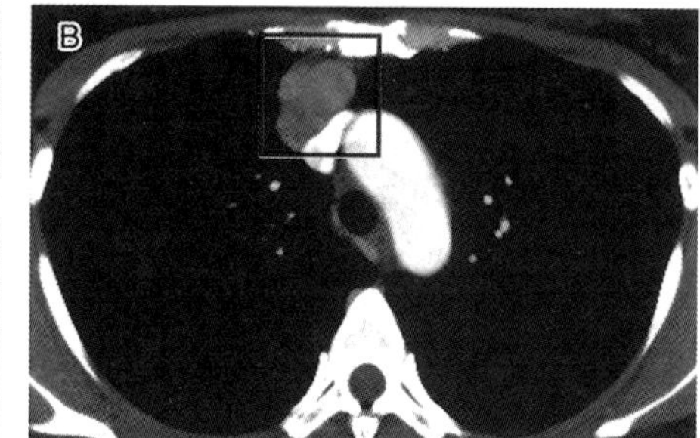

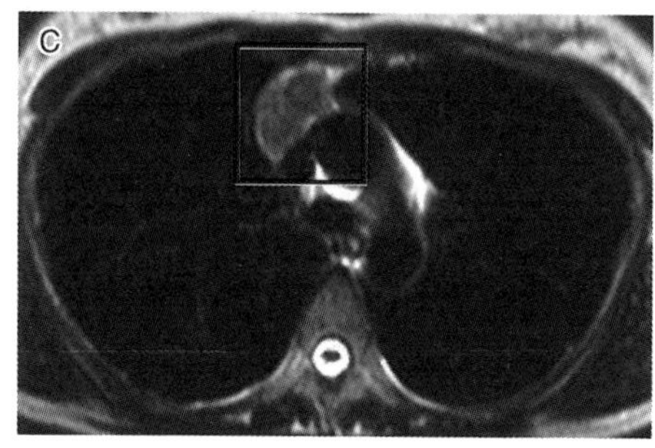

图 6–3　胸部影像

A. CT 图像；B. CT 增强扫描图像；C. T_2 加权像

带教医师：那么，我们来看一下这个病例吧。

实习医师：这也是前纵隔肿瘤（图 6–3□）吧。肿瘤呈分叶状，在 CT 增强扫描图像中，其内部有略不均匀的强化。没有明显的脂肪和钙化。T_2 加权像显示轻度高信号。这和刚才的精原细胞瘤很像呢。

带教医师：这确实是分叶状的实性肿瘤，影像特征比较明显。不过，你再仔细看一下临床信息。

实习医师：临床信息？患者是成年女性。也就是说，恶性胚胎细胞性肿瘤的可能性较小。

带教医师：没错。学到的知识很快就派上了用场。影像学表现呈现非特异性的时候，参考临床信息是很重要的。这个病例是霍奇金淋巴瘤（Hodgkin lymphoma）。

了解容易形成纵隔肿瘤的恶性淋巴瘤

年轻的放射科医师：恶性淋巴瘤在病理学上有各种各样的亚型，有一些容易出现在纵隔中。结节硬化型霍奇金淋巴瘤和非霍奇金淋巴瘤，纵隔大细胞型B细胞性淋巴瘤，以及前驱型T细胞性淋巴细胞白血病/淋巴瘤就是这种情况。

带教医师：简单总结一下各病型的特征吧。

关键点！ 纵隔原发恶性淋巴瘤[5,7,9–11]

- 结节硬化型霍奇金淋巴瘤（nodular sclerosis of classicd Hodgkin lymphoma）多发于30岁以上的人群，无性别差异。病变多呈分叶状或多结节状，常伴有纵隔和肺门淋巴结肿胀。不伴有血管浸润或胸腔积液。肿块呈轻度不均匀强化。
- 原发性纵隔大B细胞淋巴瘤（primary mediastinal large B-cell lymphoma）和纵隔弥漫性大B细胞淋巴瘤伴硬化（mediastinal diffuse large B with sclerosis）多发于30～40岁的女性。病例常有较大肿块形成，可见患者左头臂静脉和上腔静脉等大血管被浸润。较少发生淋巴结肿大。CT增强扫描图像中可见肿瘤内部不均匀的坏死。
- 前驱型T细胞性淋巴细胞白血病/淋巴瘤[lymphoblastic lymphoma/leukemia（T-cell type）]多发于儿童和青年人，且男性居多。病变可形成与上述大B细胞淋巴瘤相似的肿块，但多合并全身淋巴结肿胀、肝脾肿大和心包积液。CT增强扫描图像中可见肿瘤的内部有不均匀坏死。

带教医师：需要注意的一点是，像原发性纵隔大B细胞淋巴瘤一样，有的淋巴瘤病例不一定出现颈部或纵隔肿大淋巴结。在这个病例中，除了前纵隔处的肿瘤以外，没有发现淋巴结肿大。

实习医师：虽然没有淋巴结肿大，但也不能否认有纵隔原发恶性淋巴瘤的可能。

带教医师：是啊。不过，纵隔原发恶性淋巴瘤也和通常的恶性淋巴瘤一样，可溶性 IL-2 受体表现出高值的情况比较多，所以这一点可以作为诊断的依据。

年轻的放射科医师：肿块内有坏死，密度不均匀，可见主动脉浸润，这也和一般印象中的恶性淋巴瘤的影像学表现有所不同，所以需要注意。

病例 4　22 岁女性，体检时的影像学检查中可见纵隔肿瘤（图 6–4）。

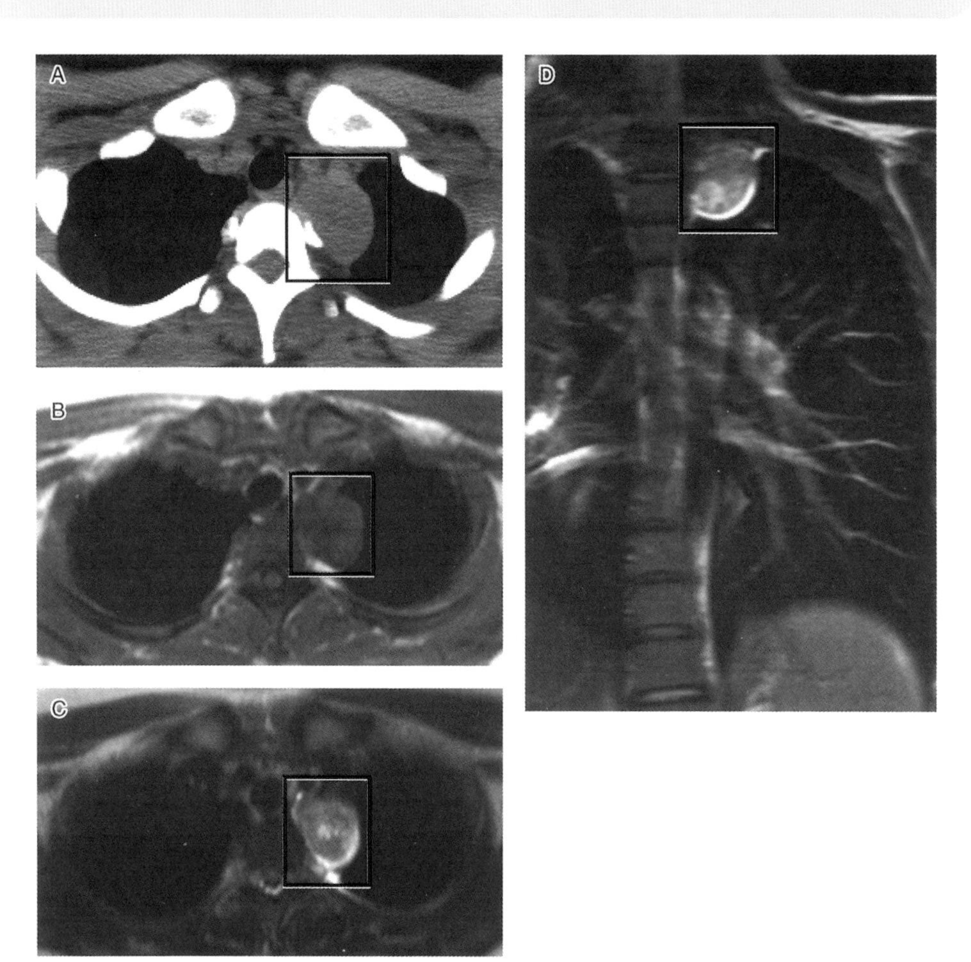

图 6–4　胸部 CT 和 MRI 图像

A. 胸部 CT 图像；B. T_1 加权像；C. T_2 加权像（横断位）；D. T_2 加权像（冠状位）

带教医师：这是本节课最后一个病例了。之前我们主要看了前纵隔肿瘤，现在来看一下其他部位的疾病。

实习医师：在纵隔上部，左侧椎体旁有边界清晰的肿块（图 6-4□）。CT 图像显示肿块的密度稍低于肌肉密度，MRI 的 T_1 加权像呈低信号，T_2 加权像的边缘呈明显的高信号，中央部呈低信号，并且在中心部亦可见高信号。

带教医师：T_2 加权像是高信号和低信号的靶状像（译者注）。据此可以联想到什么呢?

实习医师：病变部位是纵隔上部，但是因为邻近椎体有病变，所以考虑神经源性肿瘤。但该病变属于神经源性肿瘤里的哪种疾病，我还不清楚。

带教医师：90% 的神经源性肿瘤位于脊椎旁，看到这个位置有病变时一定要考虑这种疾病。这个病例是神经鞘瘤，先来了解一下神经源性肿瘤的相关知识吧。

实习医师：好的。

掌握神经源性肿瘤

年轻的放射科医师：神经源性肿瘤分为 3 大类。①起源于神经末梢的肿瘤（神经鞘瘤、神经纤维瘤和恶性周围神经鞘肿瘤）。②起源于交感神经节的肿瘤（节细胞神经瘤、节细胞神经母细胞瘤和神经母细胞瘤）。③起源于副神经节的肿瘤（旁神经节瘤）[12]。神经源性肿瘤的好发部位是后纵隔，这是因为后纵隔中交感神经干、脊髓神经干和肋间神经等作为源头的结构较多。除后纵隔外，以迷走神经、喉返神经和横膈神经居多。需要注意的是，只要是有神经分布的地方都有可能发生这种肿瘤。

带教医师：特别是沿着食管走行的迷走神经及其分支——喉返神经，其神经源性肿瘤发生在中纵隔，而膈神经的神经源性肿瘤发生在前纵隔。在此，根据起源神经种类的不同，总结一下各种疾病。

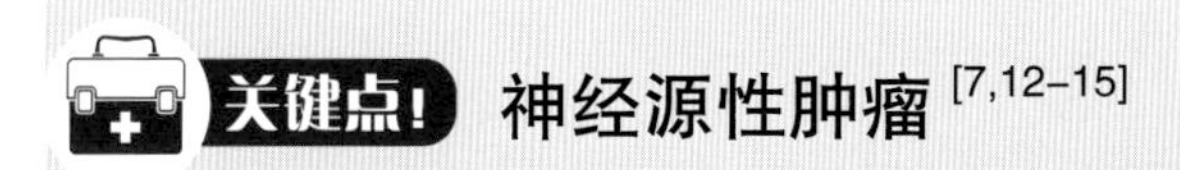

神经源性肿瘤 [7,12–15]

1. 来源于神经末梢

- **神经鞘瘤（schwannoma）**

在纵隔原发神经性肿瘤中占比最大（40% ~ 65%）。大部分来源于肋间神经（好发于肋间或椎间孔附近）。无性别差异，20 岁以下的患者较少见，几乎没有 10 岁以下的病例。CT 图像显示病变密度等于或者稍低于肌肉密度。肿瘤内细胞密集的 Antoni A 型组织和细胞稀疏的 Antoni B 型组织混在一起，CT 增强扫描图像显示 Antoni A 型部分早期强化，Antoni B 型部分延迟强化。在 MRI 图像中，Antoni A 型在 T_2 加权像中显示低信号，Antoni B 型显示高信号，所以当肿瘤中心部有 Antoni A 型组织凝固时，有时会呈现与神经纤维瘤中可见的靶征（target appearance）和中心强化（central enhancement）相似的观察结果。另外，Antoni A 型的部分是富血供的，容易发生坏死。

● **神经纤维瘤（neurofibroma）**

神经纤维瘤病（von Recklinghausen disease）大多数为多发，但单发性的神经纤维瘤病也会发生。该病好发于 20 ~ 40 岁男性。由于中心部为实性部分，边缘包含胶状部分，所以 CT 增强扫描图像显示中心部早期强化，T_2 加权像显示中心部呈低信号，边缘呈高信号（图 6-5□）。

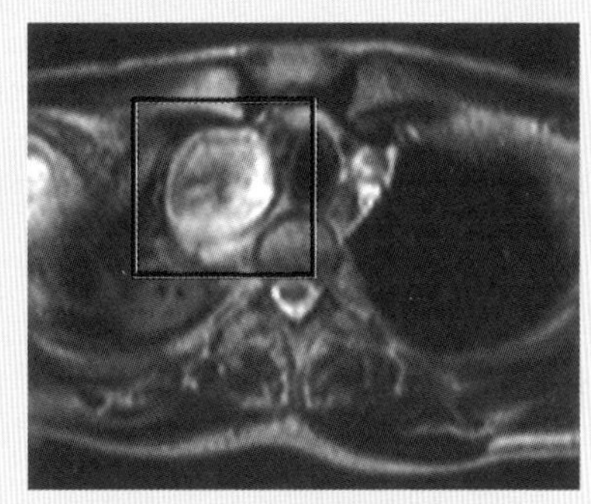

图 6-5　神经纤维瘤的靶征（T_2 加权像）

● **恶性周围神经鞘瘤**

恶性周围神经鞘瘤（malignant peripheral nerve sheath tumor，MPNST）是神经鞘瘤和神经纤维瘤恶性转化的产物。其有浸润倾向，可造成边缘不规整或破坏周围脏器。早期可引起远距离转移，预后不良。在神经鞘瘤和神经纤维瘤等良性肿瘤中可以看到的靶征很少出现。

2. 来源于交感神经节

● **节细胞神经瘤（ganglioneuroma）**

好发于 20 岁以下的人，男性居多。这是儿童时期最常见的后纵隔肿瘤，预后极好。沿着交感神经干，肿瘤多呈上下细长的纺锤状。病变内部有黏液和脂肪变性，胶原纤维呈螺旋状线状结构。

● **节细胞神经母细胞瘤（ganglioneuroblastoma）**

节细胞神经母细胞瘤具有介于神经节细胞瘤和神经芽肿之间的性质。

● **神经母细胞瘤(neuroblastoma)**

这是一种多发于儿童的恶性肿瘤，2 年生存率大于 60%。由于该肿瘤具有产生儿茶酚胺的能力，尿中作为代谢产物的香草扁桃酸和高香草酸的值较高。内部密度不均，反映出血和坏死，80% 发生钙化。^{123}I-MIBG 显像对诊断有帮助。

3. 来源于副神经节

● **副神经节瘤(paraganglioma)**

这是发生在交感神经节和副交感神经节附近副神经节处的肿瘤，在纵隔处较少见。发生部位以第 5 ~ 7 胸椎居多，尤其右侧多发。其特点是血流丰富，在 CT 增强扫描图像中可见明显强化。

实习医师：一下子学习了这么多疾病，感觉不容易记住。

带教医师：乍一看可能信息量很大，但只要把肿瘤来源的每根神经都梳理一下，就不那么困难了。神经源性肿瘤从发生部位和形态上来说，挤压的区域是肝，所以趁这个机会好好掌握吧。

年轻的放射科医师：关于神经源性肿瘤有以下几个要点。

① T_2 加权像高信号的实性部分(神经鞘瘤的 Antoni B 型和神经纤维瘤的边缘明胶状部分等)显示出明显的高信号，甚至会被误认为是囊性的。

②如果发现肿瘤内有神经(entering nerve sign)，则肿瘤为神经源性的可能性很高。

③节细胞神经瘤虽然是良性肿瘤，但有时也会像恶性淋巴瘤和多发性淋巴结转移一样，在肿瘤内部有血管贯穿。

④节细胞神经瘤在 CT 增强扫描图像中无明显强化，有时会被误认为是囊性病变，但在 GdT_1 增强图像中显示强化。

⑤副神经节瘤与肾上腺髓质的嗜铬细胞瘤(译者注)在组织形态和内分泌方面都相同，相当于肾上腺外嗜铬细胞瘤。

带教医师：是啊。神经源性肿瘤多种多样，只要抓住几个要点就不怕了。而且不仅限于纵隔肿瘤，在全身的所有部位看到肿瘤时都必须考虑需要鉴别诊断的疾病，希望大家好好掌握。来源于交感神经节或副神经节的肿瘤，发生的部位是固定的，但来源于神经末梢的肿瘤，真的会发生在全身的各个部位。entering nerve sign，central enhancement 和 target appearance 等是重要的诊断要点。首先通过 CT 增强扫描怀疑神经源性肿瘤的情况比较多，所以请记住“enhance CT（eCT）”。

实习医师：是“enhance CT”吗？

带教医师：“enhance CT”就是 Entering nerve sign、Central enhancement 和 Target appearance 的缩写。

实习医师：原来如此。我对神经源性肿瘤有了一些了解。今后，判断病变是不是神经源性肿瘤，我还需要仔细地观察。

带教医师：就是这个样子。化知识为力量，加油吧。

实习医师：好的，我会努力的。

参考文献

[1] 「卵巣腫瘍取扱い規約 第1部 組織分類ならびにカラーアトラス（第2版）」（日本産科婦人科学会，日本病理学会 / 編），金原出版，2009.

[2] 「新 胸部画像診断の勘ドコロ」（高橋雅士 / 監・編），pp384-387, メジカルビュー社，2014.

[3] Moeller KH, et al: Mediastinal mature teratoma: imaging features. AJR Am J Roentgenol, 169: 985-990, 1997.

[4] 楠本昌彦ほか：縦隔原発胚細胞性腫瘍．画像診断，29: 1537-1546, 2009.

[5] 「World Health Organization Classification of tumours, Pathology & Genetics of Tumours of the Lung, Pleura, Thymus and Heart」（Travis WD, et al, eds），IARC Press, 2004.

[6] Sasaka K, et al: Spontaneous rupture: a complication of benign mature teratomas of the mediastinum. AJR Am J Roentgenol, 170: 323-328, 1998.

[7] 「縦隔腫瘍の画像診断と病理 第2版」（櫛橋民生 / 編著），中外医学社，pp35-93, 2014.

[8] Schneider DT, et al: Primary mediastinal germ cell tumors in children and adolescents: results of the German cooperative protocols MAKEI 83/86, 89, and 96. J Clin Oncol, 18: 832-839, 2000.

[9] 立石宇貴秀ほか：縦隔原発悪性リンパ腫．画像診断，29: 1547-1558, 2009.

[10] Tateishi U, et al: Primary mediastinal lymphoma: characteristic features of the various histological subtypes on CT. J Comput Assist Tomogr, 28: 782-789, 2004.

[11] Shaffer K, et al: Primary mediastinal large-B-cell lymphoma: radiologic findings at presentation. AJR Am J Roentgenol, 167: 425-430, 1996.

[12] 「臨床・病理 縦隔腫瘍取扱い規約」(日本胸腺研究会 / 編), 金原出版, 2009.

[13] 原 眞咲 ほか: 縦隔の神経原性腫瘍. 画像診断, 29: 1537-1546, 2009.

[14] Lee JY, et al: Spectrum of neurogenic tumors in the thorax: CT and pathologic findings. J Comput Assist Tomogr, 23: 399-406, 1999.

[15] Tanaka O, et al: Neurogenic tumors of the mediastinum and chest wall: MR imaging appearance. J Thorac Imaging, 20: 316-320, 2005.

课程 7 掌握心脏的影像解剖

讨论

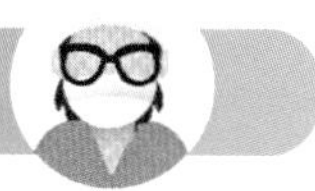

带教医师：今天我们来学习一下心脏的影像解剖。说到心脏的解剖，除了专门研究循环系统的人以外，大家都会感到对心脏的解剖不太熟悉。不过只要抓住关键点，就能较快地掌握这些知识。

实习医师：我会努力的。我到现在还是记不住冠状动脉的编号。曾经记住过，但是很快就忘记了。

带教医师：那么，我们从冠状动脉的解剖开始学习吧。冠状动脉解剖的关键点，其实是“锐缘”和“钝缘”这两个部位，你知道是指哪里吗？

实习医师：锐缘和钝缘？

年轻的放射科医师：右心室有锐缘部，左心室有钝缘部。如图 7-1 所示，右心室在前面与前胸壁接触的部位到与膈接触的部位呈尖锐的曲线，这个部位称为“锐缘部”（图 7-1 ◯）。与此相对，左心室与前胸壁接触的部位到与膈接触的部位呈平缓的钝性曲线，所以称为“钝缘部”（图 7-1 ◯）[1]。

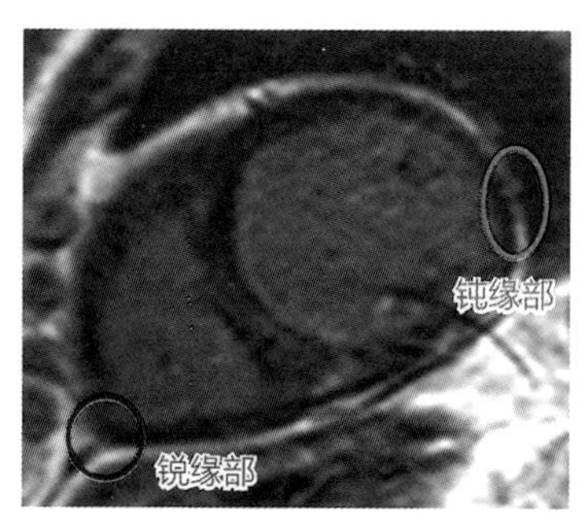

图 7-1 右心室的锐缘部和左心室的钝缘部（MRI 短轴图像）

带教医师：锐缘部和钝缘部的冠状动脉的分支分别称为锐缘支和钝缘支。这是重点哦。

实习医师：这么说来，我听说过“锐缘支”和“钝缘支”这两个词，但不知道它们是冠状动脉的几号。另外，我还听说过“对角支”这个词。

带教医师：你知道对角支是冠状动脉的哪个部位发出的分支，供应哪里吗?

实习医师：不知道。以前好像记过一次，但是现在忘记了。

年轻的放射科医师：关于对角支，有一个很好的记忆方法。

实习医师：什么方法?

年轻的放射科医师：冠状动脉的三条分支血管是右冠状动脉（right coronary artery，RCA）、左前降支（left anterior descending，LAD）和左旋支（left circumflex，LCX）。对角支的英文名称为“diagonal branch”，在RCA、LAD、LCX中，只有LAD有字母“D”。所以很容易记住对角支是左前降支的分支。

带教医师：而且LAD的“D”前面是“A”。以此来记忆对角支向左心室前壁供血。

实习医师：原来如此，这样记忆的确很容易。我感觉应该能记住一些知识了。

掌握冠状动脉的解剖

带教医师：那我们先来了解一下冠状动脉的全貌吧。

年轻的放射科医师：首先复习一下最基本的知识。如图7-2所示，右冠状动脉沿右房室沟（右心房和右心室之间）走行，再向下沿室间沟走行。左前降支走行于左房室沟（左心房和左心室之间）。左右两侧的房室沟和室间沟在后方相交的部位称为心脏十字交叉（crux）。心脏十字交叉也是有助于理解冠状动脉解剖的要点。

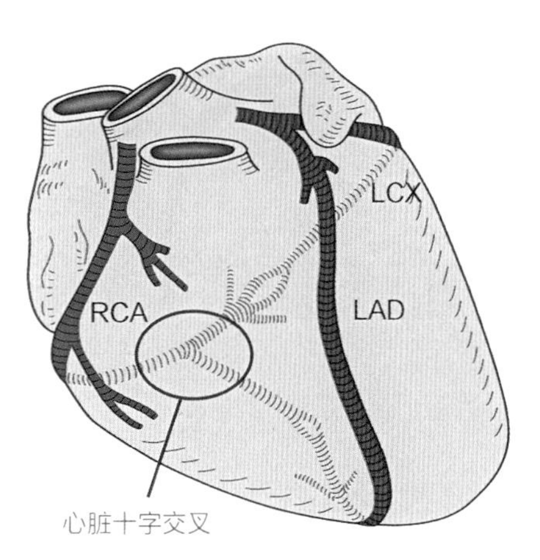

图7-2　冠状动脉的走行[2]

带教医师：美国心脏协会（American heart association，AHA）将冠状动脉进行编号，依次为右冠状动脉、左前降支和左旋支。

年轻的放射科医师：在冠状动脉的 AHA 的编号中，总编号为 # 1 ～ # 14（# 15），右冠状动脉的编号为 # 1 ～ # 4，左主干（left main trunk，LMT）的编号为 # 5，左前降支的编号为 # 6 ～ # 10，左旋支的编号为 # 11 ～ # 14（# 15）（图 7-3）。

带教医师：还有一点忘了说，除了锐缘、钝缘和心脏十字交叉以外，后降支也是理解冠状动脉解剖的关键。

实习医师：后降支？我只听说过前降支。

带教医师：是的。前降支走行于室间沟的前面，而在其对面的室间沟的后侧走行的是后降支（posterior descending artery，PD）。

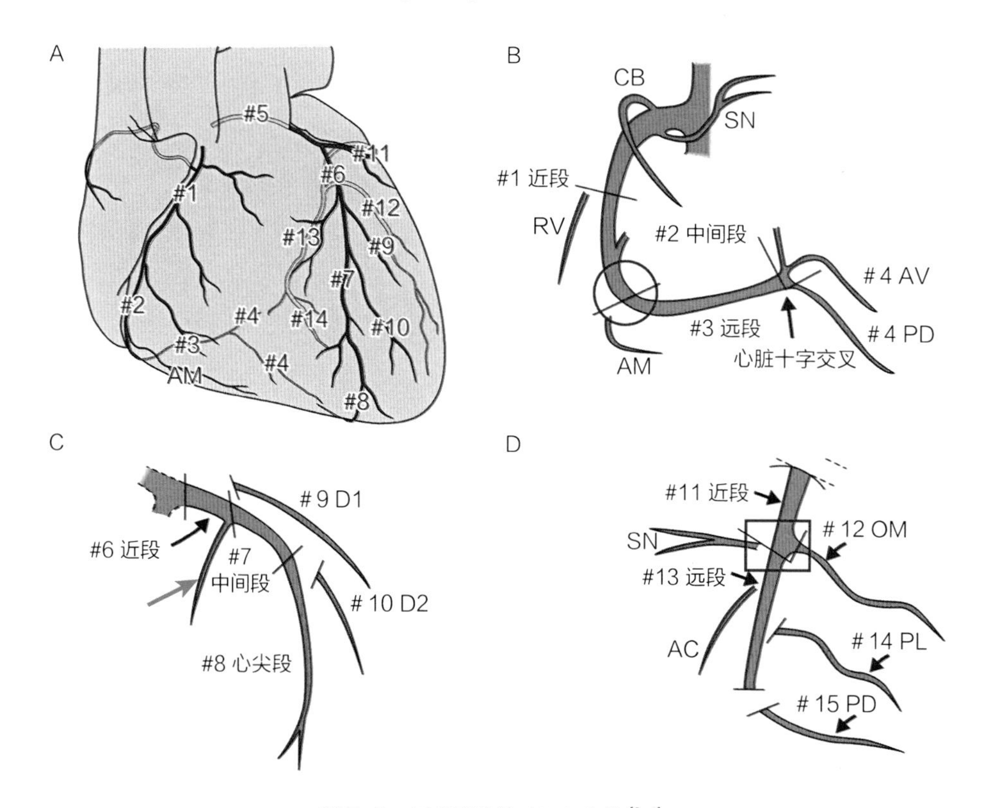

图 7-3 冠状动脉的 AHA 分类[3-4]

A. 冠状动脉；B. 右冠状动脉；C. 左前降支；D. 左旋支

AM—锐缘支，CB—圆锥支，SN—窦房结支，RV—右室支，AV—房室支，PD—后降支，D1—第 1 对角支，D2—第 2 对角支，OM—钝缘支，AC—回旋支，PL—后外侧支，PD—后降支。从右冠状动脉（#1 ～ #4）到锐缘部（○）分为两等份，分别为 #1 和 #2。锐缘部远段为 #3，#3 为心脏十字，分出的交叉为 #4。左主干是 #5，左前降支（#6 ～ #10）到第 1 中隔支（→）为 #6，其余两等份为 #7 和 #8，对角支为 #9 和 #10。左旋支（#11 ～ #15）到钝缘支（#12）的分叉部（□）为 #11，其余为 #13，#14 为后外侧壁支。后降支作为从左旋支的分支时为 #15

年轻的放射科医师：后降支多从右冠状动脉分支出来，也有从左冠状动脉的旋支分支出来的情况（图 7–4）。从右冠状动脉分支出来时为＃4，从左冠状动脉的旋支分支出来时为＃15。也就是说很多情况下有＃4而不存在＃15。

实习医师：原来如此。再次来看图 7–3B 和 7–3D，右冠状动脉＃4和左冠状动脉＃15后面都写着“PD”，原来是这样。

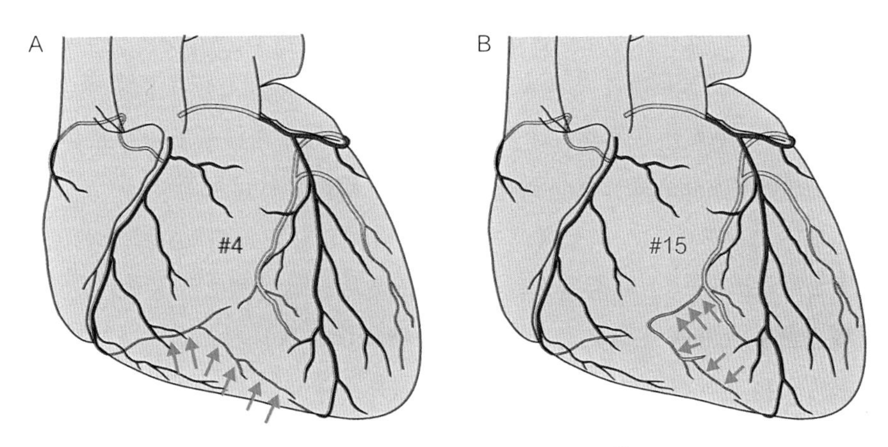

图 7–4　后降支（PD）的分支变异[3]

A. 从右冠状动脉分出，走行在室间沟后方的后降支为＃4（大多数为此模式）；B. 从左旋支分支时为＃15

带教医师：那么，先从右冠状动脉开始仔细观察吧。右冠状动脉是＃1～＃4（图 7–3A，B）。

年轻的放射科医师：刚才说了“锐缘部”是重点。首先，右冠状动脉到锐缘部被一分为二，分别为＃1（近段）和＃2（中间段），锐缘部远端部分为＃3（远段）。＃3通过左、右房室沟和室间沟相交的心脏十字交叉后分为多支，心脏十字交叉远端的部分是＃4，包括后降支和房室支。以上是编号＃1～＃4的右冠状动脉。

实习医师：原来如此。

带教医师：现在来看左冠状动脉。首先，左主干为＃5，左前降支为＃6～＃10（图 7–3A，C）。

年轻的放射科医师：前降支为左心室前壁和室间隔供血。为室间隔供血的第1中隔支为＃6（近段），将远段两等分，分别为＃7（中间段）和＃8（心尖段）。＃9和＃10是刚才提到的为左心室前壁供血的对角支，最先出现的第1对角支（D1）是＃9，接着出现的第2对角支（D2）是＃10。

实习医师：我慢慢开始明白了。

带教医师：最后是左旋支的＃11～＃14（＃15）（图 7−3A，D）。

年轻的放射科医师：刚才也说了“钝缘部”是重点。首先左旋支到钝缘支分支部是＃11（近段），远段是＃13，钝缘支本身是#12。从＃13 分出的后外侧支为＃14，＃12 和＃14 为左心室侧壁供血。通常分类到此为止，但是前面说过，后降支从左旋支分支出来时是＃15。另外，高位侧壁支（high lateral branch，HL）在 3%～4% 的病例中能够被识别出来。高位侧壁支是从左主干（＃5）分支出来，走行在 LAD 和 LCX 之间的血管，虽然在 AHA 中没有编号，但是在美国心血管计算机断层扫描学会（Society of Cardiovalcular Computed Tomography，SCCT）指南中被设定为＃17[5]。

实习医师：原来如此。我觉得这次我一定能记住。但是右冠状动脉的＃1～＃3 和左前降支的＃6～＃8，被两等分的是近段还是远段呢？感觉很迷惑。

带教医师：锐缘部是右室的前胸壁面与横膈膜的移行部（图 7−1），相当于右冠状动脉的末梢。所以要记住在锐缘部以前进行两等分。而左前降支的第 1 中隔支是先分出的中隔支，所以要记住在左前降支处是把远侧段两等分。

实习医师：原来如此，我明白了。

带教医师：实际冠状动脉 CT 图像中的 AHA 编号如图 7−5～7− 7 所示，可供参考。

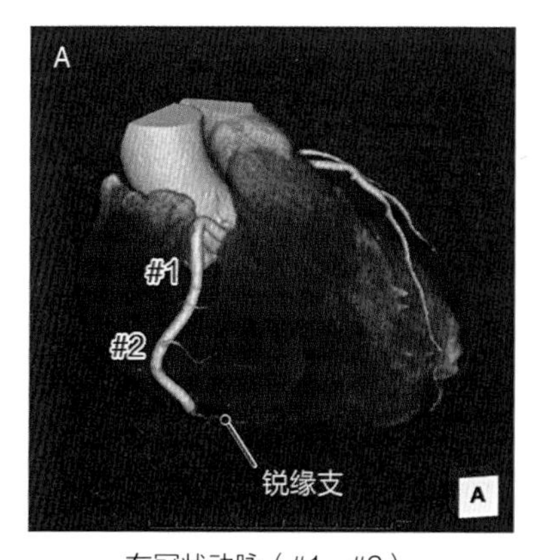

右冠状动脉（#1，#2）

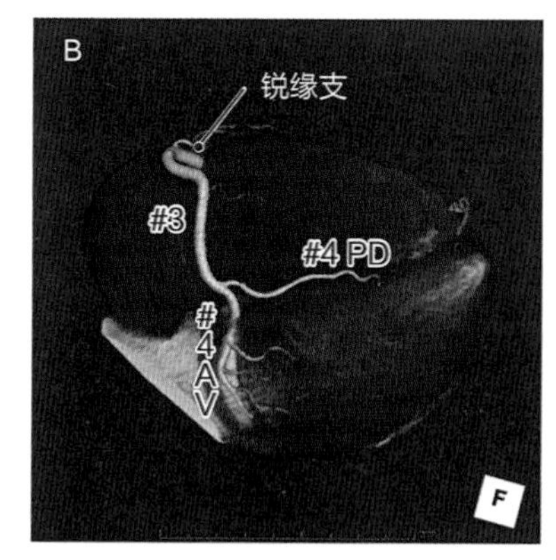

右冠状动脉（#3，#4）

图 7−5 冠状动脉 CT 图像的 AHA 分类（右冠状动脉）

此为容积重建像的 AHA 编号。原则上，有编号的冠状动脉应在心脏表面的沟槽中或左心室表面走行。在右冠状动脉中，#1～#3 主要走行于右房室沟（右心房与右心室之间），#4 PD 主要走行于室间沟后侧（左心室与右心室之间），#4 AV 主要走行于左房室沟内（左心房与左心室之间）

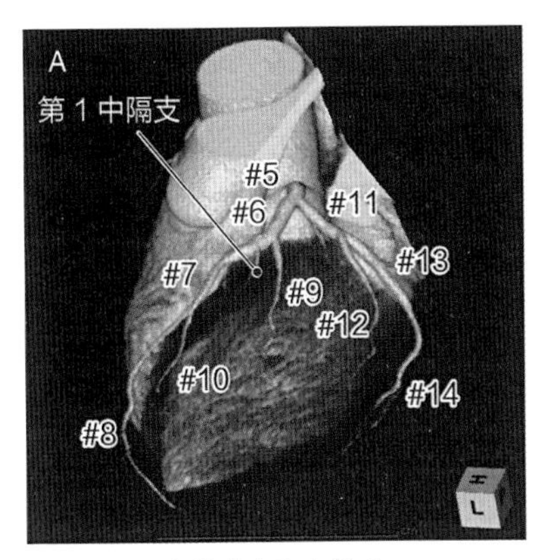

左前降支和左旋支

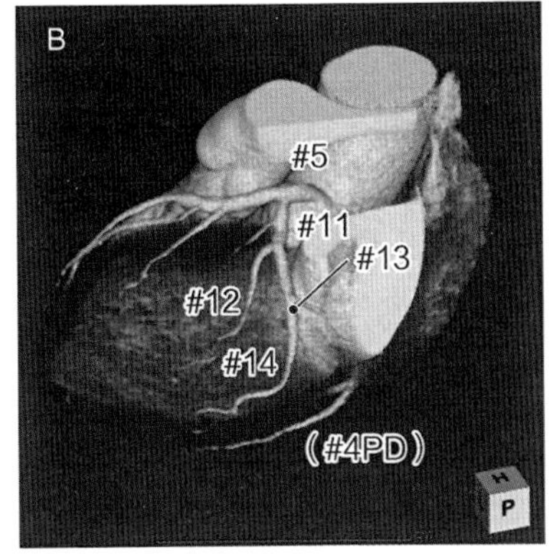

左旋支

图 7-6　冠状动脉 CT 图像的 AHA 分类（左前降支和左旋支）

左冠状动脉也同样在沟槽中或左心室表面走行。从 #5 发出分支后，左前降支的 #6 ~ #8 走行在室间沟前面，左旋支的 #11 和 #13 走行在左房室沟内，剩下的 #9、#10、#12 和 #14 走行在左心室表面。#14 通常被认为是 #13 的侧支（图 7-7），在本图中 #13 和 #14 是串联的，没有明确的边界。即使在这种情况下，只要理解在沟槽走行的部分是 #13，分布在左心室表面的部分为 #14，就不会为编号而苦恼了

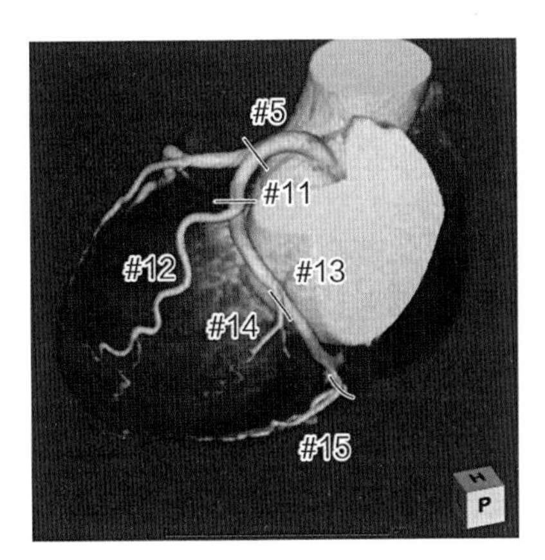

图 7-7　左旋支（#15 的一个示例）

此为后降支从左旋支分出的例子。可以看出，#15 是后降支 #14 PD 走行在室间沟后侧

血管供血区域

掌握了冠状动脉的 AHA 编号之后，接下来就进入心肌壁的血管供血区域的部分。这也是重要的临床内容。

实习医师：脑部血管的供血区域对脑梗死的诊断很重要，心脏的血管供血区域应该也很重要。

带教医师：没错。通过影像发现心肌壁的异常时，其异常范围是否与血管供血区域一致对于疾病的鉴别是非常重要的。首先心室壁的大致血管供血区域如图 7-8 所示。实际上，心室壁从心尖部延伸到心脏基底部，所以图 7-8 显示的还不够全面。因此关于特别重要的左心室壁，"公牛眼"图（图 7-9）可以全面显示心尖部到心脏基底部。

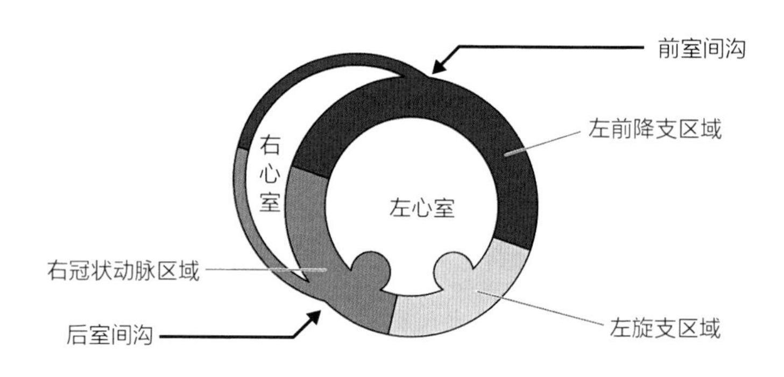

图 7-8　心室壁的血管供血区域（左心室短轴像）[7]

实习医师：我听说过"公牛眼"这个词，好像飞镖靶那样。

带教医师：是的。这是一种将左心室壁从心尖部到心脏基底部呈同心圆状排列、显示的方法，其专业名称为极坐标表示法。

实习医师：为什么叫这个名称？

带教医师："极"是指解剖结构中尖的部分，如肾脏的上极、脾脏的下极等。心脏的"极"是指心尖部。极坐标表示法显示的是从心尖部向左心室方向观察所见，最初应用于心脏核医学领域，以反映左心室的整体情况。如今这种方法正逐渐被应用于反映左心室功能的 CT、超声和 MRI 检查中，不仅可以反映缺血情况，还可以显示室壁的运动。

年轻的放射科医师：那么，我们来学习一下极坐标表示法。刚才提到的冠状动脉的编号是 AHA 编号，极坐标表示法中最常用的分区方法也是基于 AHA 的 17 个节段。

实习医师：图 7-9 就是极坐标表示法吧？同心圆的正中央应该是心尖部，边缘应该是心脏基底部。

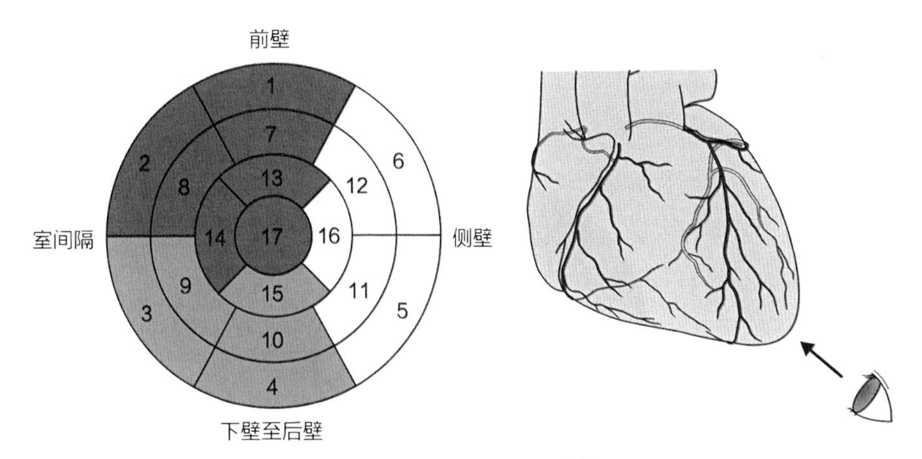

图 7-9　极坐标表示法[8]

该表示法俗称“公牛眼”，是将左心室从心尖部全部显示出来的方法，也可解释为将从心尖部到心脏基底部的左心室短轴像呈同心圆状重叠而成的图像。中央为心尖部，边缘为心脏基底部，下部为下壁至后壁，右侧为侧壁，左侧为室间隔。如图所示，AHA 编号中的 17 节段从前壁开始按逆时针方向编号

年轻的放射科医师：没错。从心脏基底部的边缘向中央的心尖部形成 6-6-4-1 的同心圆状分区是 AHA 的 17 个节段。

实习医师：从边缘到中央，6＋6＋4＋1，总共是 17 个节段。

年轻的放射科医师：是的。因为心脏基底部的直径大，所以节段多。6 分段、4 分段的共同之处有两点。①从前壁开始沿逆时针旋转编号。②前壁是一个供血区域，所以不分段，作为一个整体。

带教医师：左心室前壁从心脏基底部至心尖部依次为 1、7 和 13，室间隔从心脏基底部至心尖部依次为 2、3、8、9 和 14，后壁至下壁为 4、10 和 15，侧壁从心脏基底部至心尖部依次为 5、6、11、12 和 16，心尖部为 17。

实习医师：后壁和下壁在哪里分界呢?

年轻的放射科医师：左心室壁与膈接触的部位是下壁，不接触的就是后壁。

带教医师：学习了极坐标表示法后，让我们回到心肌壁的血管供血区域。当我们用极坐标表示法或左心室短轴像显示心肌受损的部位时，心肌梗死等缺血性心脏病的病变分布与血管供血区域一致，心脏结节病、心脏淀粉样变性、心肌病和心肌炎等非缺血性心脏病患者的心肌受损部位与血管供血区域不一致，这就是重要的鉴别方法。

实习医师：为了判断是缺血性还是非缺血性，就必须了解心肌壁的血管供血区域。

带教医师：是这样的。将刚才的极坐标表示法（图 7-9）与心肌壁的血管供血区域重叠，就得到了图 7-10。

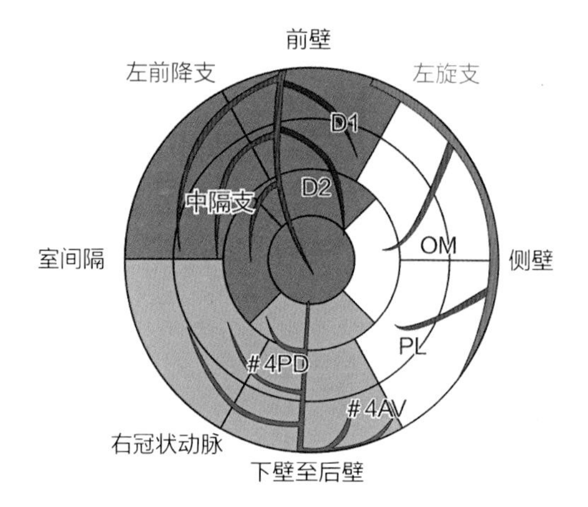

图 7-10　极坐标表示法和心肌壁血管供血区域的叠加图 [8]
在图 7-9 的极坐标表示法图像上叠加心肌壁的血管供血区域，绿色部分大致为右冠状动脉的供血区域，棕色部分为前降支的供血区域，黄色部分为左旋支的供血区域

年轻的放射科医师：左前降支负责前壁至室间隔前壁的血供，左旋支负责侧壁的血供，右冠状动脉负责后壁至下壁以及室间隔后壁的血供。右冠状动脉的 AHA # 4，即后降支（PD）和房室支（AV）为左心室供血。

带教医师：到目前为止，心肌损伤部位的评估主要通过超声检查和心肌切除术，但是 2012 年有学者在《柳叶刀》（*Lancet*）上发表了关于 MRI 可以用于评估心肌受损的文章，此后 MRI 逐渐成为一种主要的图像检查方法。特别是使用 Gd 对比剂的心肌延迟造影（late gadolinium enhancement，LGE），能够简便且清晰地显示出心肌损伤的部位。

实习医师：MRI 的延迟造影是什么？

年轻的放射科医师：静脉注射 Gd 对比剂 5 ~ 10 分钟后，通过操作反转时间（inversion time，TI）这一参数，使健康心肌的信号变得非常低，这样的 Gd T_1 增强图像被称为心肌延迟造影。

实习医师：那怎么知道心肌有问题呢？

带教医师：一般使用的 Gd 对比剂是“细胞外液分布型”的，不分布在细胞内，仅分布在细胞外。心肌发生严重损伤或坏死后，细胞外液增加，Gd 对比剂分布的范围也随之增加。

年轻的放射科医师：通过这种方法，可见心肌受损部位呈明显清晰的高信号（图7-11）。

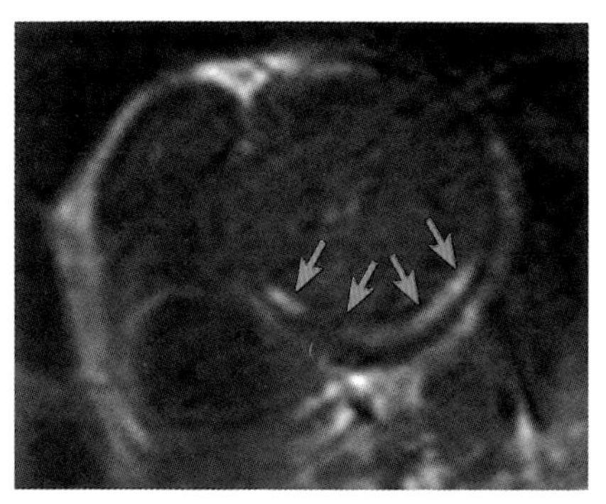

图 7-11　心内膜下梗死（MRI 延迟造影，左心室短轴像）

与右冠状动脉支配区域一致，可见心内膜侧连续的延迟造影（→）

实习医师：原来如此。

带教医师：心肌延迟造影显示的损伤部位的扩展模式以及鉴别诊断的要点大致如图 7-12 所示。

年轻的放射科医师：如图 7-12 所示，在心肌损伤部位，不仅要观察前壁和室间隔，心内膜侧是否连续也很重要。

实习医师：为什么心内膜侧的连续性很重要呢？

带教医师：心肌的血液是从心内膜侧的对侧，也就是心外膜侧流入的。因此，如果发生心肌梗死，容易缺血的心内膜侧会不连续。

实习医师：这样说来，我听说过"心内膜下梗死"这个词，但没听说过"心外膜下梗死"这个词。

年轻的放射科医师：如图 7-12 所示，如果乍一看缺血范围与心脏血管的供血区域一致，但损伤部位不从心内膜侧开始强化，只有中层或心外膜侧强化，此时应考虑心肌梗死以外的疾病（图 7-13）。

带教医师：即使是从心内膜侧开始强化，如图 7-12 所示，但如果强化范围与心脏血管的供血区域不一致，也可能是心肌梗死以外的疾病。

实习医师：原来如此。

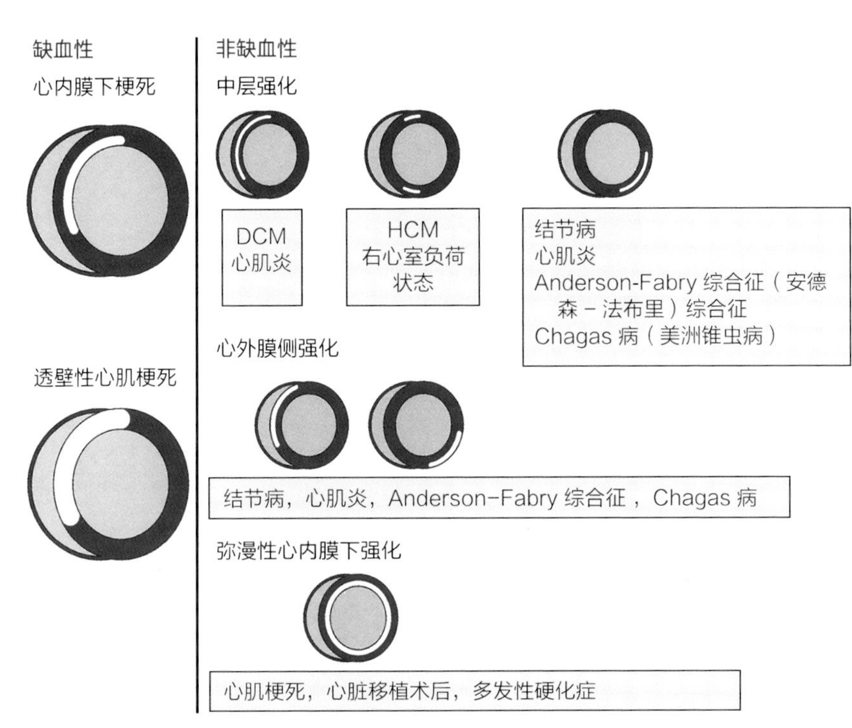

图 7-12　左心室短轴像的心肌延迟造影模式[10]

在缺血性疾病（心肌梗死）中，心肌延迟造影的范围从心内膜侧开始扩展，并且与心脏血管的供血区域一致，但在非缺血性疾病中不遵循这一原则。DCM—dilated cardiomyopathy（扩张型心肌病）；HCM—hypertrophic cardiomyopathy（肥厚型心肌病）

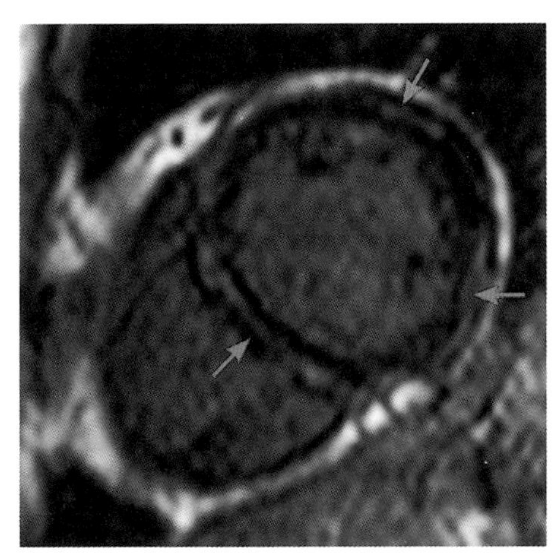

图 7-13　扩张型心肌病（MRI 心肌延迟造影，左心室短轴像）

左心室侧壁和下后壁有线状的延迟造影像（→）。但与心肌梗死不同，强化不是从心内膜侧开始的

注意心室壁的运动

带教医师：最后，让我们从心室壁的运动，也就是心肌收缩的角度来看一下影像吧。图 7-14 是 MRI 的左心室短轴像，A 和 B 分别是同一断面在舒张末期和收缩末期的影像。

实习医师：同样的断面，室腔内部的直径在收缩末期和舒张末期有很大的差别啊。

年轻的放射科医师：不仅如此，心室壁的厚度也有很大的不同。

实习医师：是的。在收缩末期，心室壁变得很厚。

带教医师：在心脏的 MRI 图像中，不仅是心室壁的运动，室壁增厚率的概念也很重要。

实习医师：室壁增厚率？

年轻的放射科医师：正常心肌的心室壁厚度在收缩末期比舒张末期一般要厚 30% 以上。

带教医师：这种收缩末期心室壁厚度的增加实际上主要由心内膜侧的心肌增厚引起。但是如果心内膜侧发生梗死（心内膜下梗死），即使存在心室壁的舒缩运动，有时也不会显示心室壁增厚（图 7-15）。

年轻的放射科医师：因此，不仅仅是单纯地看心室壁的运动，还要注意室壁增厚率，这样就可以进行更准确的评估了。

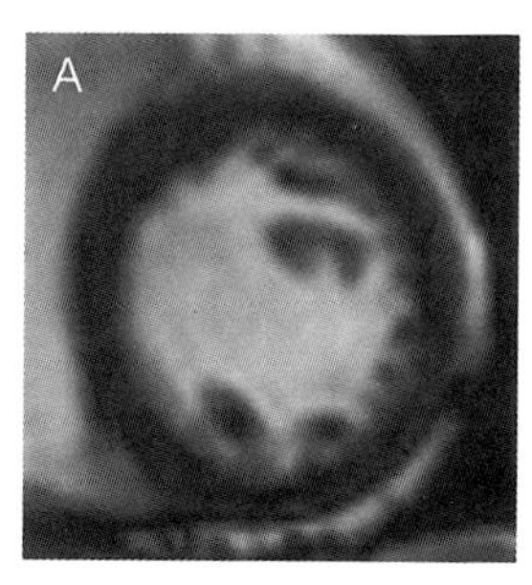

舒张末期

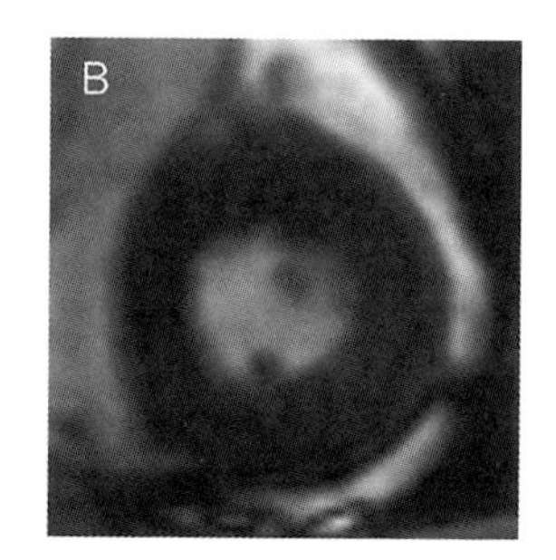

收缩末期

图 7-14　MRI 的左心室短轴像（左心室短轴 MRI）
在正常心肌中，与舒张末期（A）相比，收缩末期（B）心室壁厚度增加了 30% 以上（更准确地说，室壁增厚率的正常值根据左心室壁部位的不同而不同）。这种厚度增加主要由心内膜侧的心肌在收缩末期增厚引起

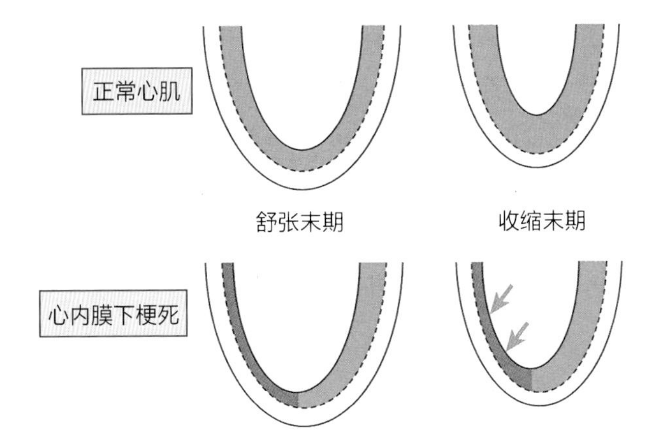

图 7-15　心室壁增厚和心室壁的运动 [11]
正常心肌（红色部分）的心内膜侧的厚度在收缩末期比在舒张末期更厚。然而，在心内膜侧发生梗死的病例（下图的灰色部分为梗死区域）中，即使有室壁的舒缩运动，由于心内膜侧心肌功能不全，其厚度也不会增加（→）

实习医师： 原来如此。今天真的学到了很多东西。

带教医师： 心脏的解剖看似很难掌握，但是只要抓住那个关键点就能掌握这些原本不擅长的知识。今后也要积极地挑战心脏影像的解读。

参考文献

[1] 田波 穣ほか：虚血性心疾患への冠動脈 CT の応用．画像診断，30: 8-18, 2010.

[2] 「Atlas of vascular anatomy：An angiographic approach」（Uflacker R, ed），p315, Williams & Willkins, 1997.

[3] 「グレイ解剖学 原著第 1 版」（Drake RL, et al/ 著，塩田浩平 ほか / 訳），pp172-174, エルゼビア・ジャパン，2007.

[4] A reporting system on patients evaluated for coronary artery disease. Report of the Ad Hoc Committee for Grading of Coronary Artery Disease, Council on Cardiovascular Surgery, American Heart Association. Circulation, 51: 5-40, 1975.

[5] Raff GL, et al: SCCT guidelines for the interpretation and reporting of coronary computed tomography. J Cardiovasc Comput Tomogr, 3: 122-136, 2009.

[6] 「画像診断に絶対強くなるワンポイントレッスン」（扇 和之 / 編），pp12-27, 羊土社，2012.

[7] 似鳥俊明 ほか：虚血性疾患．「読影レポートのエッセンス」，画像診断，32: 72-75, 2012.

[8] Cerqueria MD, et al: Standardized myocardial segmentation and nomenclature for tomographic imaging of the heart: a statement for healthcare professionals from the Cardiac Imaging Committee of the Council on Clinical Cardiology of the American Heart Association. Circulation, 105: 539-542, 2002.

[9] Greenwood JP, et al: Cardiovascular magnetic resonance and single-photon emission computed tomography for diagnosis of coronary heart disease (CE-MARC): a prospective trial. Lancet, 379: 453-460, 2012.

[10] Weinsaft JW, et al: MRI for the assessment of myocardial viability. Cardiol clin, 25: 35-56, 2007.

[11] 佐久間 亨 ほか：虚血性心疾患への MRI の応用．画像診断，30: 19-26, 2010.

课程 8　掌握乳腺的影像诊断要点

■ 讨论

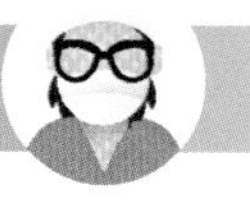

带教医师：这次我们来学习一下乳腺的影像诊断。

实习医师：好的。

带教医师：现在乳腺癌的病例数和死亡率都在女性癌症中排在前列。以粉红丝带运动为代表的乳腺癌防治活动也备受关注。成年女性大多都能接受乳腺的 X 线检查。如今，不仅乳腺外科医师和影像科医师应当掌握这些诊断知识，其他医师也应该了解。本节课我们以乳腺肿瘤为主题，学习一下作为临床医师应该知道的乳腺影像诊断要点。

乳腺肿瘤的分类

年轻的放射科医师：首先让我们从乳腺肿瘤的分类开始吧。如表 8-1 所示，乳腺肿瘤有很多种类[1]。

实习医师：我都快看晕了。

年轻的放射科医师：是的。因为这些会让人眼花缭乱，所以抓住重点来理解吧。乳腺肿瘤大致分为上皮性肿瘤，纤维性和上皮性混合肿瘤，以及非上皮性肿瘤。除此之外还有无法分类的肿瘤、乳腺病和肿瘤样病变（如炎性假瘤、错构瘤和男性女型乳房）等。

带教医师：其中，上皮性肿瘤以及纤维性和上皮性的混合肿瘤非常重要。

年轻的放射科医师：是的。首先，上皮性肿瘤分为良性和恶性，典型的良性上皮性肿瘤是乳管内乳头状瘤，典型的恶性上皮性肿瘤是乳腺癌。纤维腺瘤和乳腺腺叶状肿瘤是最典型的纤维性和上皮性混合肿瘤。

带教医师：其中，乳腺癌在病理学上分为非浸润癌和浸润癌（表 8-1 ←）。

实习医师：在病理学分类上，在判定为硬癌或黏液癌之前，首先要明确病变是非浸润癌还是浸润癌。

带教医师：是的。可见非浸润癌和浸润癌的临床特征和影像学表现都不同。

年轻的放射科医师：非浸润癌的典型例子是乳腺导管原位癌（ductal carcinoma in situ of the breast，DCIS）。

实习医师：我听说过这个词。

带教医师：图 8-1 是乳腺的解剖结构图[2]，乳腺的解剖结构在某种意义上和肺相似，可以把乳腺导管看作各级支气管，把乳腺小叶看作肺泡。由相当于各级支气管的乳腺导管产生的非浸润癌是 DCIS，而由相当于肺泡的乳腺小叶产生的非浸润癌是小叶原位癌（lobular carcinoma in situ，LCIS）。

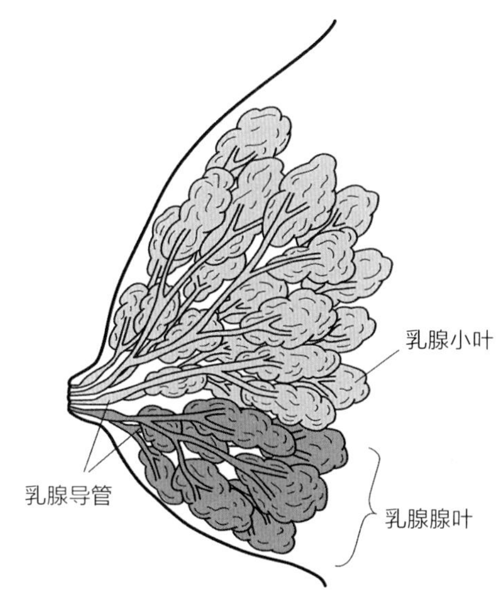

图 8-1　乳腺的解剖结构（腺叶、小叶和乳腺导管）[2]
乳腺由 15 ~ 20 个腺叶组成，每个腺叶独立开口于乳头。乳腺腺叶由生产分泌物的乳腺小叶和运送分泌物的乳腺导管组成，一个腺叶中包含 20 ~ 40 个乳腺小叶

年轻的放射科医师：是的，而且乳腺癌中导管癌比小叶癌更多。当癌组织发生浸润时，也会沿着乳腺导管扩散（乳腺导管内进展）。

带教医师： 浸润性导管癌的主要病理学类型有乳头腺管癌、实性小管癌和硬癌（表 8-1☐）。

实习医师：乳腺浸润癌还包括特殊类型的黏液癌和髓样癌等。不过 Paget 病并不属于乳腺浸润癌。

表 8-1　乳腺肿瘤的病理学分类[1]

Ⅰ. 上皮性肿瘤	Ⅰ. EPITHELIAL TUMORS
A. 良性肿瘤	A. Benign tumors
1. 导管内乳头状瘤	1. intraductal papilloma
2. 导管腺瘤	2. ductal adenoma
3. 乳头部腺瘤	3. adenoma of the nipple
4. 腺瘤	4. adenoma
5. 腺肌上皮瘤	5. adenomyoepithelioma
B. 恶性肿瘤（癌）	B. Malignant tumors (Carcinomas)
1. 非浸润癌←	1. noninvasive carcinoma←
a. 非浸润性导管癌（DCIS）	a. noninvasive ductal carcinoma (ductal carcinoma in situ)
b. 非浸润性小叶癌（LCIS）	b. lobular carcinoma in situ
2. 浸润癌←	2. invasive carcinoma←
a. 浸润性导管癌	a. invasive ductal carcinoma
a1. 乳头状管状癌	a1. papillotubular carcinoma
a2. 实性小管癌	a2. solid-tubular carcinoma
a3. 硬癌	a3. scirrhous carcinoma
b. 特殊型	b. special types
b1. 黏液癌	b1. mucinous carcinoma
b2. 髓样癌	b2. medullary carcinoma
b3. 浸润性小叶癌	b3. invasive lobular carcinoma
b4. 腺样囊性癌	b4. adenoid cystic carcinoma
b5. 鳞状细胞癌	b5. squamous cell carcinoma
b6. 梭形细胞癌	b6. spindle cell carcinoma
b7. 大汗腺癌	b7. apocrine carcinoma
b8. 伴有软骨和（或）骨化生的癌	b8. carcinoma with cartilaginous and/or osseous metaplasia
b9. 管状癌	b9. tubular carcinoma
b10. 分泌性癌（青年性癌）	b10. secretory carcinoma (Juvenile carcinoma)
b11. 浸润性微乳头状癌	b11. invasive micropapillary carcinoma
b12. 化生性乳腺癌	b12. matrix-producing carcinoma
b13. 其他	b13. others
3. Paget 病	3. Paget disease

续表

Ⅱ. 纤维性和上皮性混合肿瘤 A. 纤维腺瘤 B. 叶状肿瘤 C. 癌肉瘤	Ⅱ. MIXED CONNECTIVE TISSUE AND EPITHELIAL TUMORS A. fibroadenoma B. phyllodes tumor C. carcinosarcoma
Ⅲ. 非上皮性肿瘤 A. 间质肉瘤 B. 软组织肿瘤 C. 淋巴瘤及造血器官肿瘤 D. 其他	Ⅲ. NONEPITHELIAL TUMORS A. stromal sarcoma B. soft tissue tumors C. lymphomas and hematopoietic tumors D. others
Ⅳ. 无法分类的肿瘤	Ⅳ. UNCLASSIFIED TUMORS
Ⅴ. 乳腺病（纤维囊性病变、乳腺发育不良）	Ⅴ. MASTOPATHY (FIBROCYSTIC DISEASE, MAMMARY DYSPLASIA)
Ⅵ. 肿瘤样病变 A. 导管扩张症 B. 炎性假瘤 C. 错构瘤 D. 乳腺纤维化 E. 男性女型乳房 F. 副乳 G. 其他	Ⅵ. TUMER-LIKE LESIONS A. duct ectasia B. inflammatory pseudotumor C. hamartoma D. fibrous disease E. gynecomastia F. accessory mammary gland G. others

注：←和□等为本书作者的标记。

带教医师：是的，Paget 病与非浸润癌、浸润癌在分类上是并列的。

实习医师：为什么只有 Paget 病是独立出来的呢？

年轻的放射科医师：因为 Paget 病的发生部位不同。

实习医师：发生部位不同？

带教医师：我刚才说过，可以把乳腺看成各级支气管和肺泡。一般来说，乳腺癌发生于乳腺的终末乳管小叶单位（terminal duct lobular unit，TDLU），相当于肺的次级肺小叶。也就是说，从乳腺导管发生的癌起源于末梢的细导管。然而，Paget 病虽然是恶性肿瘤，但与通常的乳腺癌不同，它发生在乳头附近的粗导管。也就是说，它在临床上被认为是乳头病变，病理组织的形状（包括 Paget 细胞）也完全不同，所以把它与其他类型乳腺浸润癌分开处理。顺便说一下，作为良性肿瘤的导管内乳头状瘤既不起源于 TDLU，也不起源于乳头附近的导管，它发生于直径介于两者之间的导管。

实习医师：原来如此。

年轻的放射科医师：通常的（发生于 TDLU 的）乳腺癌发生乳头浸润的情况，乍一看像 Paget 病，但其不同于 Paget 病，被称为 Paget 样癌。广义上 Paget 样癌也属于 Paget 病，但 Paget 病一般预后较好，而 Paget 样癌一般是进展性癌，预后不良。

关键点！ 了解乳腺肿瘤的分类

- 乳腺肿瘤大致分为上皮性肿瘤，纤维性和上皮性混合肿瘤以及非上皮性肿瘤。
- 上皮性肿瘤有良性和恶性之分，典型的良性上皮性肿瘤为导管内乳头状瘤，典型的恶性上皮性肿瘤为乳腺癌。
- 典型的纤维性和上皮性混合肿瘤是乳腺纤维腺瘤和乳腺腺叶状肿瘤。
- 乳腺癌在组织学上首先分为非浸润癌和浸润癌。典型的非浸润癌是 DCIS。
- 浸润癌的主要病理学类型为乳头状腺癌、实性小管癌和硬癌。
- 乳腺癌通常发生于 TDLU。
- Paget 病虽然是恶性肿瘤，但是它发生在乳头附近的粗导管处，在临床上被认为是乳头病变，病理学表现组织也和通常所说的乳腺癌完全不同，所以将其和乳腺癌分开处理。

实习医师：虽说都是乳腺癌，但也有很多种。

带教医师：是啊。表 8-2 显示了日本约 2000 例乳腺癌中不同病理学类型的发生例数和所占比例，可供参考。

表 8-2 不同病理学类型的乳腺癌的发生频率

病理学类型		病例数 / 例	所占比例 / %
1	非浸润癌	361	17.7
1-a	非浸润性导管癌	358	17.6
1-b	非浸润性小叶癌	3	0.1

续表

病理学类型		病例数 / 例	所占比例 / %
2	浸润癌	1668	81.9
2-a	浸润性导管癌	1485	72.9
2-a1	乳头状癌	417	20.5
2-a2	实性小管癌	312	15.3
2-a3	硬癌	756	37.1
2-b	特殊型	183	9.0
2-b1	黏液癌	68	3.3
2-b2	髓样癌	1	0.1
2-b3	浸润性小叶癌	46	2.2
2-b4	腺样囊性癌	6	0.3
2-b5	鳞状细胞癌	5	0.2
2-b6	纺锤细胞癌	4	0.2
2-b7	大汗腺癌	28	1.4
2-b8	伴骨和（或）软骨化生的癌	0	0
2-b9	管状癌	0	0
2-b10	分泌性癌（青年性癌）	1	0.1
2-b11	浸润性微乳头状癌	22	1.1
2-b12	化生性乳腺癌	2	0.1
2-b13	其他	0	0
3	Paget 病	9	0.4
合计		2038	100.0

乳腺癌的影像表现

带教医师：好了，关于乳腺肿瘤的分类就讲到这里，下面让我们进入正题——乳腺癌的影像诊断。乳腺癌的影像检查有哪些？

实习医师：在触诊之后进行的影像检查有乳房 X 线片、超声检查和更精确的 MRI 检查。

带教医师：没错。首先，通过这些影像学表现确认病变。病变部位的表示方法如图 8-2 和图 8-3 所示[4-5]，根据影像检查种类的不同，病变部位的表示方法也有一些差异。

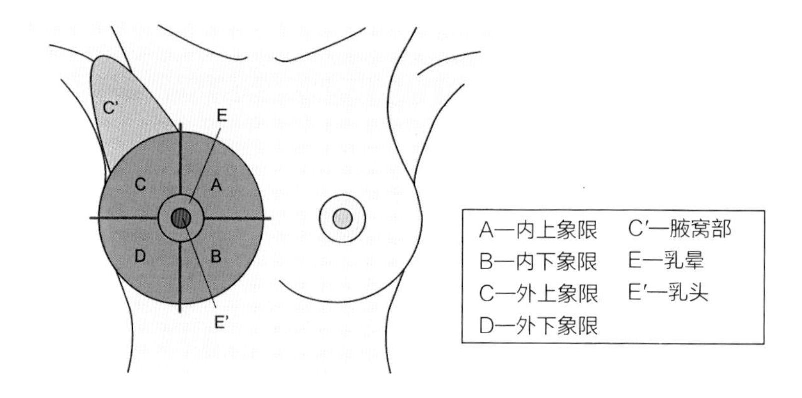

图 8-2 乳腺病变部位的表示方法[4]

这是在触诊和 MRI 中使用的最基本的乳腺病变部位的表示方法，除了 A、B、C 和 D 以外，腋窝部表示为 C′，乳晕部表示为 E，乳头部表示为 E′

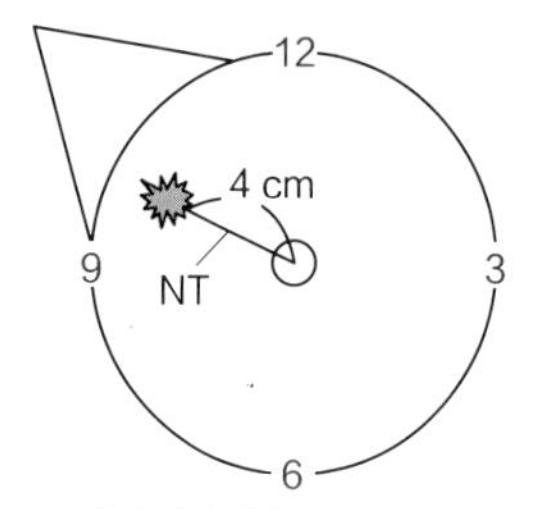

A. 表盘表示法 + NT

肿瘤在有乳腺的 10 点钟方向，NT=4cm

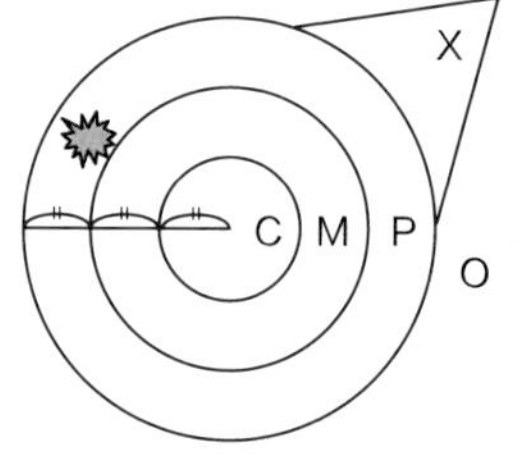

B. 表盘表示法 + CMP 表示[5]

肿瘤在左乳腺的 10 点方向，P 领域

图 8-3 乳腺病变的位置（超声检查为主）

在超声检查中，将表盘表示法和乳头 - 肿瘤间距（nipple-tumor distance，NT）或 CMP 表示法组合在一起。表盘表示法通常以 30 分钟为最小单位（例如，3 点半方向）。CMP 表示法将乳腺中心到边缘部分分为三等份，由内向外分别表示为 C（central）、M（middle）和 P（peripheral），除此之外，腋窝表示为 X（axilla），不属于 C、M、P 和 X 的部位表示为 O（out of gland）

年轻的放射科医师：是的。首先是图 8-2 所示的这些区域，这是《临床・病理乳腺癌处理规章》[1] 中提到的表示方法，在触诊和 MRI 等检查中，医师也常使用这种表示方法。

带教医师：图 8-3 是超声检查中常用的表盘表示法和 CMP 表示法。需要注意的是，表盘表示的“3 点方向”，在右侧乳腺指内侧，在左侧乳腺指外侧。将表盘表示法和 CMP 表示法组合起来，例如“左侧乳腺的 10 点方向、P 区域可见肿物”。实际上，将 NT 和表盘表示法组合起来的表示方法也经常被使用，如“右侧乳房的

10 点方向，NT = 4 cm 处有肿瘤”。NT 表示从乳头中心到肿瘤的乳头侧边缘的距离。

实习医师：为什么根据影像检查方法的不同表示方法也会有所不同呢？

带教医师：虽然每种检查方法都有历史问题，例如 NT 是使用可以自由移动的探头进行自由观察的超声检查所特有的评估指标。不过最近 MRI 也能进行薄层断面的三维成像，因此也可以获得 NT 和表盘表示法等类似超声检查的评估结果（图 8–4）[6]。

年轻的放射科医师：另外，进行 MRI 检查时患者一般呈俯卧位，将两侧乳房垂在乳房专用线圈上，因此结果显示的病变部位与触诊或呈仰卧位时的超声检查结果可能有些差异，这一点也需要注意。

带教医师：图 8–5 是乳腺 X 线片特有的病变部位表示法。

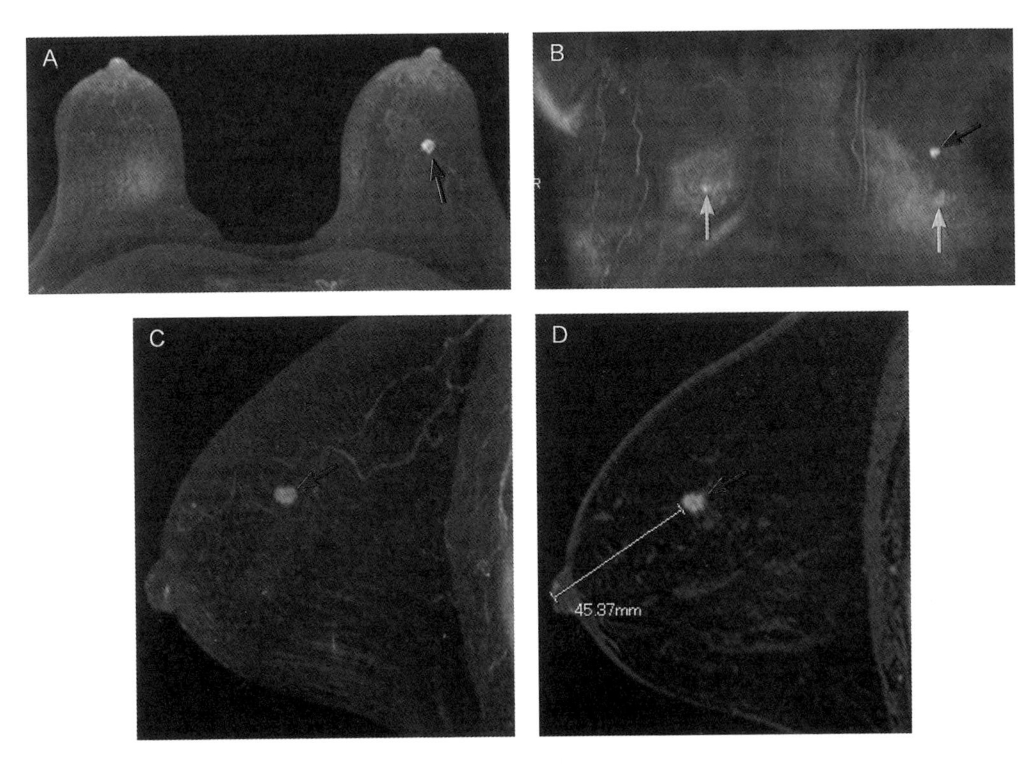

图 8–4　微小乳腺癌的 MRI 图像

早期发现的病变直径为 6 mm 的乳腺癌病例。在 Gd T_1 增强图像的横断面（A）、冠状位（B）和矢状位（C）的最大投影图像中，肿瘤在 A 区域，大致位于 12 点方向（→），在原图像（D）中测得 NT = 4.5 cm。冠状位的　表示乳头的位置

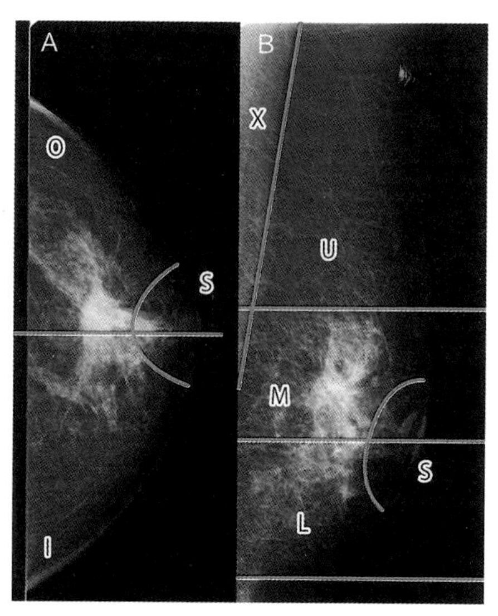

图 8-5　乳腺 X 线片的病变部位表示方法

A.左侧乳腺（头尾方向）；B.左侧乳腺（内外斜位）进行头尾方向拍摄时，通过乳头中央的垂线外侧为 O，内侧为 I。但是，以乳头为中心，半径为 2 cm 的范围内是乳晕下区域，表示为 S。进行内外斜位（mediolateral oblique position，MLO position）拍摄时，从经过乳头中央的垂线到尾侧为 L，从垂线到头侧与 L 等宽的范围为 M，M 的头侧为 U。以乳头为中心，半径为 2 cm 的范围内是乳晕下区域，表示为 S。另外，腋窝表示为 X

实习医师：原来是用大写字母 O、I、S、U、M、L 和 X 等来表示呀 [3]。

年轻的放射科医师：是的。这种方法常在乳腺的 X 线检查中被使用，但是在通过精密摄影能够正确判断病变位置的情况下，即使是乳腺 X 线检查结果也要按照图 8-2 中的方法来表示 [3]。我们一般首先拍摄的是标准的头尾方向和内外斜位的图像。需要注意的是，即使是乳腺 X 线片，病变部位也可能与原来的位置不同。另外，有时只能在其中某一个方向的 X 线片中发现异常。

带教医师：按“左右 – 内外斜位的病变部位。头尾方向上的病变部位”的格式用 3 个字母表示。如果只能在一个体位上显示出异常，则不能显示出的异常的体位表示为 N（no findings）。例如，右侧乳腺中内外斜位 U 区域、头尾方向 I 区域存在病变的情况记为“R-U·I”，左侧乳腺中内外斜位不能显示出病变，头尾方向 O 区域存在病变的情况记为“L-N·O”。

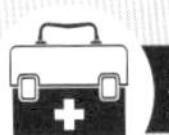

关键点！ 乳腺病变部位的表示

- 《乳腺癌处理规章》中提到的病变部位的表示方法除了图 8-2 中所示的方法以外，还有超声检查中常用的表盘表示法、CMP 表示法和 NT 表示法，而在临床中，这些方法常被组合起来使用。
- 在乳腺的 X 线检查中，存在一种使用 O、I、S、U、M、L 和 X 等字母的表示法。

乳腺癌的影像学表现

带教医师：那么，接下来就要进入具体的影像观察了。

年轻的放射科医师：乳腺癌的病例有触诊时发现肿块，怀疑是恶性的情况，也有触诊时未发现肿块，但是根据影像学表现高度怀疑是乳腺癌的情况。

实习医师：没有触及肿块却怀疑存在乳腺癌，那是怎样的情况？

年轻的放射科医师：乳腺 X 线片中的钙化灶和 MRI 图像中信号异常增高区域的分布很重要。

实习医师：“分布”很重要？

带教医师：我们来看图 8-6。这是乳腺 X 线片中钙化灶的分布模式，假设有数量、大小和形状相同的钙化灶，根据它们的分布模式不同，其是良性还是恶性的可能性完全不同。

实习医师：怎么讲？

带教医师：鉴别其良恶性的关键在于刚才提到的乳腺癌具有沿着乳腺导管扩散的性质（在乳腺导管内进展）。图 8-6 中①和②的钙化灶分布与图 8-1 中表现出的导管 - 腺叶的分布不一致，但④和⑤的分布和导管 - 腺叶的分布一致。也就是说，病变沿着乳腺导管在腺叶内进展，遇到这种情况时，乳腺癌的可能性很大。

年轻的放射科医师：不仅是乳腺 X 线片中有钙化灶，MRI 图像中有异常强化和超声检查有异常表现时，病变的分布与乳腺导管和腺叶的分布一致时，也应该怀疑恶性病变（图 8-7）。

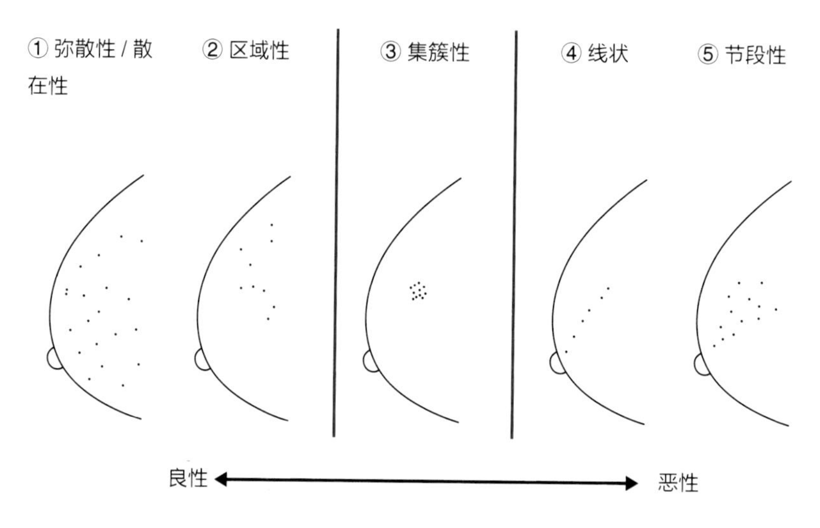

图 8-6　通过乳腺 X 线片中钙化灶的分布来鉴别病变的良恶性 [3]

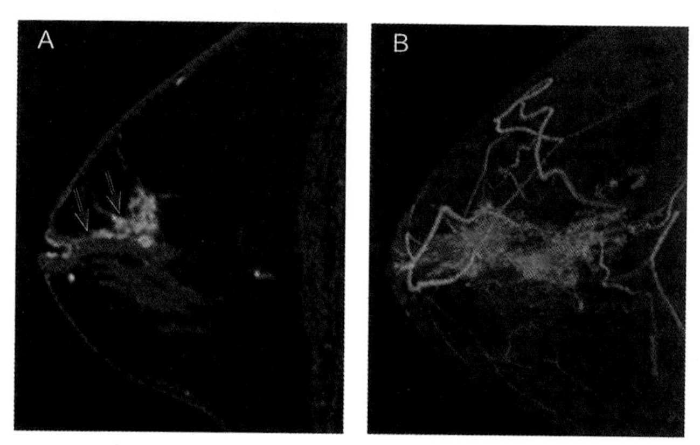

图 8-7　乳腺癌沿着乳腺导管进展（MRI 图像）

病理检查证实该病例是乳腺癌。Gd T_1 增强图像的矢状位图像（A）中，可见乳腺导管的异常强化（→），整个肿瘤的分布模式为图 8-6 中⑤。B 图为患侧乳腺整体的矢状位的最大值投影图像，可见肿瘤呈节段性分布

实习医师：图 8-6 中，区域性和节段性这两个词很相似，但区域性分布模式与乳腺导管的走行不一致，所以肿瘤通常是良性的，节段性分布模式与乳腺导管的走行一致，所以肿瘤通常是恶性的。

年轻的放射科医师：是的。在临床上，即使没有触及肿块，但如果在影像学检查中发现乳腺中有节段性分布的钙化灶，则应高度怀疑乳腺癌，因此需要通过 MRI 造影、细胞学诊断或组织活检进行确诊。

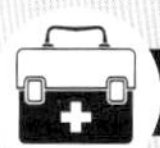

关键点！良性与恶性乳腺病变的鉴别要点

- 鉴别时不仅要看肿瘤的形状、边缘和浸润倾向，病变的分布也很重要。病变呈节段性分布，以及其分布与乳腺导管和乳腺腺叶分布一致时应怀疑为恶性。
- 临床上未触及肿块的患者，也有可能患乳腺癌。在这种情况下，发现乳腺癌的关键在于注意观察影像中病变的分布情况。

带教医师： 顺便说一下，不仅是钙化灶的分布，个别钙化灶的形态也很重要。结合钙化灶的分布和形态进行乳腺病变良性与恶性的鉴别方法如图 8-8 所示。

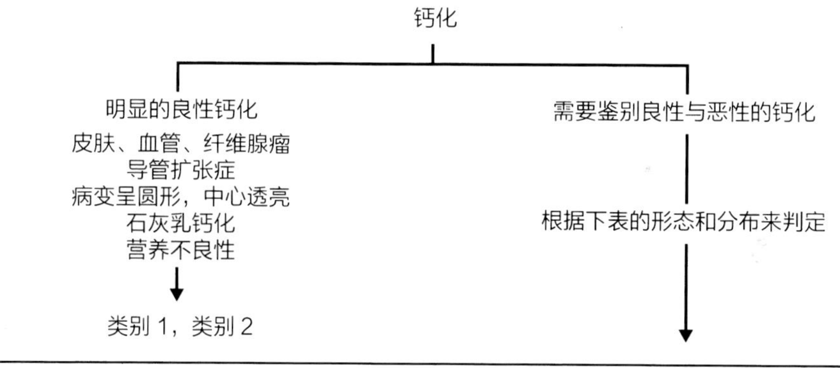

		形态			
		微小、圆形	色淡、模糊	多形性	微细线状或分支状
分布	弥散性 区域性	类别 2	类别 3	类别 3	类别 5
	集簇性	类别 3	类别 3	类别 4	类别 5
	线状 节段性	类别 3 类别 4	类别 4	类别 5	类别 5

图 8-8　根据钙化的分布和形态进行的良恶性鉴别 [3]

实习医师：原来如此。微小的圆形钙化灶是良性的，微细线状或分支状的钙化灶是恶性的。咦？图 8-8 中的类别 2 和类别 3 等是细胞学诊断的分类和活检的分类吗？

带教医师：是的。那么，让我们一起复习一下分类。除了与图 8-8 中的分类相对应的日本乳腺 X 线指南的分类以外，还有国际上使用的 BI-RADS（breast imaging reporting and data system）分类。

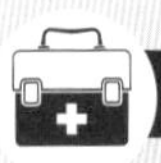

关键点！ 乳腺 X 线指南的分类（日本）[3]

- **不能读片**

类别 N

N-1：由于身体运动、摄影条件不良或定位不良等需要重拍。

N-2：根据乳腺和胸廓的形状等重新拍摄乳腺 X 线片后仍无法读片。

- **可读片**

类别 1：无异常。

类别 2：良性。

类别 3：认为是良性，但不能排除恶性。

类别 4：怀疑是恶性。

类别 5：恶性。

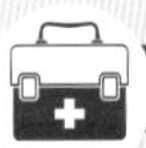

关键点！ BI-RADS 分类（美国）[6]

类别 0：无法最终判定，需要追加图像检查并与过去图像进行比较。

类别 1：无异常。

类别 2：良性。

类别 3：可能是良性。

类别 4：疑似恶性。

4a，怀疑为低度恶性；4b，怀疑为中度恶性；4c，怀疑为高度恶性。

类别 5：恶性。

类别 6：经活检等证实为恶性。

年轻的放射科医师：BI-RADS 分类是由美国放射学会（American College of Radiology，ACR）制定的，不仅用于乳腺 X 线检查，还用于超声和 MRI 检查。虽然和日本的乳腺 X 线指南的分类相似，但是有一点不同。

带教医师：是啊。虽然 BI-RADS 分类中也有与类别 N 大致相当的类别 0 和类别 6 的区别，但需要注意的是，类别 3 的表述在日本和美国的指南中不同。

年轻的放射科医师：日本指南中的类别 3 可以认为是 BI-RADS 分类中的类别 3 和类别 4a 合并起来的情况。在日本，分析 MRI 图像时也会用到 BI-RADS 分类，所以需要格外注意两者的区别。

关键点！ 分类的陷阱

- 存在 2 种分类方法：日本的乳腺 X 线指南的分类和美国放射学会制定的 BI-RADS 分类。
- 目前，在日本，这两种分类被混在一起使用。例如，在乳腺 X 线片中，我们使用日本的乳腺 X 线指南的分类，但在 MRI 图像中使用 BI-RADS 分类。重要的是要意识到两者的差异。
- 在日本的乳腺 X 线指南的分类中，类别 3 大致相当于 BI-RADS 分类中的类别 3 和 4a 的总和。

带教医师：在细胞学诊断和活检中完全良性对应的是类别 1；但是乳腺病变的影像学分类中，类别 1 是无异常，类别 2 是良性。

乳腺癌的 MRI 检查

带教医师：那么接下来我们来学习一下乳腺癌的 MRI 检查。

实习医师：如果怀疑是乳腺癌的话，还是需要做增强 MRI 吧？

年轻的放射科医师：当然要做增强 MRI，尤其要做动态 MRI。超早期相（从对比剂注入开始 30 秒左右成像）被认为很有用（图 8-9）。

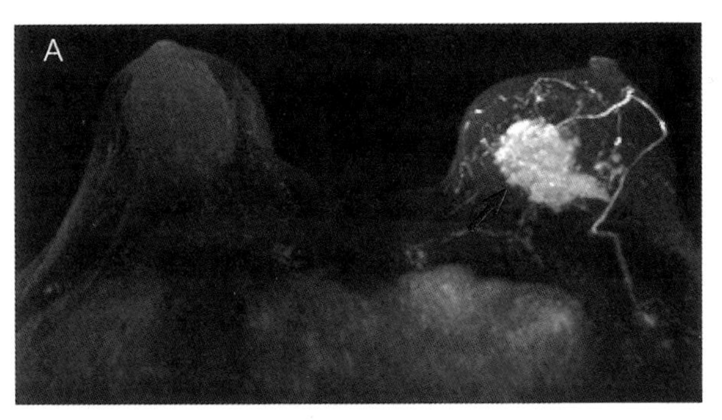

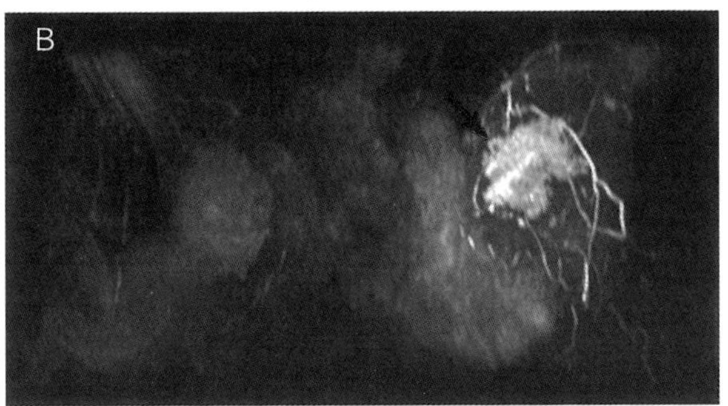

图 8-9　动态 MRI 超早期相成像的优势

A. 横断面最大值投影图像；B. 冠状位最大值投影图像

注入 Gd 对比剂约 30 秒后拍摄的超早期相图像。从左侧乳腺 A 区扩散至 C 区的乳腺癌被清晰地显示出来（→）

带教医师：超早期相和 BPE 的鉴别也有用。

实习医师：第一次听说“BPE”这个词。

年轻的放射科医师：BPE 是“background parenchymal enhancement 的简称，即背景实质强化。MRI 增强图像中现有的背景乳腺或乳腺病变被强化，给评估乳腺癌造成困难。这些肿瘤以外的造影强化效果称为 BPE，所以最好选择 BPE 最小化的时期进行 MRI 检查。

实习医师：如何把握 BPE 最小化的时期呢?

年轻的放射科医师：最好是在月经周期的第 5 ~ 12 天进行 MRI 检查。

关键点！乳腺 MRI 检查的要点

- 必须使用对比剂，并且一定要进行动态 MRI 检查（但有对比剂禁忌证者除外）。

- 在动态 MRI 中，超早期图像相对乳腺癌的诊断有用，因此受到关注。
- 为了使妨碍 MRI 增强的 BPE 最小化，最好在月经周期的第 5 ~ 12 天进行检查。

带教医师： 如果活检被诊断为乳腺癌的患者想尽早进行手术，就不宜等到月经周期的第 5 ~ 12 天进行检查了。但如果有 *BRCA* 基因（breast cancer susceptibility gene）变异，选择最佳的时期进行 MRI 检查，是比较好的。

实习医师：*BRCA* 基因是什么？

带教医师： 最后，让我们了解一下乳腺癌和基因的关系。虽然这个内容可能与影像诊断没有直接关系，但这是医生们一般都会关心的领域，所以作为医疗从业者一定要知道。

乳腺癌与基因

年轻的放射科医师：*BRCA* 基因是肿瘤抑制基因，包括位于 17 号染色体上的 *BRCA1* 和 13 号染色体上的 *BRCA2*。*BRCA* 基因与乳腺癌和卵巢癌的抑制有关，所以基因有变异的家族女性成员有 65% ~ 85% 的概率罹患乳腺癌和卵巢癌[7]。在欧美，为了预防变异基因携带者发生乳腺癌或卵巢癌，也会对其进行乳腺或卵巢切除术。

带教医师： 好莱坞女演员安吉丽娜·朱莉被发现存在 *BRCA1* 基因变异，她于 2013 年接受了预防性乳腺切除手术，此事向媒体公开后一度成为热门话题。

年轻的放射科医师：*BRCA* 基因变异有时也被称为遗传性乳腺癌 – 卵巢癌综合征（hereditary breast and/or ovarian cancer syndrome，HBOC）。

带教医师： 除了 *BRCA* 基因以外，人表皮生长因子受体 2（human epidermal growth factor receptor type 2，HER2）基因还具有调节细胞增殖的功能，HER2 阳性会影响抗癌药物的治疗方案和预后。另外，雌激素受体（estrogen receptor，ER）和孕激素受体（progesterone receptor，PR）也会影响患者对激素疗法的反应。

实习医师：原来如此。

带教医师： 今天讲到了很多关于乳腺的知识，这些都是最近备受关注的内容，作为临床医师要抓住重点、好好理解。

实习医师：好的。一直以来，乳腺疾病都是比较“遥远”的疾病，现在却变得越来越“近”了。

带教医师：是的。只要打消“这个领域我不太熟悉”的想法，就可以相继掌握各种知识。继续积累更多的知识吧！

参考文献

[1] 「臨床・病理 乳癌取扱い規約 第 17 版」（日本乳癌学会 / 編），pp22-23, 金原出版 , 2012.

[2] 森 奈緒子 , 笠島敦子：乳腺の境界病変—良・悪性境界病変の画像診断—. 臨床画像 , 29: 1052-1067, 2013.

[3] 「マンモグラフィガイドライン 第 3 版増補版」（日本医学放射線学会 , 日本放射線技術学会 / 編），医学書院 , 2014.

[4] 後藤眞理子：序説 乳腺画像診断 start up.「特集 実践！ 乳腺の画像診断」，画像診断 , 33: 968-971, 2013.

[5] 東野英利子：乳房超音波画像の見方 .「特集 実践！ 乳腺の画像診断」，画像診断 , 33: 995-1004, 2013.

[6] 久保田一徳 ほか: 乳房 MRI—BI-RADS-MRI に基づいた画像評価方法—.「特集 実践！ 乳腺の画像診断」，画像診断 , 33: 1005-1017, 2013.

[7] 聖マリアンナ医科大学大学院 医学研究科 応用分子腫瘍学：http://www.marianna-u.ac.jp/t-oncology/general/research.html.

第二部分

腹部、骨盆和脊椎的影像诊断课程

课程 9　不要忽视腹部血管的异常

以血管压迫综合征为中心

■ 讨论

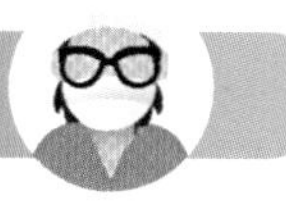

带教医师：本节课我们来学习腹部血管的解剖及其异常。那么，你们能说出腹部血管中，为消化道供血的 3 条代表性动脉吗?

实习医师：我记得上学的时候学过，是腹腔干、肠系膜上动脉（superior mesenteric artery，SMA）和肠系膜下动脉（inferior mesenteric artery，IMA）。

年轻的放射科医师：没错。腹腔干的供血范围是食管下部到十二指肠降部中间部的区域，SMA 的供血范围是从十二指肠降部的中间部到横结肠的口侧 2/3，IMA 则营养其远端，一直到直肠上部[1]。稍微复习一下，消化道发生于前肠、中肠和后肠，营养各个区域的血管最终形成腹腔干、SMA 和 IMA[2]（图 9–1）。

带教医师：只要大致了解它的起源，就能很好地理解消化道的血供情况。那么，现在我们就来学习一下与这些主要血管相关的、容易被忽视的血管病变。

实习医师：好的。

病例 1　60 多岁男性，因心窝部突发的疼痛而被送至急诊。

为了明确诊断，进行了腹部 CT 增强扫描（图 9–2）。患者既往有慢性房颤病史。

带教医师：请说说你的看法吧。

实习医师：与近段 SMA 管腔相比，SMA 远段管腔的密度较低，增强效果不佳（图 9–2C），怀疑有血流中断。从有慢性房颤的病史来看，怀疑是血栓引起的 SMA 闭塞。

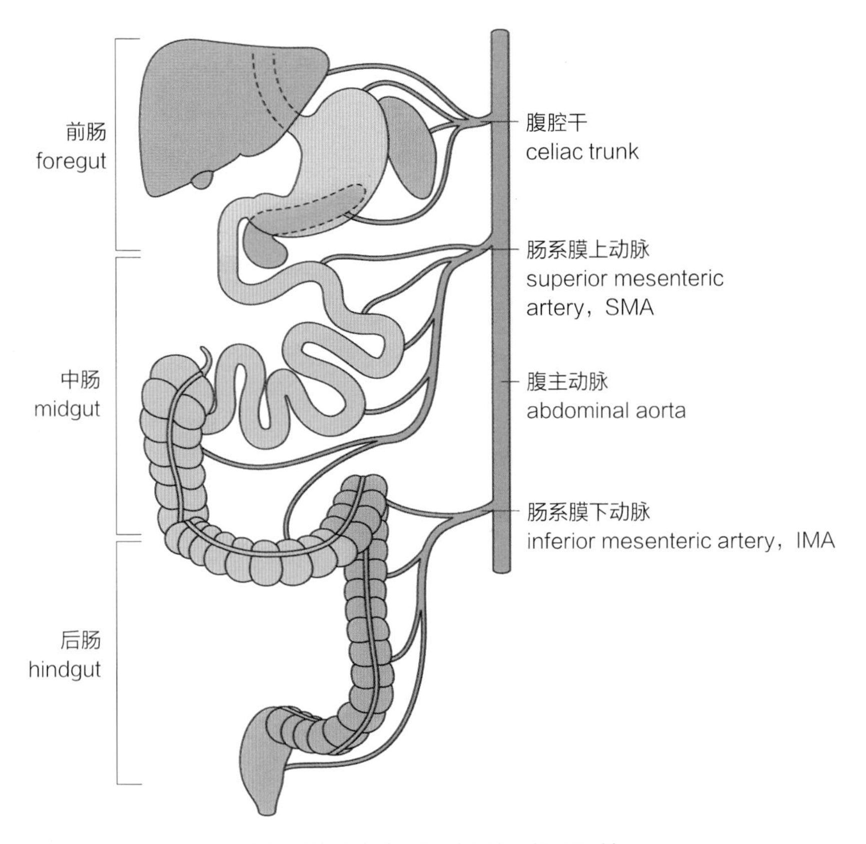

图 9-1　消化道的动脉支配与对应的原始肠管[1]

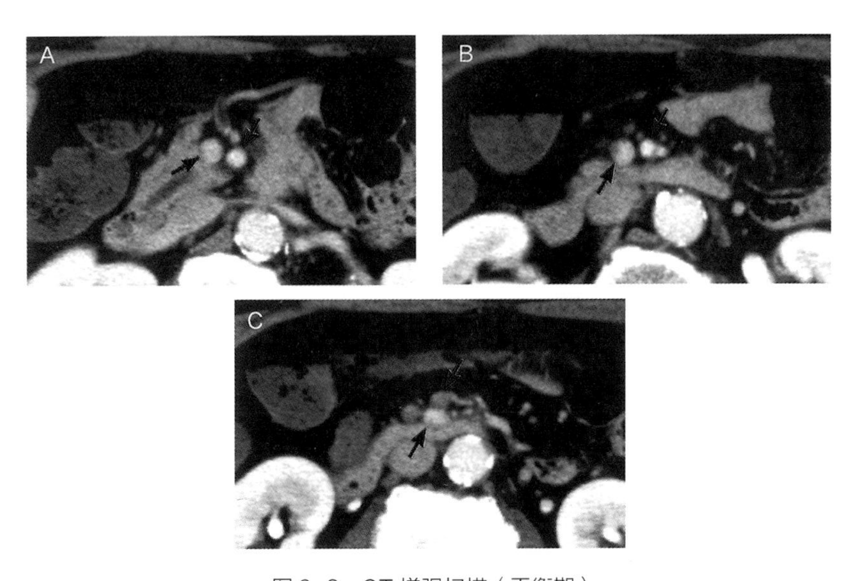

图 9-2　CT 增强扫描（平衡期）

A. SMA 近段部水平；B. A 和 C 的中间部水平；C. SMA 远段部水平。→—SMA；→—SMV

带教医师：没错。因为有既往史，所以分析起来比较简单。通常的横断面图像有些难懂，但是在冠状位和矢状位的多断面重建（multiplanar reconstruction，MPR）像中，沿着 SMA 的走行观察，可以清楚地看见血栓（图 9–3，9–4 ）。

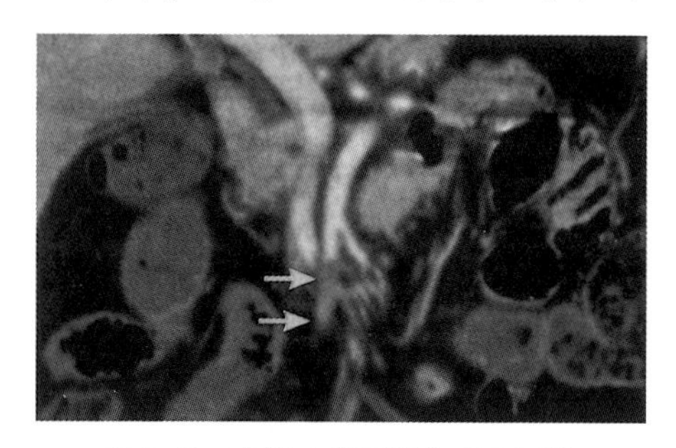

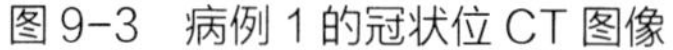

图 9–3　病例 1 的冠状位 CT 图像

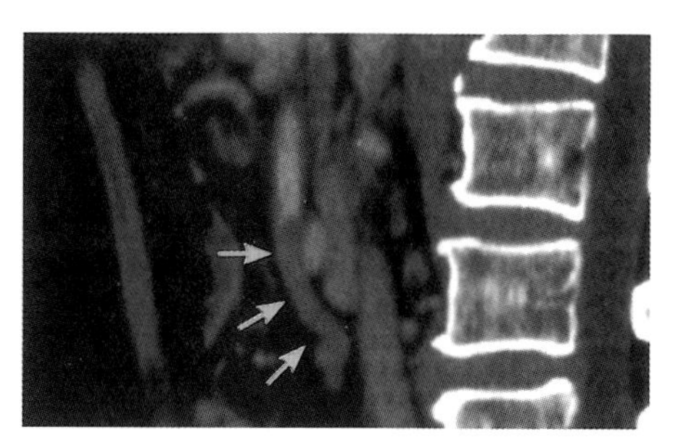

图 9–4　病例 1 的矢状位 CT 图像

年轻的放射科医师：在本病例中，急诊 CT 增强扫描图像中也可见 SMA 血流中断，所以对该患者进行了溶栓治疗。由于发现得早，患者没有发生肠管坏死，治疗后患者顺利出院。

实习医师：一开始就进行了 CT 增强扫描，真是太好了。

带教医师：用 CT 增强扫描准确地评价血管是很重要的，但是要知道，CT 也有可能显示出血栓或血流中断。

年轻的放射科医师：新鲜的血栓密度高，如果是早期的血栓，在 CT 平扫图像中也可以显示出来。一般来说，进行 CT 平扫时将窗位（window level，WL）设定在 30 HU 左右，将窗宽（window width，WW）设定为 300 HU，然后将参数缩小到 WL = 60 HU、WW = 60 HU 左右进行观察，即使是 CT 平扫图像，对比度也很明显，容易显示出血栓（图 9–5）。

实习医师：原来如此，这样的话 CT 平扫也能发现血栓。

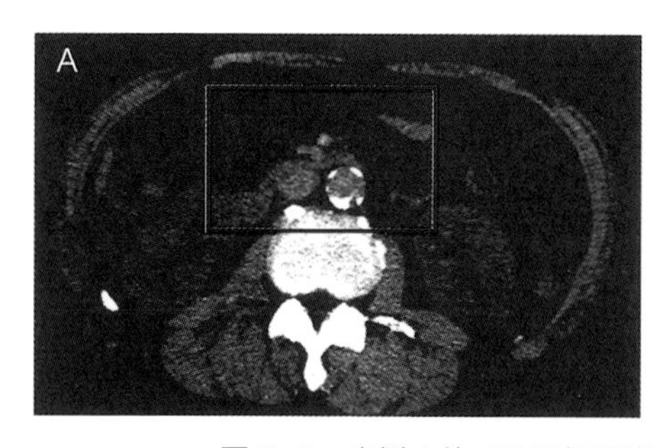

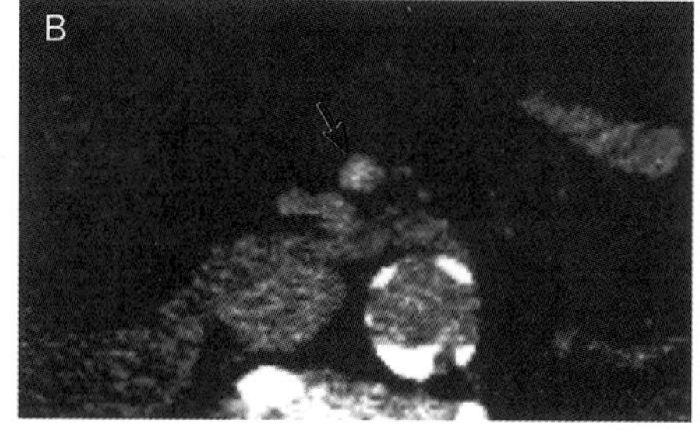

图 9–5　病例 1 的 CT 平扫图像（WW=60 HU，WL=60 HU）
A. SMA 远段部水平；B. A 中 □ 的放大图

带教医师：当然，随着时间的推移，血栓的密度逐渐降低，可见度也会变得越来越低，所以尽可能用 CT 增强扫描进行评估比较好。但是，也有因为哮喘、对比剂过敏或肾功能不全等原因而不能进行 CT 增强扫描的情况，所以要记住早期可以进行 CT 平扫。

年轻的放射科医师：有一个非常有名的征象，表现为肠系膜上静脉（superior mesenteric vein，SMV）灌注区域血流量下降，这就是 smaller SMV sign。这也是进行 CT 平扫时应该注意的地方，借此机会请一定要记住。

关键点! smaller SMV sign[3-5]

为了确保与血液流速快的 SMA 有相同的血流量，流速较慢的 SMA 通常比 SMA 粗。如果 SMA 闭塞、绞窄性肠梗阻或非闭塞性肠系膜缺血（non-occlusive mesenteric ischemia，NOMI）等疾病导致 SMA 灌注区的血流量下降，SMV（图 9-6 →）有时会随着血流量的减少而变得比 SMA（图 9-6 →）更细。这种情况被称为“smaller SMV sign”，提示 SMA 灌注区域的血流量降低。

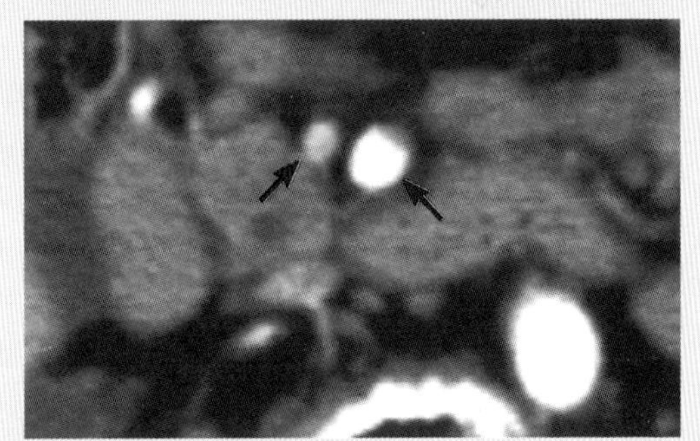

图 9-6　CT 增强扫描图像（SMA 近段）

参考病例　60 岁女性，绞窄性腹痛。

实习医师：如果平时不注意看 SMA 和 SMV 图像的话，可能会遗漏。

年轻的放射科医师：一般来说，动脉壁较厚，即使血流量下降，其直径也不会发生太大的变化。但静脉在血流量下降时，由于直径容易发生变化，所以产生 smaller SMV sign。类似的表现还有下腔静脉塌陷征（collapsed IVC sign），当全身循环血液量下降时，下腔静脉会塌陷。

带教医师：现在能明白有意识地去观察血管的重要性了吧？那么，我们来看下一个病例吧。

病例 2　50 岁女性，镜下血尿。

为了查明病因，进行了腹部 CT 检查（图 9-7）。

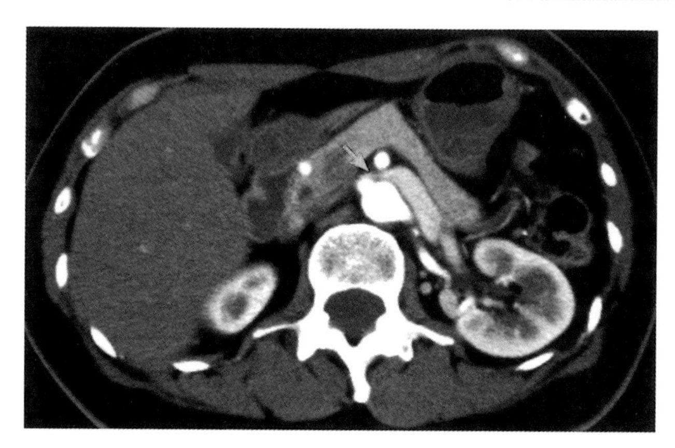

图 9-7　CT 增强扫描图像（左肾门部水平）

带教医师：有没有发现什么异常的影像学表现呢？

实习医师：肾脏似乎没有特别的异常。

年轻的放射科医师：那我给你个提示吧，沿着左肾静脉的走行观察。

实习医师：左肾静脉在 SMA 和腹主动脉之间的部位走行（图 9-7　）好像很细。这是不是胡桃夹综合征？

年轻的放射科医师：你的知识真丰富啊！对于本病例，还可以在其他水平发现扩张的左侧卵巢静脉（图 9-8 ◯）。那么，能讲讲胡桃夹综合征是一种什么样的疾病吗？

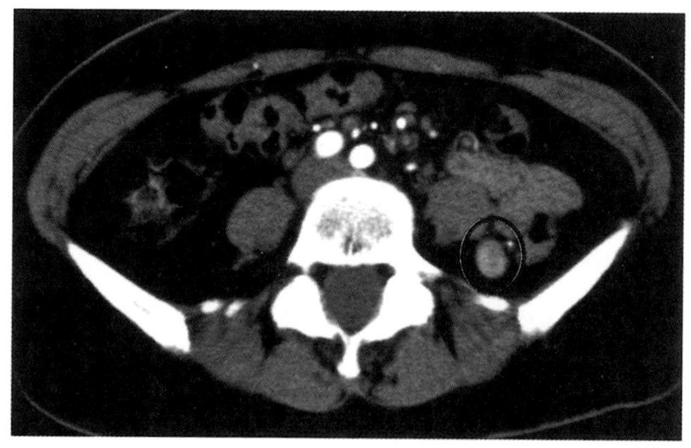

图 9-8　CT 增强扫描图像（骨盆入口部水平）

实习医师：胡桃夹综合征的原因是左肾静脉被 SMA 和腹主动脉夹住，受到了压迫。

年轻的放射科医师：大概说对了一半吧。通常 SMA 和腹主动脉之间存在着脂肪组织，从而使这两根血管之间保持着一定的距离[6]。但是，由于体重急剧下降等原因，其中的脂肪组织减少的话，存在于两者之间的左肾静脉就会被夹住并受到压迫。这种状态被称为胡桃夹现象。压迫引起血流缓慢，并伴有由左肾静脉内压上升引起的血尿和左侧腹部疼痛等临床症状时，才可称为胡桃夹综合征[7]。

带教医师：左肾静脉被 SMA 和腹主动脉夹住的样子，就像胡桃被夹在胡桃夹子里一样，所以有了这个名称（图 9-9）。

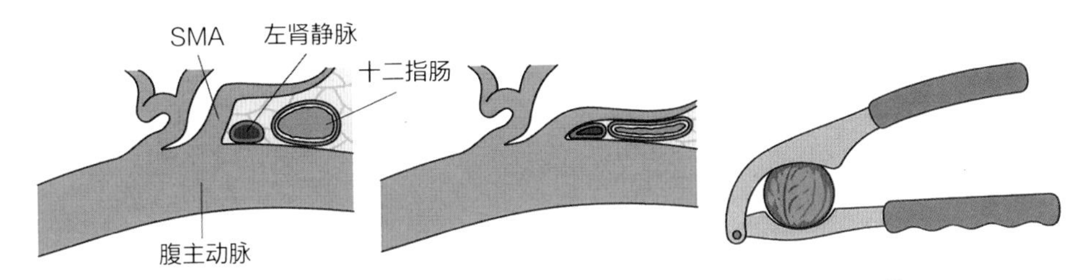

图 9-9　正常示例（左）、脂肪组织减少时（中）和胡桃夹（右）[6]

年轻的放射科医师：在此，我们先来了解一下胡桃夹综合征的 CT 表现。

关键点！胡桃夹（nurcracker）综合征的 CT 表现[8]

- SMA 与腹主动脉之间的左肾静脉处有鸟嘴征（beak sign）（图 9-10）。
- 肾门部左肾静脉扩张部位的直径和 SMA－腹主动脉狭窄部位的左肾静脉的直径比大于 4.9（图 9-11）。

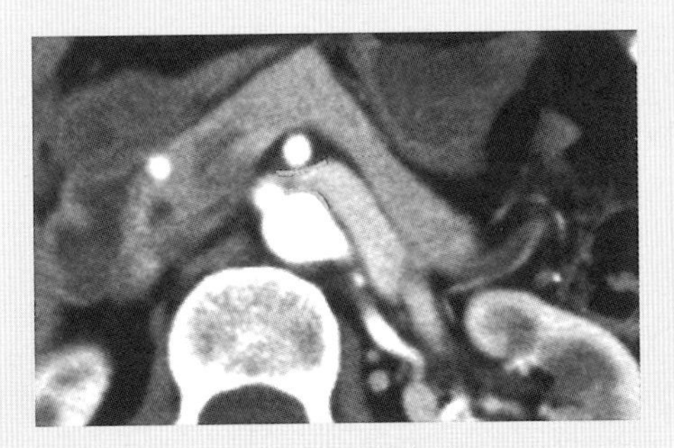

图 9-10　鸟嘴征

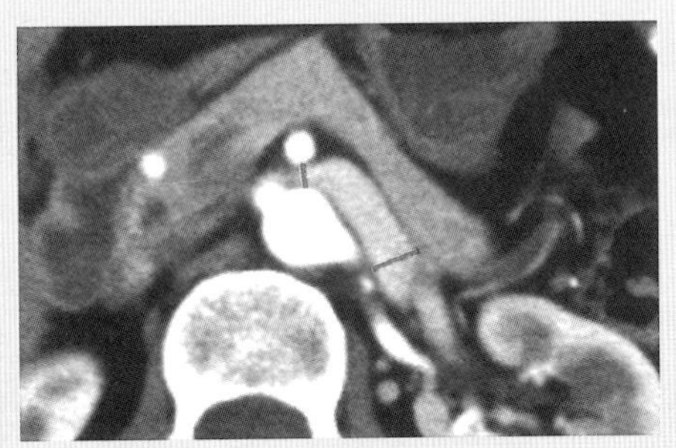

图 9-11　测定左肾静脉的直径比

- SMA 和腹主动脉的夹角小于 41°（图 9–12）。
- 性腺静脉、肾上腺静脉和腰椎静脉等侧支循环发达（图 9–13）。

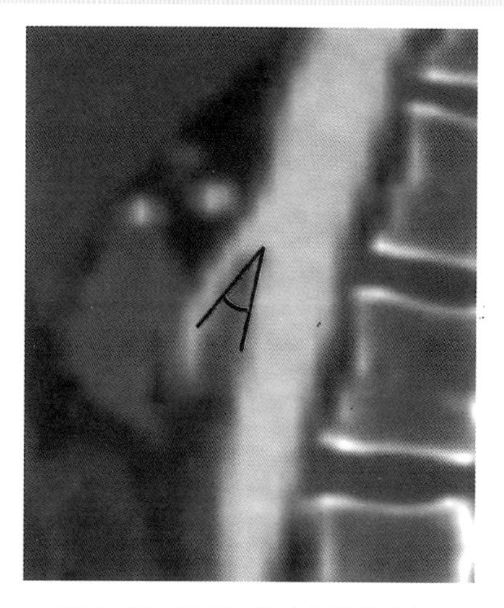

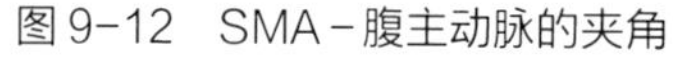

图 9–12　SMA－腹主动脉的夹角

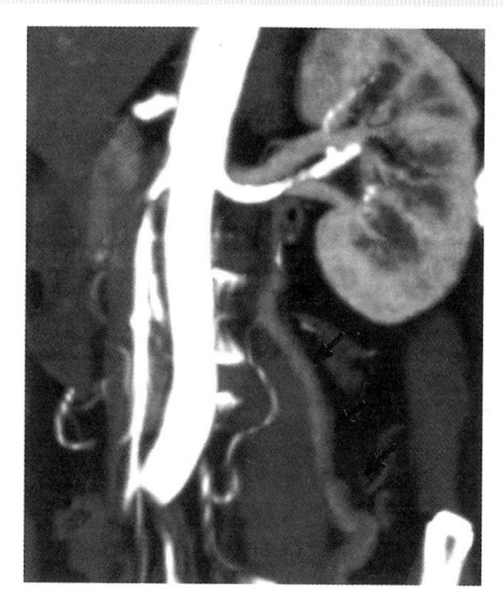

图 9–13　扩张的性腺静脉

年轻的放射科医师：不过，这些影像表现在正常人中也能看到，这一点要注意。刚才也说了，胡桃夹综合征的诊断前提是伴有临床症状，所以不能因为 CT 检查有阳性结果就轻易诊断。另外，肾静脉压的测定对最终诊断也很重要。

实习医师：根据 CT 的观察结果，可以怀疑存在胡桃夹综合征。

带教医师：虽说是影像诊断，但如果不考虑临床信息的话是不能成立的。

年轻的放射科医师：另外，作为与胡桃夹综合征非常相似的疾病，十二指肠水平部被夹在 SMA 和腹主动脉之间而出现腹部症状的疾病被称为肠系膜上动脉综合征。让我们一起来学习一下吧。

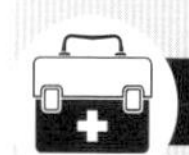

关键点！ 肠系膜上动脉综合征

● 概念

十二指肠水平部因受到 SMA 和腹主动脉的压迫而出现狭窄或闭塞（图 9–14），患者可出现腹痛和呕吐等症状。容易引起本综合征的情况有神经性厌食症、吸收不良和癌症等原因引起的体重急剧下降，手术和石膏固定引起的长期卧床，以及严重脊柱侧凸患者的手术治疗等[5]。

● **影像学表现**

胃和十二指肠明显扩张。SMA 和腹主动脉的夹角（图 9-12）小于 22°，以及 SMA 和腹主动脉的距离小于 8 mm 有助于诊断[9]。

● **治疗**

最基本的治疗方法是体位转换、输液和管饲营养，对难治性病例，可以通过手术去除狭窄处（如进行十二指肠前置术或狭窄部旁路术等）[5]。

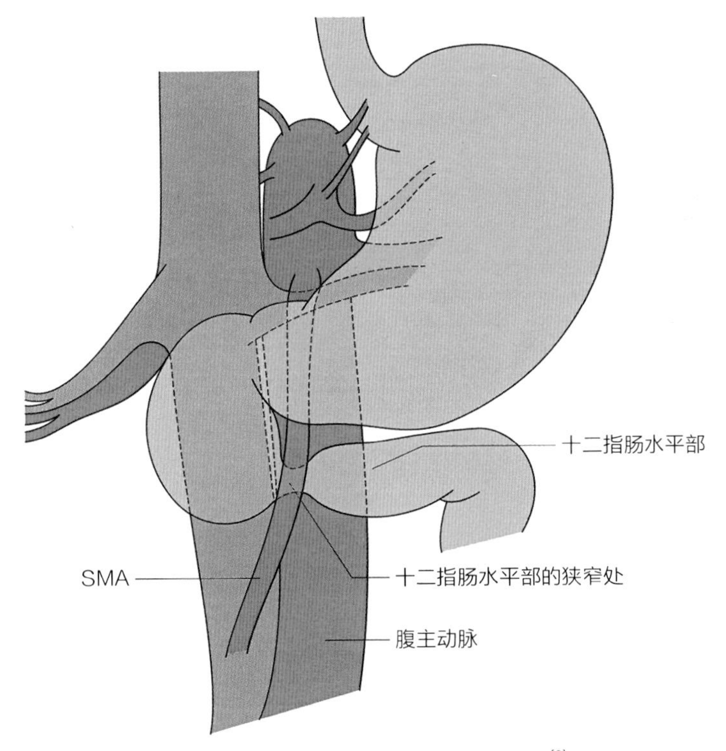

图 9-14　肠系膜上动脉综合征的模式图[6]

带教医师：胡桃夹综合征和肠系膜上动脉综合征都是由病变部位被夹在 SMA 和大动脉之间而引起症状的疾病。像这类由血管压迫邻近的管腔器官，或者血管本身被其他组织结构压迫而引起各种症状的状态的总称为血管压迫综合征（vascular compression syndrome）。

实习医师：不仅仅是血管压迫其他组织，也包括血管被其他组织压迫的情况吗？

年轻的放射科医师：没错。从这个意义上讲，这个概念涉及的疾病范围非常广泛。最后，让我们来看看具体的病例。

病例 3　60 多岁男性，下段胆管癌。

拟对患者实施胰头十二指肠切除术。为了术前评估而进行了腹部 CT 增强扫描（图 9-15）。

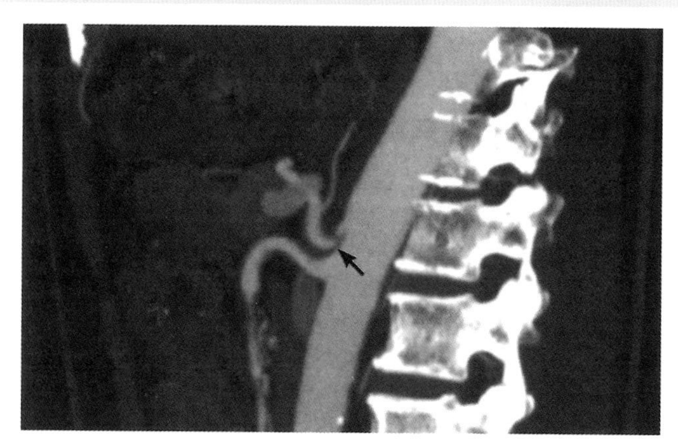

图 9-15　CT 增强扫描的矢状位最大值投影图像

带教医师：你们有没有注意到什么异常呢？

实习医师：腹腔干的起始部分看起来很窄（图 9-15 →）。应该是血管压迫综合征，腹腔干可能受到某种结构的压迫吧。有什么结构能压迫腹腔干吗？

带教医师：该病例为正中弓状韧带压迫腹腔干导致的正中弓状韧带压迫综合征（median arcuate ligament syndrome，MALS）的可能性很高。你听说过 MALS 这个病名吗？

实习医师：没听说过。正中弓状韧带是什么？

年轻的放射科医师：正中弓状韧带是连接左、右膈脚的拱形韧带，横跨腹主动脉（图 9-16），通常位于腹腔干起始部稍近头部一侧，但 10% ~ 25% 的人的正中弓状韧带在腹腔干起始部水平形成拱形，在这种情况下，有时会造成腹腔干受压和狭窄（图 9-17）。这就是正中弓状韧带压迫腹腔干所致的 MALS。

实习医师：腹腔干可分出肝动脉和胃十二指肠动脉吧？如果腹腔干狭窄的话，可能会出现相当严重的症状，这个病例有没有什么特别的症状？

带教医师：当然，由于腹腔干被挤压而狭窄，血流量下降并伴有上腹部疼痛、恶心、呕吐和腹泻等临床症状。但是在腹腔干狭窄的情况下，SMA 会发出侧支循环，在这种情况下大多数人无明显症状。

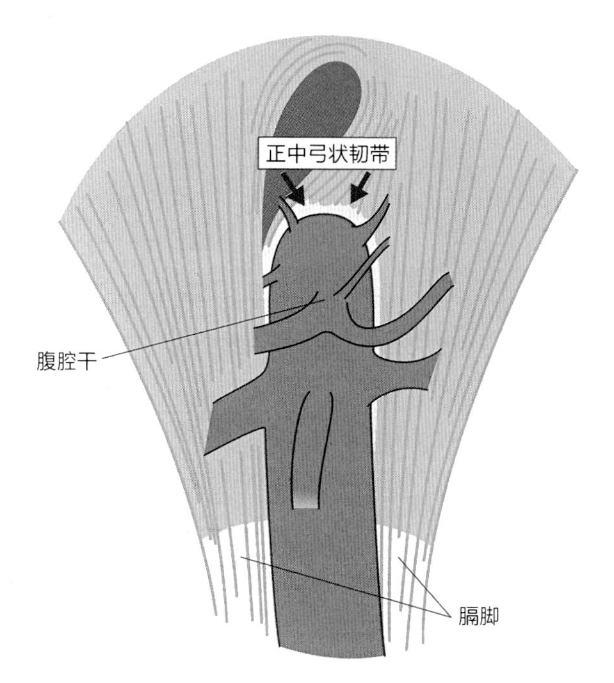

图 9-16　正中弓状韧带和左、右膈脚

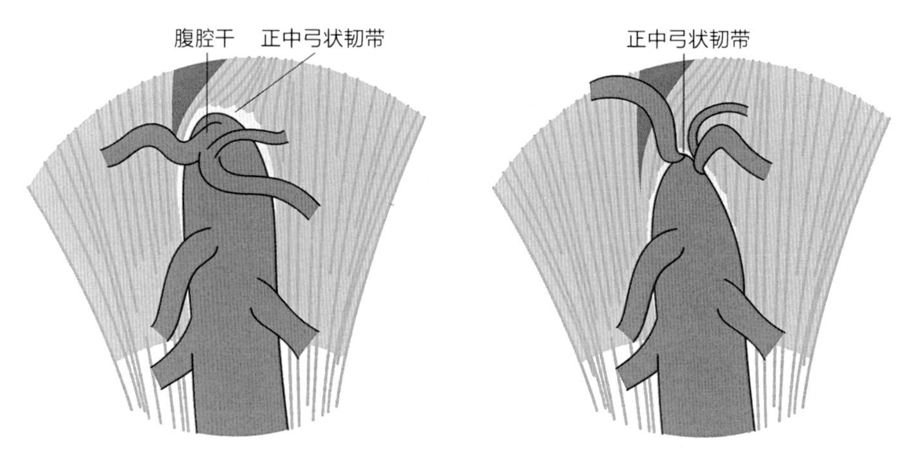

图 9-17　正常的正中弓状韧带（左）和发生 MALS 时的正中弓状韧带（右）[11]

实习医师：腹腔干和 SMA 是相连的吗?

年轻的放射科医师：从腹腔干分出的胃十二指肠动脉，其分出的胰十二指肠上前动脉和胰十二指肠上后动脉，与 SMA 分出的胰十二指肠下动脉在胰头部形成被称为“胰头部拱廊”的交通（图 9-18）。观察本病例的 CT 血管造影，发现该胰头部拱廊扩张，可见多个侧支循环形成（图 9-19）。

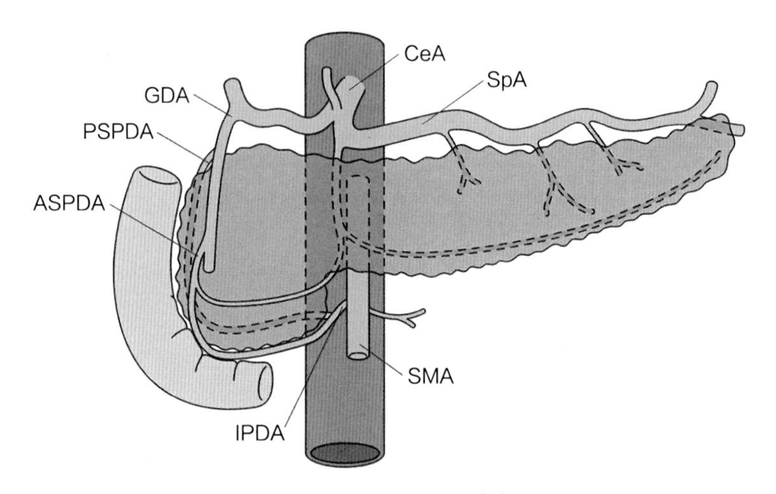

图 9-18 胰头部拱廊[12]

ASPDA—anterior superior pancreaticoduodenal artery（胰十二指肠上前动脉），CeA—celiac artery（腹腔干），GDA—gastroduodenal artery（胃十二指肠动脉），IPDA—inferior pancreaticoduodenal artery（胰十二指肠下动脉），PSPDA—posterior superior pancreaticoduodenal artery（胰十二指肠上后动脉），SpA—splenic artery（脾动脉）

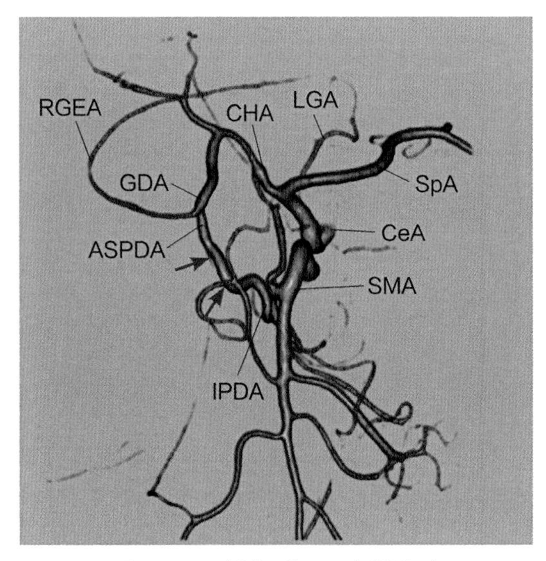

图 9-19 病例 3 的 CT 血管造影

ASPDA—胰十二指肠上前动脉，CeA—腹腔干，CHA—common hepatic artery（肝总动脉），GDA—胃十二指肠动脉，IPDA—胰十二指肠下动脉，LGA—left gastric artery（胃左动脉），RGEA—right gastroepiploic artery（胃网膜右动脉），SMA—肠系膜上动脉，SpA—脾动脉

实习医师：原来如此，可以清楚地看见侧支循环呢。

年轻的放射科医师：像这个例子一样，因准备行十二指肠切除术而需要切除胰头部时，若在没有发现腹腔干狭窄的情况下切除侧支循环的血管，则术后有发生缺血性并发症的危险。因此，术前了解是否存在MALS很重要。在此，让我们总结一下MALS的影像学表现。

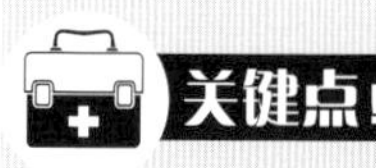

MALS的影像表现[10]

- 正中弓状韧带压迫引起腹腔干根部出现钩状狭窄。
- 腹腔干狭窄后扩张。
- 胰头部拱廊扩张。

年轻的放射科医师：在这个病例的下段胆管癌手术中，在进行胰头十二指肠切除术的同时进行了正中弓状韧带的切除，解除了腹腔干的狭窄，术后没有出现严重的并发症。

带教医师：这个病例说明术前正确发现MALS的重要性。不过，不仅是对于手术病例，随着胰头部拱廊的扩张，有时也会发生动脉瘤，所以在怀疑有MALS的情况下，也要注意是否有动脉瘤。

实习医师：嗯。即使乍一看没有症状，也有可能隐藏着MALS。

带教医师：有血管的地方就可能存在血管压迫综合征。在充分理解腹部血管与其周边结构的解剖关系的前提下，平时有意识地观察腹部血管的图像是很重要的。通过这次的课程你明白这一点了吗？

实习医师：嗯，掌握基础知识对于理解影像诊断的要点是很重要的。我会加油的！

参考文献

[1] 「グレイ解剖学 原著第1版」（Drake RL et al/著，塩田浩平 ほか/訳），pp294-295, 297，エルゼビア・ジャパン，2007.

[2] 「日獨医報 特別企画シリーズ（vol.59, special edition）—画像診断とIVRのための腹部血管解剖」（打田日出夫，松井 修，森 宣，衣袋健司，秋田恵一/企画・監修），

バイエル薬品株式会社，pp53-78, 2014.

[3] 早川克己 ほか：高齢者の急性腹症．画像診断，19: 1053-1062, 1999.

[4] 鈴木敏文：急性 SMA 閉塞症の CT 診断．日本医放会誌，56: 83-86, 1996.

[5] 「ここまでわかる急性腹症の CT 第 2 版」（荒木 力 / 著），pp102, 129-131，メディカル・サイエンス・インターナショナル , 2009.

[6] Lamba R, et al: Multidetector CT of vascular compression syndromes in the Abdomen and Pelvis. RadioGraphics, 34: 93–115, 2014.

[7] 「知っておきたい泌尿器の CT・MRI」（山下康行 / 編著），pp146-147，学研メディカル秀潤社 , 2008.

[8] Kim KW, et al: diagnostic value of computed tomographic findings of nutcracker syndrome: correlation with renal venography and renocaval pressure gradients. Eur J Radiol, 80: 648–654, 2011.

[9] Unal B, et al: Superior mesenteric artery syndrome: CT and ultrasonography findings. Diagn Interv Radiol, 11: 90–95, 2005.

[10] 「肝胆膵の画像診断 -CT・MRI を中心に」（山下康行 / 編著），pp468-469，学研メディカル秀潤社 , 2010.

[11] 「Median Arcuate Ligament Syndrome」，University of Virginia Health System, Heart & Vascular Center ホームページ：http://heart.uvahealth.com/services/vascular/median-arcuate-ligament-syndrome.

[12] 「腹部血管の X 線解剖図譜」（平松京一 / 編），p98，医学書院 , 1982.

课程 10 可以正确诊断输尿管结石吗？

注意陷阱

讨论

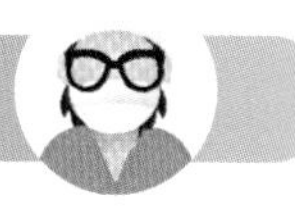

带教医师： 在分析具体病例之前，我们先来了解一下输尿管及其周边的解剖结构（图 10-1）。如果被检者处于 CT 增强扫描的对比剂排泄期，医师就不会为确定输尿管而烦恼。但是很难通过 CT 平扫来确定输尿管，所以有必要精通它的解剖。

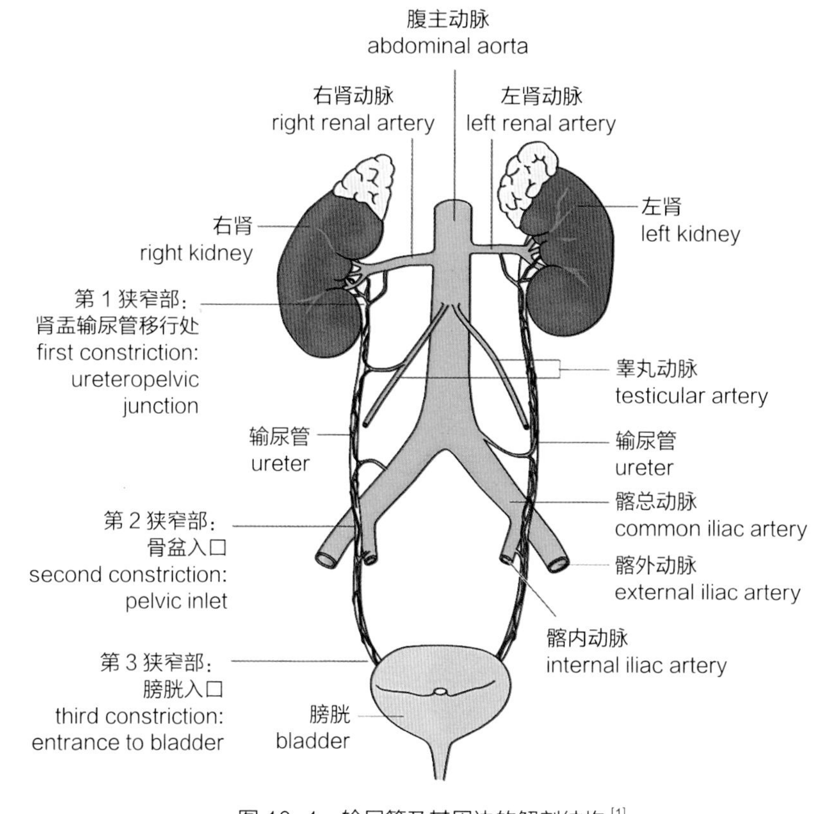

图 10-1 输尿管及其周边的解剖结构 [1]

关键点！ 输尿管的解剖结构[2]

- 输尿管起始于肾盂输尿管连接部（ureteropelvic junction，UPJ），走行于腰大肌和髂总动脉前方，从膀胱底部后方进入膀胱肌层约 2 cm，止于膀胱三角。
- 通过 CT 图像观察输尿管时，首先从肾盂开始确认腰大肌前方，来到骨盆入口附近后确认髂总动脉。输尿管与髂总动脉交叉后进入骨盆内，此时难以被辨认，但大多情况可从膀胱侧逆行性追踪。
- 输尿管生理性狭窄有 3 处，分别位于肾盂输尿管移行处、输尿管跨过髂血管处和输尿管膀胱壁连接部。输尿管结石（urolithiasis）多见于这些狭窄的部位，怀疑有结石时最好先关注这些部位。

带教医师：现在我们已经掌握了输尿管的走行情况，接下来看一下具体的病例。

病例 1　29 岁男性。主诉当日早上开始右腹部疼痛。

白细胞计数为 5.2×10^9/L，C 反应蛋白（C-reactive，CRP）0.1 mg/L，尿潜血 3(+)。

为了明确腹痛的原因，患者进行了 CT 平扫及 CT 增强扫描（图 10-2 ~ 10-4）。

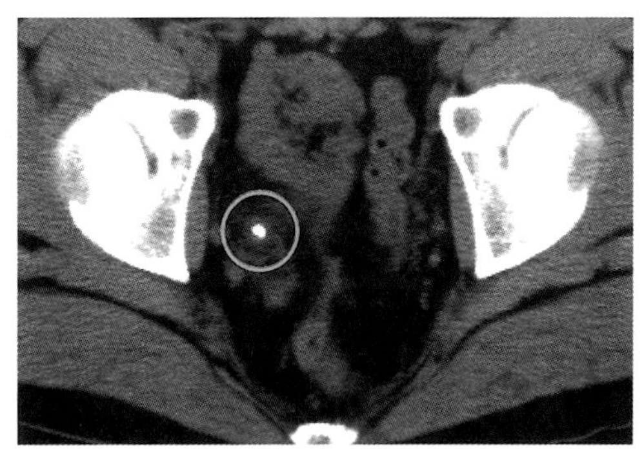

图 10-2　CT 平扫图像（股骨水平）

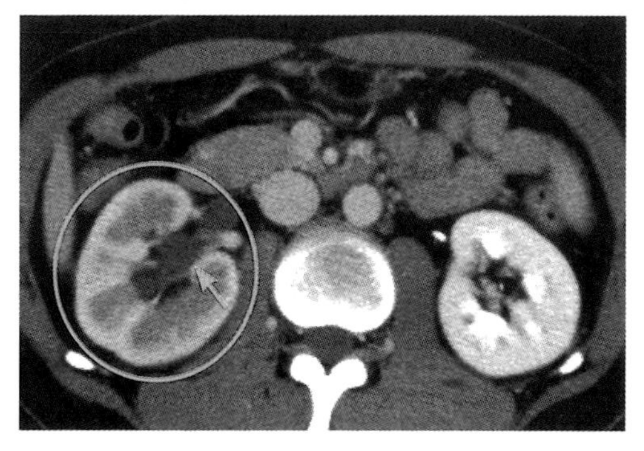

图 10-3　CT 增强扫描图像（平衡期，肾门水平）

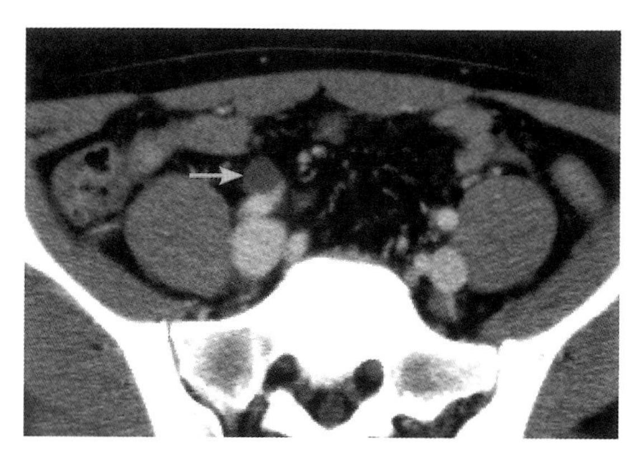

图 10-4 CT 增强扫描平衡期图像（骨盆入口水平）

带教医师：结果怎么样呢？

实习医师：在 CT 平扫图像中可见右侧输尿管下段有高密度结节（图 10-2 ◯），因此怀疑是输尿管结石。右侧肾盂（图 10-3 →）和输尿管（图 10-4 →）扩张。右肾轻度肿大，可见对比剂延迟流入（图 10-3 ◯）。

带教医师：没错。这次还排除了输尿管结石以外的腹痛原因。虽然也进行了 CT 增强扫描，但实际上 CT 平扫也足以诊断输尿管结石。不过，实际上输尿管结石的诊断也有很多困难，另外也有很多不明显的输尿管结石，在此我们从基础知识开始学习。

年轻的放射科医师：作为输尿管结石的基础知识，我想知道的是，原则上所有的输尿管结石都可以用 CT 检测出来。X 线检查中肾结石检出率在 60% 左右[3]，X 线穿透性结石（尿酸结石、黄嘌呤结石和胱氨酸结石）和钙含量低的结石是检测不出来的，这些 X 线穿透性结石吸收值最低为 300 HU，所以，即使微小的结石也可以通过 CT 检测出来。

带教医师：不过，有一个 CT 不能检出的高密度结石例外：艾滋病治疗药物茚地那韦（indinavir，一种抗病毒的蛋白酶抑制剂）在输尿管内析出，可引起输尿管阻塞。这种情况下没有钙化，CT 平扫并不能发现析出物。

实习医师：HIV 感染等既往史是很重要的。

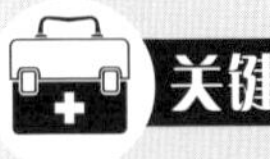

关键点！ 输尿管结石的诊断方法 1——注意高密度但不能显影的结石

- 原则上所有的输尿管结石都可以在 CT 图像中显示出来，但例外的是由艾滋病的治疗药物茚地那韦引起的结石。

带教医师：那么，看见了高密度的输尿管结石之后，就转移到下一主题。当看到疑似输尿管结石的高密度影时，不要立即诊断为输尿管结石，有必要检查其是否是真正的输尿管结石。具体来说，静脉石、动脉壁钙化和腹腔游离体等的鉴别诊断也是一个难题，特别是上述病变位于输尿管附近时。

实习医师：腹腔游离体？第一次听说。好奇怪的名字啊……。

年轻的放射科医师：腹腔游离体可能是不太常见的病变。虽然有点跑题，但在这里了解一下吧。

关键点！ 腹腔游离体 [5]

- 腹腔游离体（peritoneal mouse）又称腹腔石（peritoneal stone）或腹膜游离体（peritoneal loose body），是以腹腔内游离的腹膜垂为核形成的由磷酸钙和蛋白质构成的结石。腹膜垂是由结肠带向腹腔内突出的叶状脂肪组织，被认为由于缓慢的血液循环而游离。
- 当看到钙化灶在腹腔内移动时，应考虑到本病，根据拍摄时期不同，其位置也不同。其内部含有脂肪可以成为其与输尿管结石的鉴别点。
- 通常无症状，但也有极少数病变压迫肠管，导致肠梗阻。

实习医师：真有趣，我会记住的。

带教医师：那么，下面再将其和静脉石进行鉴别。静脉石（phleboliths）是由末梢静脉形成的、多位于骨盆下外侧壁的圆形钙化血栓。其位置和尺寸都容易与输尿管结石混淆，在临床工作中也难以判断，所以要牢牢掌握以下要点。

关键点！输尿管结石的诊断方法 2——与静脉石进行鉴别 [6]

• 环状征（rim sign）[7]。结石的局部刺激使输尿管壁发生水肿性肥厚，此时可见结石周围的软组织密度增高（图 10–5 ◯）。4 mm 以下的小结石更清楚，在结石不明确的情况下也有助于诊断。在输尿管结石中发现本报告的灵敏度为 77%，特异性为 92 %，相对较高，而在静脉石中发现本报告的灵敏度为 10% 以下 [8]，因此对诊断有用。

• 彗星尾征（comet tail sign）[9]。在 65% 的静脉石病例中可以看到，从静脉石延伸出一条像尾巴一样细长的软组织密度影，其实是与静脉石连接的虚空的静脉（图 10–6 →）。

• 钙化密度的差值 [10]。肾结石的密度比静脉石密度高，这是鉴别点之一（肾结石和静脉石的平均 CT 值分别是 305 HU 和 160 HU，静脉石的平均 CT 值不会超过 278 HU）。另外，静脉石中心部的钙化比边缘部钙化少见（中心透明征）[11]。

• 在 CT 增强扫描的排泄期，由于输尿管内有对比剂，所以如果是输尿管结石，在排泄期时进行 CT 检查就很难确认钙化灶，但如果是静脉石，则可以确认出其为与输尿管不同的结构。CT 增强扫描是最可靠的鉴别诊断方法。

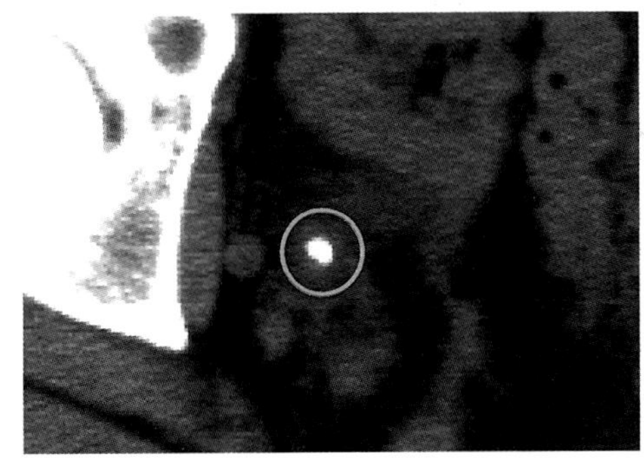

图 10–5　环状征（图 10–2 的放大图）
可以看到围绕在结石周围的软组织密度增高

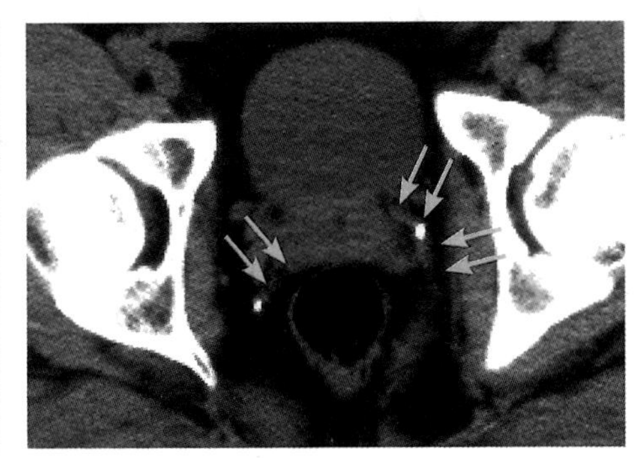

图 10–6　彗星尾征［CT 平扫（骨盆底部水平）］
两侧骨盆底部可见小钙化灶，并可见连续的细长软组织结构

带教医师：关于静脉石的中心透明征，即使在X线片中，静脉石也多为环状钙化灶。

实习医师：原来如此。这样就能分辨出是否有结石了。

年轻的放射科医师：首先要判断输尿管内是否有结石（第一次观察）。确认有输尿管结石后，再进行第二次观察。这些输尿管结石的影像学表现是由阻塞和感染引起的，虽然在肿瘤等结石以外的输尿管阻塞疾病中也能看到非特异性表现，但是这些表现也能证明输尿管结石可能存在，所以很重要。

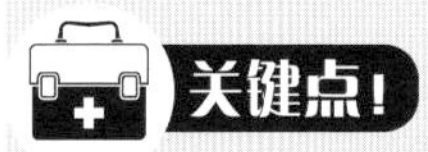

输尿管结石的第二次观察（提示输尿管阻塞的表现）[5-6]

- CT图像中的高密度肾锥体消失：多见于轻度闭塞，因为这种现象是局限性水肿的表现。
- 肾周围的软组织密度增高：反映了肾周围的软组织发生水肿，在肾炎、肾梗死和外伤等很多疾病中都能看到[12]。通常背部疼痛这个症状在发病后2小时内不出现，一般在8小时以后才会出现。
- 患侧肾肿大：初期多局限于上极和下极。
- 肾盂、肾盏和输尿管扩张（图10-3→为肾盂扩张，图10-4→为输尿管扩张）。
- 强化程度降低和（或）延迟：由于血流量减少，患侧肾的强化程度也降低和（或）延迟（图10-3○）。另外，肾盂和输尿管中的对比剂排泄也会延迟。
- 在输尿管阻塞合并上尿路感染如感染性肾积水（infected hydronephrosis）或肾积脓（pyonephrosis）的情况下，有时可见肾实质局限性显影不良[12]。

实习医师：原来如此。第一次观察和第二次观察的结合，使诊断变得可靠。

带教医师：没错。对了，有了第二次观察中的表现却没有看到第一次观察中的表现时，应该考虑什么呢？

实习医师：有肾积水和输尿管扩张，却找不到结石，是不是结石已经排出体外了？

年轻的放射科医师：这是其中一个原因。如果不能确认有结石，只看到输尿管阻塞的表现（第二次观察），则应考虑排石后或结石以外的闭塞性病变。另外，也需要鉴别刚才提到的艾滋病治疗药物（茚地那韦）引起的阻塞。

带教医师：我们要记住与第二次观察相关的切入点——肾外型肾盂和肾盂旁囊肿。注意不要把这些误认为是肾积水。患者经过超声检查等被诊断为肾积水，又去进行 CT 检查的情况也不少，所以有必要注意一下。

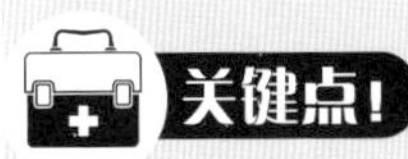

输尿管结石的诊断方法 3——注意容易被误认为是肾积水的构造[6]

● **肾外型肾盂（extrarenal pelvis）（图 10-7 ）**

• 肾盂位于肾实质外的先天性畸性。

• 特征是没有肾盏和输尿管扩张。另外，肾上极和下极几乎不发生肾盂突出，仅在肾门处可见肾盂突出也是鉴别点[8]。

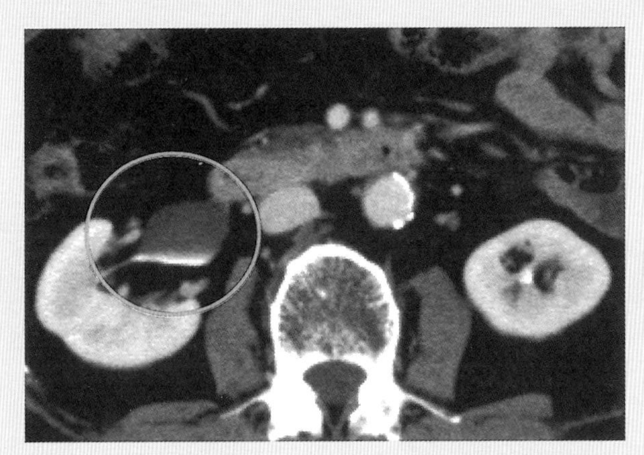

图 10-7 肾外型肾盂［CT 增强扫描图像（右肾门部水平）］
右肾盂向内突出，未见肾盏扩张

● **肾盂旁囊肿（parapelvic cyst）（图 10-8）**[1]

• 是指存在于肾盂周围或肾窦处，由淋巴管扩张等引起的囊肿，广义上还包括从肾实质向肾窦内突出的单纯性囊肿。多发于双侧。

• 基本无症状，但也有少数会导致疼痛。

• CT 显示肾窦区有囊状结构，少见钙化。在增强排泄期没有发现对比剂流入，这是与肾积水的最大鉴别点。

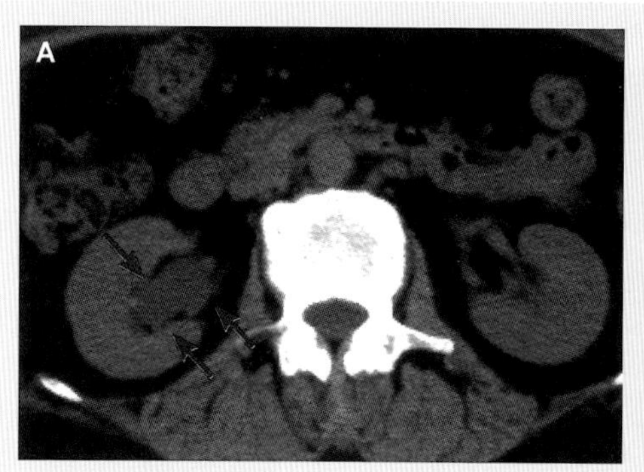

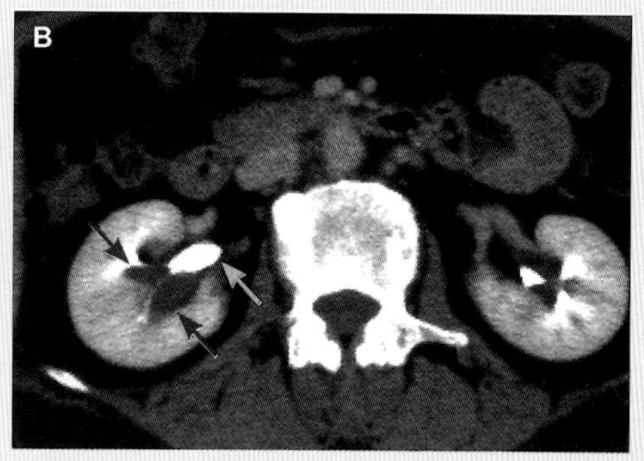

图 10-8　肾盂旁囊肿

A. CT 平扫图像（右侧肾门水平）；B. CT 增强扫描图像（排泄期，右侧肾门水平）

CT 平扫图像中右肾窦处有液性低密度结构（A →），不能排除有肾盂扩张，在 CT 增强扫描的排泄期图像中，可以清楚地分辨出有对比剂流入的肾盂（B →）和没有对比剂流入的液性低密度结构（肾盂旁囊肿，B →），实际上肾盂的尺寸在正常范围内

实习医师：我渐渐对输尿管结石的诊断有了信心。

带教医师：就是这样！一旦确诊输尿管结石，就要对结石进行详细评估。具体来说就是数量、尺寸和位置。

年轻的放射科医师：首先是结石的数量，除了阻塞输尿管的结石以外，还有肾结石，要掌握其数量和形状。肾结石和输尿管结石都有可能成为腰痛的原因。其次是尺寸，结石的尺寸决定治疗方法，垂直于输尿管的横径不超过 5 mm 的结石中，68% 可以被自然排出，5 ~ 10 mm 的，47% 可自然排出 [14]，但超过 10 mm 的结石自然排出的可能性较小，需要体外冲击波碎石术（extracorporeal shock wave lithotripsy，ESWL）等积极的治疗方法。最后，关于位置，位于近上段（上游部）的结石自然排出的可能性低 [15]。另外，输尿管膀胱移行部的结石多向膀胱内突出，有时需要与刚排出输尿管的结石进行鉴别。这种情况需要追加卧位 CT 检查，如果结石移动到膀胱内，就可以诊断为排石后。

实习医师：原来如此。对结石的评价在决定治疗方面也很重要。

带教医师：在充分理解输尿管的解剖和走行的基础上，通过第一次观察和第二次观察，正确地评估结石的数量、尺寸与位置，就能准确地进行诊断和治疗。另外，也要注意静脉石等结石以外的钙化和容易误认为是肾积水的病变。日常生活中遇到的常见病很多，所以尽量各方面都精通。

参考文献

[1] 「グレイ解剖学 原著第 1 版」（Drake RL, et al/ 著，塩田浩平 ほか / 訳），p324, エルゼビア・ジャパン , 2007.

[2] 「知っておきたい泌尿器の CT・MRI」（山下康行 / 編著），pp98-99, pp152-157, pp194-197, 秀潤社 , 2008.

[3] Smith RC, et al: Helical CT of urinary tract stones. Epidemiology, origin, pathophysiology, diagnosis, and management. Radiol Clin North Am, 37: 911-952, 1999.

[4] Blake SP, et al: Nonopaque crystal deposition causing ureteric obstruction in patients with HIV undergoing indinavir therapy. AJR Am J Roentgenol, 171: 717-720, 1998.

[5] 「ここまでわかる急性腹症の CT 第 2 版」（荒木 努 / 著），pp200-205，メディカル・サイエンス・インターナショナル，2009.

[6] Phillip MC, et al: What the radiologis needs to know about urolithiasis：Part 2--CT findings, reporting, and treatment. AJR Am J Roentgenol, 198: 548-554, 2012.

[7] Heneghan JP, et al: Soft tissue “rim” sign in the diagnosis of ureteral calculi with use of unenhanced helical CT. Radiology, 202: 709-711, 1997.

[8] Dalrymple NC, et al: Pearls and pitfalls in the diagnosis of ureterolithiasis with unenhanced helical CT. Radiographics, 20: 439-447, 2000.

[9] Boridy IC, et al: Ureterolithiasis：value of the tail sign in differentiating phleboliths from ureteral calculi at nonenhanced helical CT. Radiology, 211: 619-621, 1999.

[10] Bell TV, et al: Unenhanced helical CT criteria to differentiate distal ureteral calculi from pelvic phleboliths. Radiology, 207: 363-367, 1998.

[11] Trabici J, et al: Distinguishing pelvic phleboliths from distal ureteral stones on routine unenhanced helical CT：is there a radiolucent center? AJR Am J Roentgenol, 172: 13-17, 1999.

[12] 「画像診断に絶対強くなるワンポイントレッスン」(扇 和之 / 編), pp137-142, 羊土社, 2012.

[13] Varanelli MJ, et al: Relationship between duration of pain and secondary signs of obstruction of the urinary tract on unenhanced helical CT. AJR Am J Roentgenol, 177: 325-330, 2001.

[14] Preminger GM, et al: 2007 Guideline for the management of ureteral calculi. Eur Urol, 52: 1610-1631, 2007.

[15] Coll DM, et al: Relationship of spontaneous passage of ureteral calculi to stone size and location as revealed by unenhanced helical CT. AJR Am J Roentgenol, 178: 101-103, 2002.

[16] Levine J, et al: The value of prone scanning to distinguish uretrovesical junction stones from ureteral stones that have passed into the bladder：leave no stone unturned. AJR Am J Roentgenol, 172: 977-981, 1999.

课程 11 典型腹外疝的鉴别要点

诊断闭孔疝、腹股沟疝和股疝的技巧

闭孔疝

病例 1 90 多岁女性，因进行性腹痛伴持续性呕吐来急诊就诊。

白细胞计数为 5×10^{9}/L，CRP 71 mg/L。为了查明病因，拍摄了腹部 X 线片（图 11-1）。

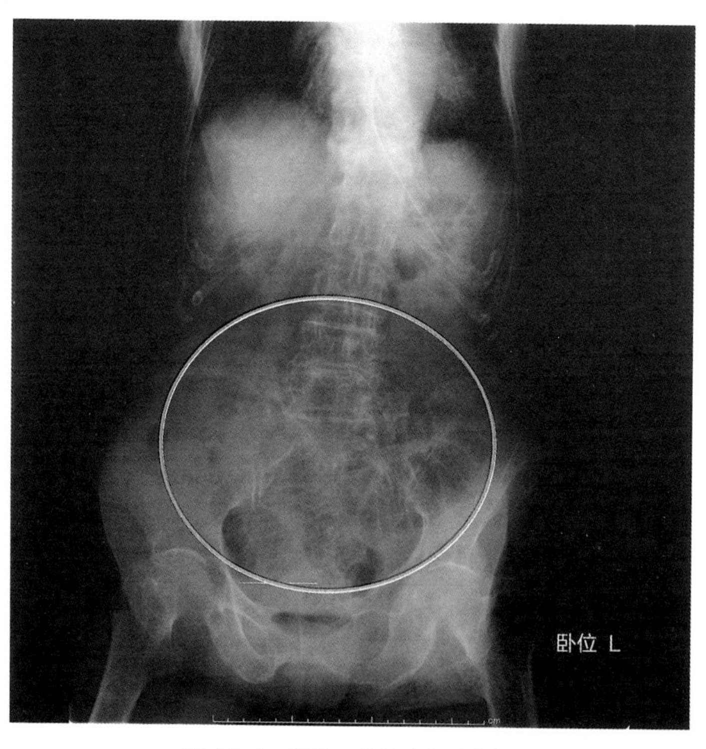

图 11-1 腹部 X 线片（仰卧位）

讨论

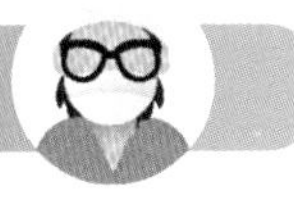

带教医师：你们有什么看法？

实习医师：在腹部X线片中可以看到扩张、积气的肠管（图11-1 ）。在扩张的肠管中可以看到横行的线状结构——Kerckring褶壁，扩张的是小肠。我怀疑小肠发生了梗阻。

年轻的放射科医师：没错。为了调查肠梗阻的原因，进行了CT平扫。图11-2和图11-3清晰地显示出了闭塞的原因，你能发现吗？注意双侧对比读片。

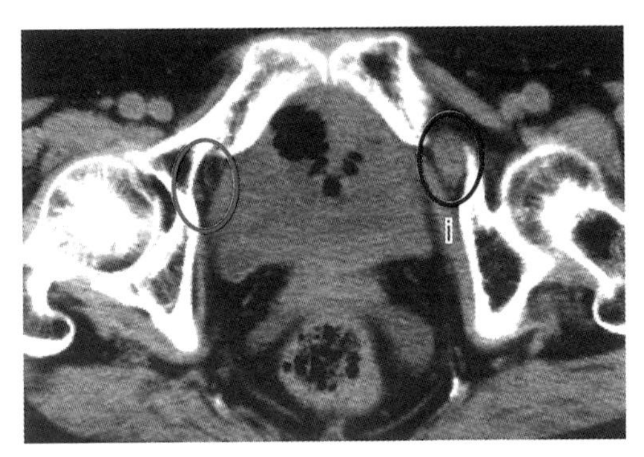

图11-2 CT平扫图像（股骨头水平）
i—闭孔内肌

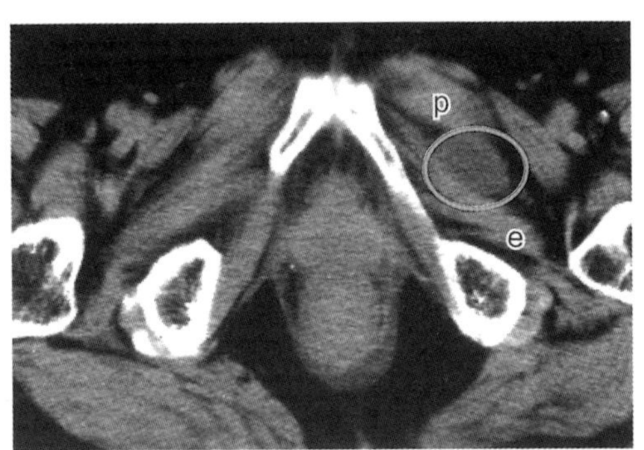

图11-3 CT平扫图像（耻骨下支水平）
p—耻骨肌，e—闭孔外肌

实习医师：可以看到骨盆左侧（图11-2〇）和肌肉间（图11-3 ）……但是这到底是什么呢？

年轻的放射科医师：读片前有必要先复习一下解剖学知识。

关键点！闭孔相关的解剖结构（图11-4）[1-3]

- 耻骨上支下方的骨缺损为闭孔（图11-4〇），其前上方为耻骨，后下方为坐骨。另外，形成闭孔上缘的耻骨上支的前内面有凹陷，为闭孔沟。
- 闭孔大部分被平坦的韧带组织——闭孔膜所封闭。闭孔膜的内面由闭孔内肌覆盖，外面由闭孔外肌覆盖。
- 闭孔的最上方有闭膜管（obturator canal），由闭孔膜、闭孔肌和耻骨上支构成其边界。闭孔动、静脉和闭孔神经穿过闭膜管，从盆腔延伸到大腿。

• CT 图像显示髂骨内侧、正面朝下，可以见到骨外侧的凹陷（闭孔沟）。通常闭孔沟的内部被脂肪组织填充（图 11–2 ○），可以确认其中有闭孔动、静脉。其内侧有闭孔内肌。在更下方的断层图像中，以闭孔为界，将髂骨分为耻骨和坐骨。

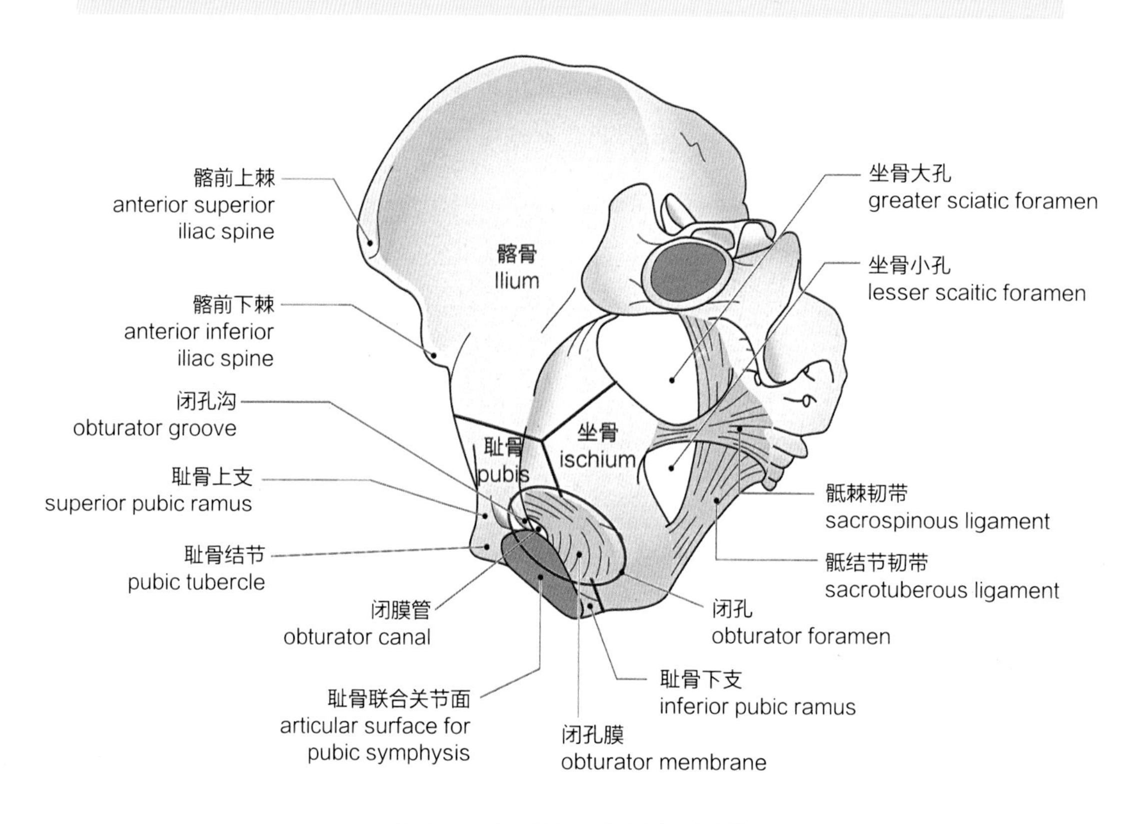

图 11–4　右侧骨盆（从内侧观察）[1]

实习医师：原来如此。之前没能掌握这个部位的解剖学知识。在本病例的 CT 图像中，右侧位于闭孔内肌（i）背侧的正常的闭膜管内充满脂肪组织（图 11–2 ○），而左侧的闭膜管被软组织（疝出的小肠）占据（图 11–2 ○）。这段脱出的肠管在尾部到达闭孔外肌（e）和耻骨肌（p）之间（图 11–3　）。这就是闭孔疝的影像学改变。

带教医师：没错。下面介绍一下闭孔疝。

关键点！ 闭孔疝 [2–4]

- 脏器穿过闭膜管脱离到骨盆外的状态称为闭孔疝，占全部疝的 0.073% ~ 1%，占小肠梗阻的 0.2% ~ 1.6%。
- 高龄（70 ~ 80 岁）、多产（骨盆支撑组织松弛）、女性（骨盆宽）和肥胖（后腹膜脂肪组织减少导致闭膜管扩大）等是闭孔疝发生的危险因素。
- 脱离的脏器多半是小肠，结肠次之。由于闭膜管又细又硬，所以一旦发生闭孔疝，就容易发生嵌顿。另外，肠壁的一部分发生嵌顿（即 Richter 疝）的情况也很多。
- 闭孔神经受到压迫会产生从大腿内侧向膝关节和大腿下方的放射性疼痛。其特征是大腿向后伸展、外翻时疼痛加重，即 Howship-Romberg 征，但实际上这很少成为诊断的决定性因素，而 CT 的诊断价值更高。
- 通过 CT 可以诊断出闭膜管内和耻骨肌背内侧的异常结构。同时，还可以确认有无肠梗阻和肠绞窄。

年轻的放射科医师：虽然闭孔疝很少见，但是要注意的是此病很容易演变为重症，因此有必要通过 CT 来明确诊断。另外，Richter 疝也是一个重要的概念，在这里我们先来了解一下。

关键点！ Richter 疝 [2, 5–6]

- Richter 疝（图 11–5）是指肠壁的一部分作为疝内容物发生嵌顿或绞窄的特殊疝，也称为肠壁疝。
- Richter 疝多发于 60 ~ 70 岁人群，占绞窄性疝的 10%，其中大部分为股疝，疝内容物多为末端回肠。
- Richter 疝即使发生嵌顿也难以通过触诊被发现。尽管它比普通的疝更容易迅速引起肠坏死，但它不容易造成肠梗阻。在确诊时，脱离腹腔的肠管已经发生严重梗阻的情况也不少（由于缺乏肠梗阻的影像学改变，所以容易延误诊断）。
- 随着腹腔镜手术的普及，将 Richter 疝的疝门作为手术切口的相关报道越来越多。

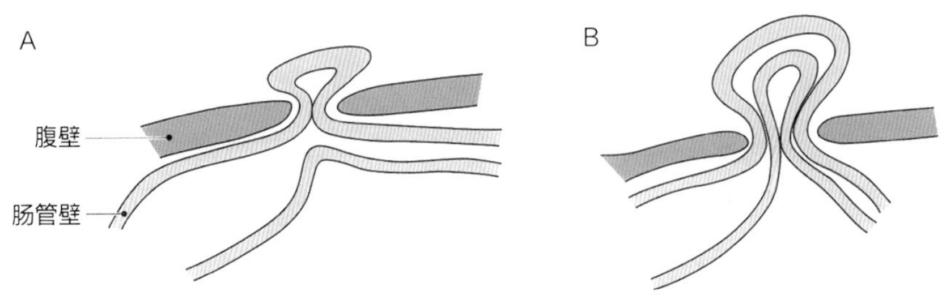

图 11-5　Richter 疝与普通疝的区别 [2]
A. Richter 疝；B. 普通疝

带教医师：随着腹腔镜手术器械的插入，如果疝门很小，就会发生 Richter 疝。CT 图像中的改变也很轻微，因此很难诊断，所以要带着这样的意识去看病例。接下来让我们来看下一个病例吧。

腹股沟疝和股疝

病例 1　**70 多岁女性。患者呕吐、腹痛 1 周，被诊断为肠梗阻，保守治疗后未见好转。**

患者主诉 1 周前出现呕吐、腹痛，被诊断为肠梗阻，进行保守治疗。由于症状未见好转，为进一步检查和治疗而到本院就诊。白细胞计数为 3.3×10^9/L，CRP 9.5 mg/L。为了查明病因，进行了 CT 增强扫描（图 11-6，11-7）。

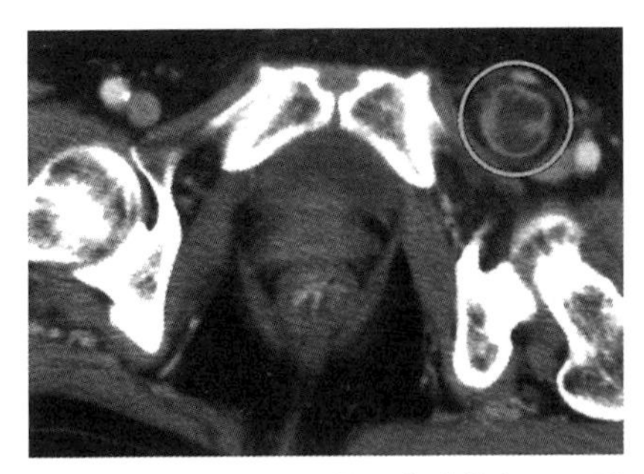

图 11-6　CT 增强扫描图像（横断面，耻骨结节水平）

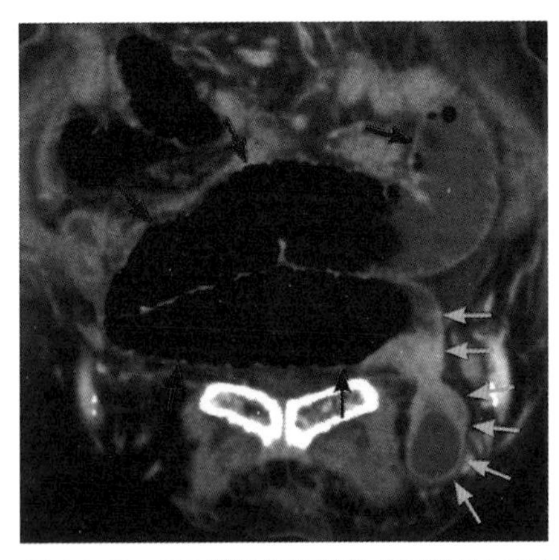

图 11-7　CT 增强扫描图像（冠状位 MPR 像，耻骨前面水平）

实习医师：左侧腹股沟皮下有含有液体的瘤样结构（图 11-6　）。结合图 11-7，可以知道这是因内部含有液体而扩张的小肠（图 11-7　）。原本不应存在肠管的部位出现了扩张的小肠，因此怀疑是疝。另外，在与此相连的小肠中也可见扩张和积气，并出现肠梗阻（图 11-7 →），怀疑是疝嵌顿。

年轻的放射科医师：没错。你知道这是哪里的疝吗?

实习医师：从部位来看应该是腹股沟疝或股疝。图像似乎有点不太清晰，请问能分辨出来吗?

带教医师：虽然有时很难，但两者的鉴别在大多数病例中都是可行的。顺便说一下，这个病例是股疝。在此，我们复习一下与腹股沟疝和股疝相关的知识。

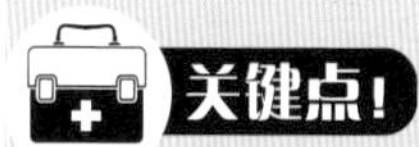

腹股沟疝及其周围解剖（图 11-8，11-9）

● **解剖要点**

• 下腹部由腹外斜肌、腹内斜肌和腹横肌三层结构构成，其内侧由腹横肌的薄筋膜——腹横筋膜支撑。腹外斜肌中连接髂骨前上棘和耻骨结节且呈条索状隆起的部分是腹股沟韧带。

• 腹股沟韧带上方的腹横肌缺损处仅由腹横筋膜支撑，称为海氏（Hasselbach）三角（又称腹股沟三角）。在其下方腹横筋膜增厚的部位是髂耻韧带，它与腹股沟韧带的走行方向相同。

• 海氏三角的一侧是分别从髂外动、静脉分支出来的腹壁下动、静脉，精索 / 子宫圆韧带贯穿其外侧，该腹横筋膜开口部称为腹股沟深（内）环。另外，腹股沟外（浅）环是腹外斜肌腱膜在耻骨结节外上方的一个三角形裂隙。

• 从腹股沟深（内）环通往皮下腹股沟外（浅）环的管腔结构为腹股沟管，其长度约为 4 cm，其前壁为腹外斜肌筋膜，后壁为腹横筋膜，上壁为腹内斜肌和腹横肌，下壁为腹股沟韧带。

● **腹股沟疝**

• 腹股沟疝分为腹股沟斜疝和腹股沟直疝。腹股沟疝是最常见的腹外疝，但是很少发生嵌顿。

• 腹股沟斜疝：由腹股沟处的疝内容物从腹壁下动、静脉外侧与精索（女性为子宫圆韧带）一起向内侧下降形成，多见于睾丸下降的男童和青壮年。

• 腹股沟直疝：腹腔内容物贯穿脆弱的腹壁，经腹股沟外（浅）环脱出到皮下，疝囊从腹壁下动、静脉的内侧呈直线下降，多见于高龄男性。

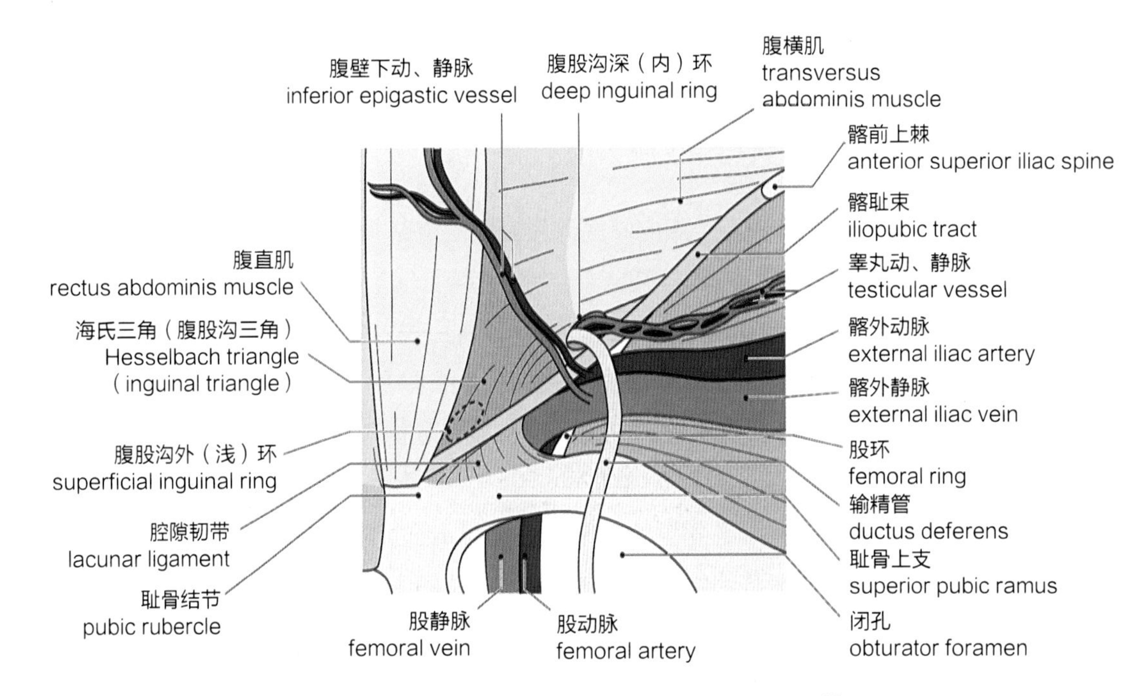

图 11-8 男性的腹股沟的解剖结构（从腹腔右侧观察）[1]
腹股沟韧带位于图中髂耻束的深处（体表侧）

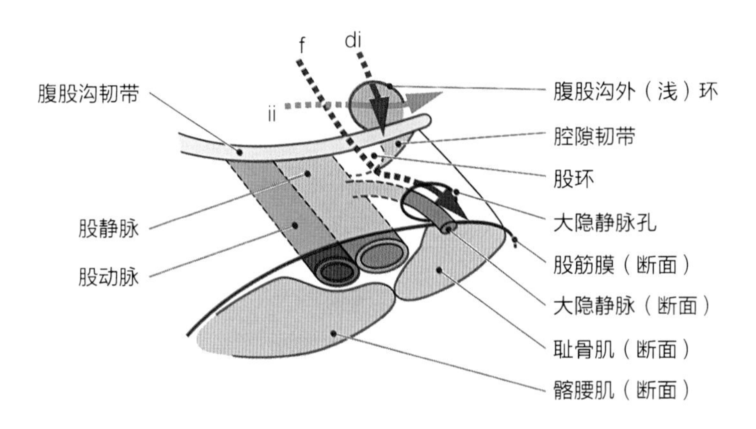

图 11-9　股疝和腹股沟疝的发生示意图（从右侧体表观察）[2]

f—股疝的路径；ii—腹股沟斜疝的路径；di—腹股沟直疝的路径

关键点! 股疝及其周围解剖（图 11-8，11-9）[1-2, 7]

● 解剖要点

• 股环：髂外动脉和髂外静脉穿过腹股沟韧带后，分别称为股动脉和股静脉，腹股沟韧带下的股静脉内侧有腹壁较薄的部分，称为股环。

• 隐静脉裂孔，又称卵圆窝（saphenous opening）：股动脉和股静脉前面有股筋膜覆盖，但在与皮下的大隐静脉汇合时则贯穿筋膜。股筋膜的缺损部因为有大隐静脉通过而被称为大隐静脉孔。

• 股管：从股环到大隐静脉孔的潜在腔，位于耻骨正面（与闭孔疝位于耻骨背侧形成对比）。

● 股疝

• 疝囊通过股环，经股管向大隐静脉孔突出的疝称为股疝。

• 发病高峰期为 50 ~ 60 岁，60 岁以上患者占全部股疝患者的 50% 左右，特别是经产妇较好发，男性与女性的发病人数之比为 1 :（5 ~ 8）。

• 疝门小，周围组织强韧，脱出路径呈弯曲状，因此嵌顿的发生率高。

• 在耻骨上支正上方的截面嵌入股管，与股静脉及大隐静脉相邻是其特征。

实习医师：在实际的影像中该如何鉴别呢？

带教医师：影像诊断有以下几个要点。①位于腹股沟韧带下方（背侧）的为股疝，位于上方（腹侧）的是腹股沟疝。②位于腹壁下动静脉内侧的为股疝和腹股沟直疝，位于外侧的是腹股沟斜疝。③和股静脉相邻走行的是股疝，和精索/子宫圆韧带相邻的是腹股沟斜疝。

年轻的放射科医师：如果想在影像中看清楚的话，MPR（特别是冠状位图像）是最可靠的检查方法。可以通过横断像基本确定腹壁下动、静脉，但腹股沟韧带只有在冠状位上才能清楚地显示出来。图 11-10 是比图 11-7 宽 10 mm 的腹侧冠状位 CT 图像，我们可以清楚地看到腹股沟韧带（图 11-10→）。在背侧的 CT 图像中能看到脱出的肠管（图 11-7→），所以诊断为股疝。

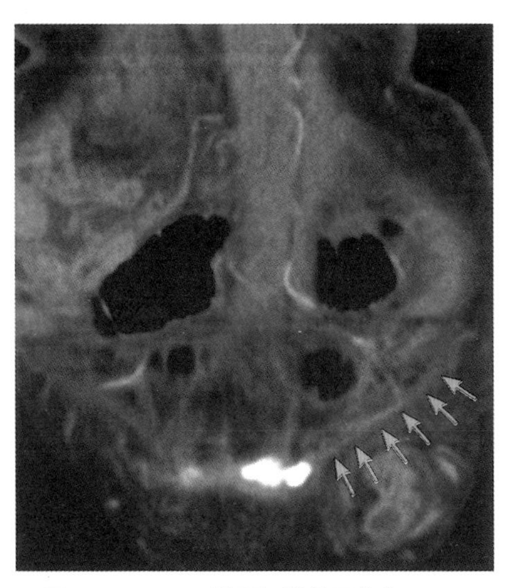

图 11-10　CT 增强扫描的冠状位 MPR 图像（比图 11-7 宽 10 mm，腹侧）

实习医师：这个很容易理解啊！但是，如果没有 MPR 像该怎么办呢？

带教医师：在只有横断面图像的情况下，可以参考以下方法[8]。首先设定左、右耻骨结节的连线为 X 轴，与之垂直的为 Y 轴，二者相交于耻骨结节顶点。位于腹股沟韧带上方（腹侧）的腹股沟疝位于 X 轴上方，位于下方（背侧）的股疝位于 X 轴下方。另外，呈直线下降的股疝和腹股沟直疝位于 Y 轴外侧，向内侧走行的腹股沟斜疝位于 Y 轴附近。如果画下来，就会变成图 11-11 那样。

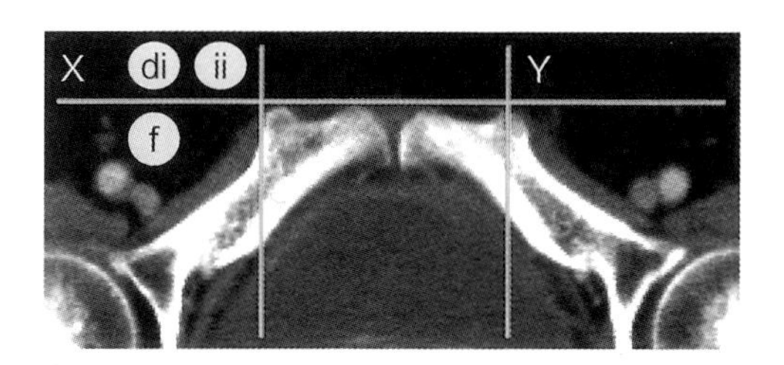

图 11–11　股疝、腹股沟直疝和腹股沟斜疝在横断面图像中的位置关系

di—腹股沟直疝疝囊的脱出位置；ii—腹股沟斜疝疝囊的脱出位置；f—股疝疝囊的脱出位置

实习医师：确实，在病例 2 中，病变位于耻骨结节背侧偏外侧的位置（图 11–12＊）。

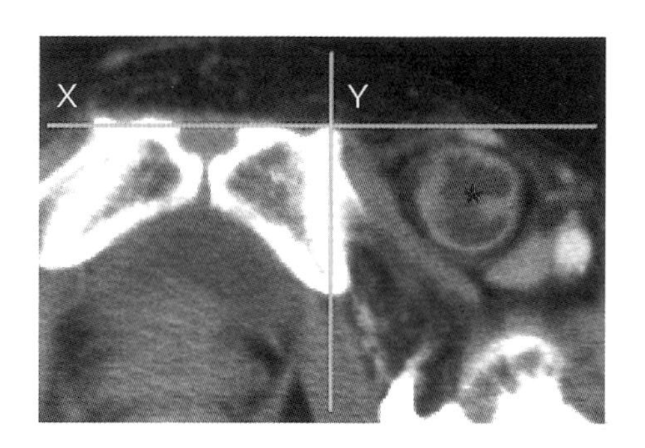

图 11–12　放大后的图 11–6

年轻的放射科医师：这个方法确实有效，但是实际上疝的尺寸较大时难以判断的情况也很多，如果可能的话用 MPR 确认是最好的。

带教医师：这次学习了闭孔疝、股疝和腹股沟疝等典型的疝及其周围的解剖结构。首先，闭孔疝很难通过临床观察来诊断，所以精通 CT 诊断是非常重要的。另外，股疝和腹股沟疝发生嵌顿的概率和手术方法不同，因此鉴别这两种疝的意义重大。虽然没有必要勉强进行腹股沟直疝和腹股沟斜疝的鉴别，但是腹股沟直疝比腹股沟斜疝更难嵌顿，所以可以选择保守治疗。另外，在仔细检查肠梗阻的原因时，影像学检查要记得拍摄到大腿上部。容易造成这些嵌顿的疝基本都发生在下腹部和盆底。

实习医师：好的，一边注意有无嵌顿，一边注意观察有无绞窄等，争取做出准确的诊断！

参考文献

[1] 「グレイ解剖学 原著第 1 版」（Drake RL, et al/ 著，塩田浩平 ほか / 訳），p263，388，エルゼビア・ジャパン，2007.

[2] 「ここまでわかる急性腹症の CT 第 2 版」（荒木 力 / 著），pp12-47，メディカル・サイエンス・インターナショナル，2009.

[3] Stamatiou D, et al: Obturator hernia revisited：surgical anatomy, embryology, diagnosis, and technique of repair. Am Surg, 77: 1147-1157, 2011.

[4] Terada R, et al: Obturator hernia: the usefulness of emergent computed tomography for early diagnosis. J Emerg Med, 17: 883-886, 1999.

[5] 「急性腹症の CT」（堀川義文 ほか / 著），pp184-193，へるす出版，1998.

[6] Skandalakis PN, et al: Richter hernia: surgical anatomy and technique of repair. Am Surg, 72: 180-184, 2006.

[7] Burkhardt JH, et al: Diagnosis of inguinal region hernias with axial CT：the lateral crescent sign and other key findings. Radiographics, 31: 1-12, 2011.

[8] Delabrousse E, et al：The pubic tubercle: a CT landmark in groin hernia. Abdom Imaging, 32: 803-806, 2007.

课程 12　提高脊椎影像的诊断能力

通过 MRI 可以看出骨折的程度、时期和原因

■ 讨论

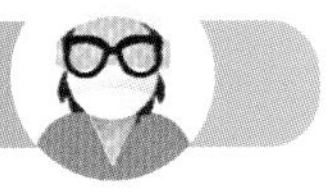

带教医师： 那么，今天就以脊椎的解剖和骨折为主题来进行学习吧。

实习医师：我想说的是，与脊椎相关的内容非常难。

带教医师： 我们先以腰椎为例学习一下正常的解剖结构及其要点（图 12-1，12-2）。一开始记不住也没关系，后面看实际病例时，记得经常复习一下。

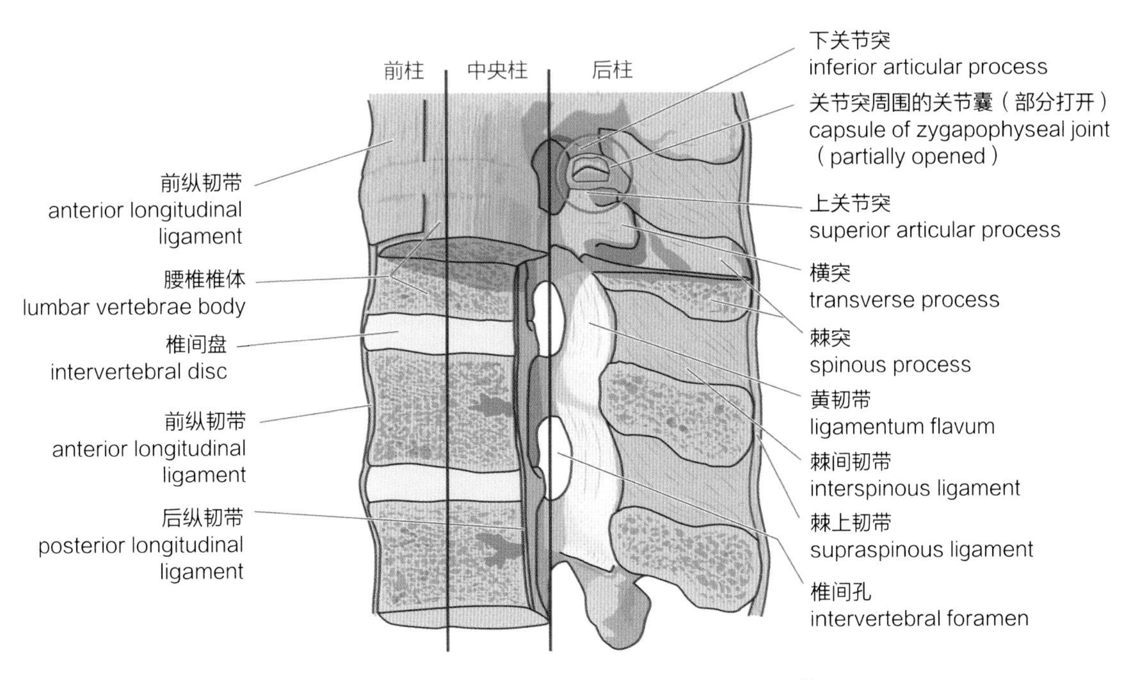

图 12-1　腰椎的解剖结构图（左侧正中断面）[1]

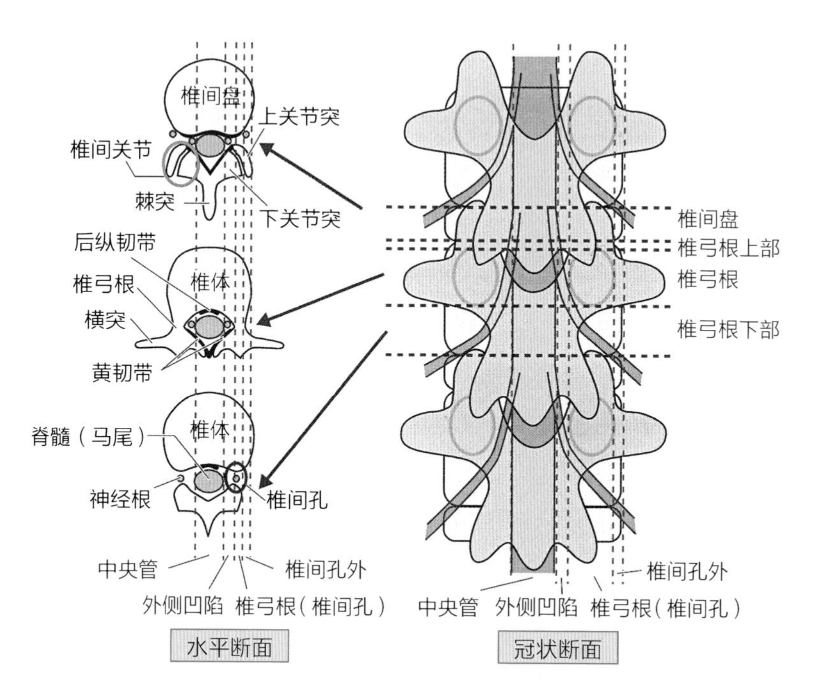

图 12-2　腰椎的解剖结构（水平断面和冠状断面）[2]

关键点！脊椎的解剖结构

- 椎骨由椎体和椎弓组成。椎弓后方正中有棘突，外侧有横突，上方和下方分别延伸有上关节突和下关节突，相邻的关节突构成关节突关节（图 12-1，12-2 ○）。
- 椎体和椎间盘的前面和后面分别附着着前纵韧带和后纵韧带，它们贯穿脊柱，椎管后方附着着 V 字形的黄韧带（图 12-2）。上、下两个棘突间有棘间韧带，棘突前端有棘上韧带。
- 由椎体（椎间盘）和椎弓围成的部分称为椎孔，其上下相连形成椎管，脊髓和马尾在其中通过。椎管分为脊髓和马尾所在的中央管（中央区域）和外侧区域，外侧区域分为外侧凹陷、椎间孔和椎间孔外。中心性狭窄会导致脊髓和马尾症状，外侧狭窄会导致神经根症状（注意症状不同）。

带教医师：好了，我们已经学习了解剖结构，现在来看实际病例吧。

由外伤引起的骨折

病例 1　60 岁女性，从楼梯上摔下导致腰痛且无法活动，被送至急诊。

为了评估外伤，患者进行了胸椎和腰椎 CT 检查（图 12-3，12-4）。

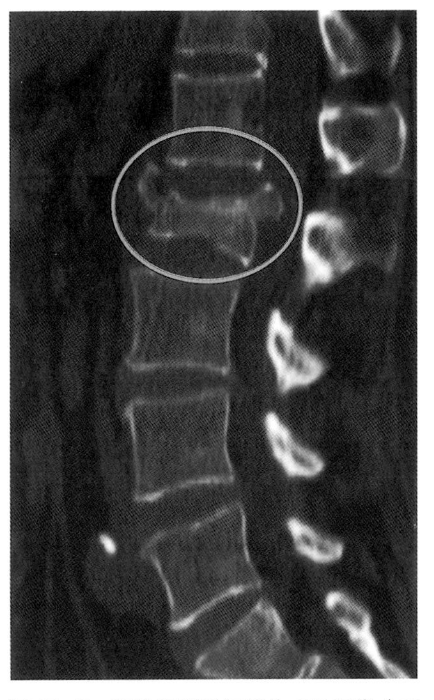

图 12-3　胸椎和腰椎矢状位 CT 图像（正中水平）

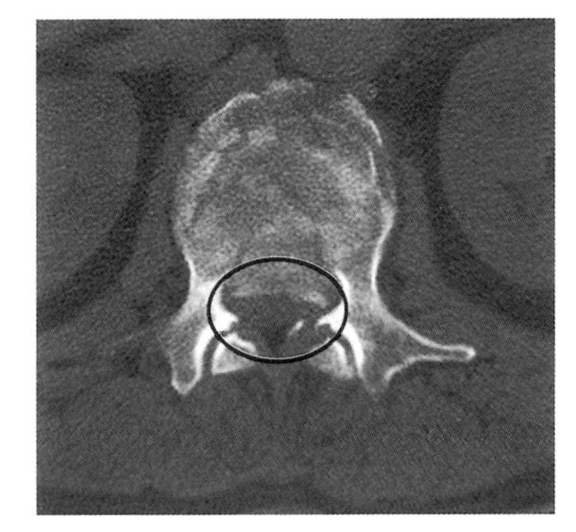

图 12-4　胸椎和腰椎水平位 CT 图像（L2 水平）

实习医师：L2 椎体压缩性骨折（图 12-3　）。由于有向后突出的骨碎片，椎管也变狭窄了（图 12-4○）。

年轻的放射科医师：是啊。广义上可以将这个病例理解为压缩性骨折，但我认为最准确的说法应是爆裂性骨折。关于胸椎和腰椎损伤，Denis 的“三柱理论（three column theory）”在很久以前就被推崇了，所以在这里要记住。

关键点！三柱理论 [3-5]

- Denis 将脊椎分为以下 3 个柱（图 12-1），根据受损柱的数量和部位来评估外伤时脊柱的不稳定性。

前柱（anterior column）：包括前纵韧带、椎体前 1/2 和椎间盘前 1/2。

中央柱（middle column）：包括椎体后 1/2、椎间盘后 1/2 和后纵韧带。

后柱（posterior column）：包括椎间关节、关节囊、黄韧带、棘突、棘上韧带和棘间韧带。

- 中央柱被认为是特别重要的结构，累及中央柱的外伤为不稳定损伤。根据三柱理论，胸椎和腰椎损伤大致分为压缩性骨折（compression fracture）、爆裂性骨折（burst fracture）、安全带型损伤（seatbelt-type injury）和骨折脱位（fracture-dislocation）（图 12-5）。

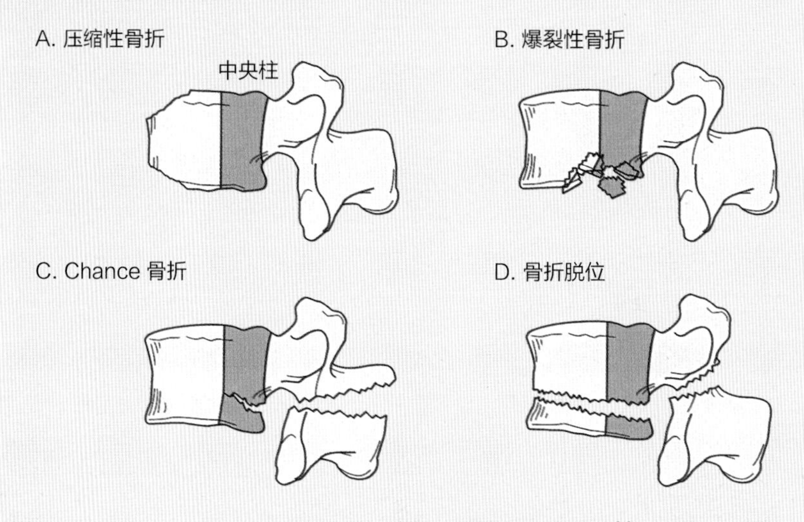

图 12-5　胸椎和腰椎损伤的分类 [4]

- 压缩性骨折：以前柱受损为主的稳定损伤。在屈曲位，由于垂直性压力增加，椎体后缘的高度保持不变，椎体呈楔形变，但骨质疏松症引起的压缩性骨折有时会造成椎体的鱼椎化或扁平化。

- 爆裂性骨折：轴向的负荷造成前柱和中央柱损伤的情况，属于不稳定损伤，游离的骨片突出到椎管内，可能出现椎管压迫症状。大多数需要进行手术治疗。

- 安全带型损伤：车辆紧急刹车时，脊椎以安全带为轴折叠，牵引力对后柱和中央柱造成损伤的情况，属于不稳定损伤，可分为只损伤骨性结构的类型、只损伤韧带的类型和两种结构都损伤的类型，只损伤骨性结构的类型称为 Chance 骨折。
- 骨折脱位：三柱全部损伤的情况，属于不稳定损伤，多表现为神经症状，用 MRI 等进行神经损伤评估也是必要的。

实习医师：在病例 1 中可以看到前柱和中央柱都有损伤，相当于爆裂性骨折。

带教医师：没错。Denis 的分类简单，容易理解，再现性也很高。但因为它过于简单，所以不适用于复杂骨折的评估，还有一个问题，就是没有提到后方韧带的损伤。

那么，我们再来看一个例子。

病例 2　70 岁女性，主诉跌倒后腰痛，无恶性肿瘤病史。

为了详细检查，拍摄了 X 线片（图 12-6）和胸椎与腰椎 MRI（图 12-7，12-8）。

实习医师：X 线片中，T12 的椎体（图 12-6　）和 L3 的椎体（图 12-6○）有楔形变，所以诊断为压缩性骨折。关于 MRI，短时间反转恢复（short time inversion

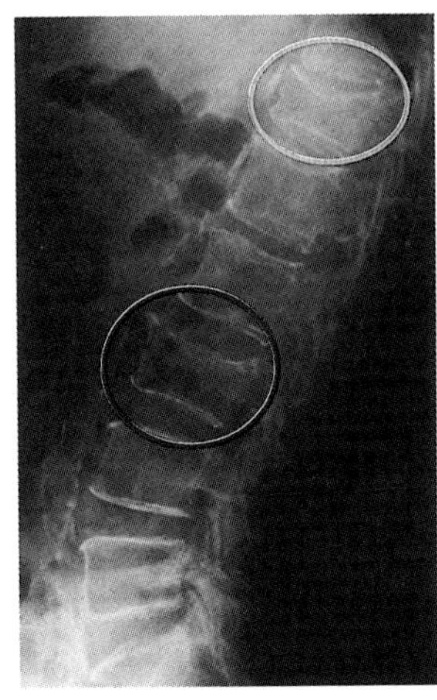
图 12-6　X 线片（腰椎侧位像）

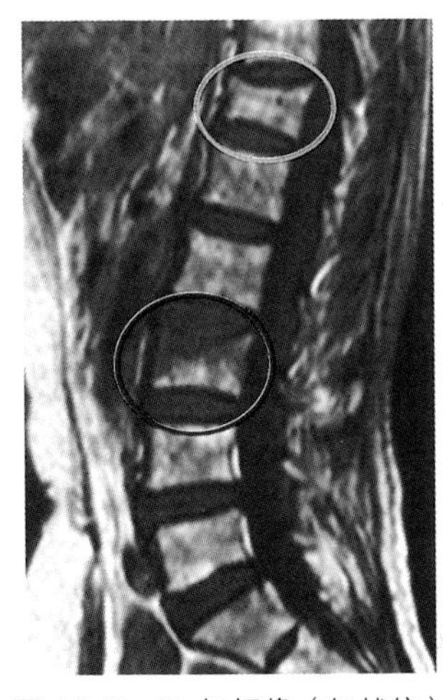
图 12-7　T_1 加权像（矢状位）

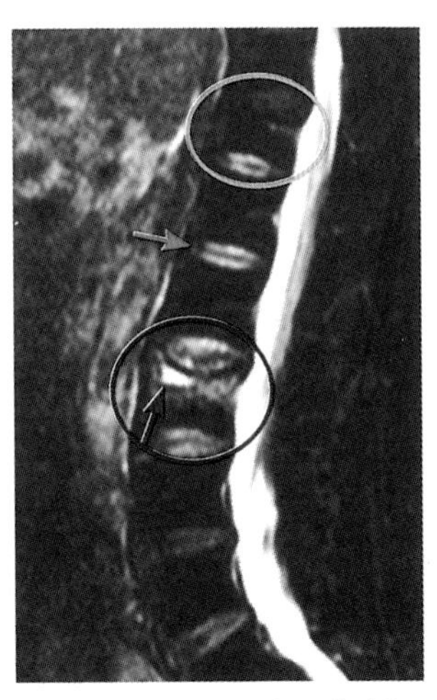
图 12-8　STIR 序列像（矢状位）

recovery，STIR）序列像是什么？

带教医师：STIR 是利用水和脂肪的纵向驰豫时间差异进行的非选择性脂肪抑制法。病变在 T_2 加权像中呈高信号的情况比较多，而正常的脊椎（反映脂肪髓）在 T_2 加权像中也呈高信号，所以如果同时使用脂肪抑制，就可以突出病变。虽然省略了其他详细内容，但是 STIR 与通常的化学位移选择饱和技术（chemical-shift selective saturatiion，CHESS）相比，更容易得到均匀的脂肪抑制，所以在脊椎区域经常使用。STIR 序列像虽然在整形外科领域以外使用的情况并不多，但是记住比较好。另外，关于脊椎 MRI 的信号模式，还需要注意以下要点。

关键点！ 脊椎 MRI 信号模式的要点

- 通常成人椎体中的骨髓是黄骨髓（脂肪髓），因此在 T_1 加权像和 T_2 加权像中呈高信号，在 STIR 序列像中呈低信号。未成年人的骨髓多为红骨髓（造血髓），在 T_1 加权像中呈低信号，在 STIR 序列像中呈高信号。另外，成人因贫血而需要红骨髓造血时，黄骨髓也可以转化为红骨髓。另外，除了贫血以外，其他原因也会引起这种变化（表 12-1）。
- 椎间盘由髓核和围绕髓核呈同心圆状的纤维环形成。T_2 加权像中髓核呈高信号，纤维环呈低信号。成人的髓核中央通常可见带状 T_2 加权像低信号像（图 12-8 →），但在椎间盘变性和椎间盘炎等情况下，该信号会消失。

表 12-1　骨髓转化的原因[6]

骨髓转化的原因
严重的慢性贫血
弥漫性骨髓肿瘤（白血病、骨髓瘤、恶性淋巴瘤和转移瘤）
骨髓纤维化
G-CSF 制剂
吸烟
长跑

注：G-CSF—granulocyte colony stimulating factor（粒细胞集落刺激因子）。

年轻的放射科医师：图 12-7 中可见高信号，STIR 序列像中有低信号（图 12-8 ◯），可见 T12 椎体和正常椎体呈现同样的信号模式。L3 椎体的一部分在 T_1 加权像中呈不规则的低信号（图 12-7 ◯），在 STIR 序列像中呈明显的高信号（图 12-8 ◯）。这是反映骨髓水肿的改变，提示 L3 椎体的压缩性骨折处于急性期。该异常信号在一个月后会逐渐不明显，最终会呈现脂肪髓的信号。单纯的 X 线片很难判定骨折的时期，但是通过 MRI 图像可以在一定程度上了解骨折的时期。

带教医师：反过来说，即使经过观察，在信号也没有恢复的情况下可以考虑什么呢？

实习医师：我觉得那个时候应该考虑骨肿瘤（特别是转移性肿瘤）等引起的骨折，也就是病理性骨折。

带教医师：没错！由转移性骨肿瘤等引起的病理性骨折和由外伤或骨质疏松症引起的压缩性骨折，在一定程度上可以通过影像检查进行鉴别，因此有必要了解其区别。让我们看看下面的病例吧。

病理性骨折的鉴别点

病例 3　60 多岁女性。因肺癌正在医院接受化疗。一个月前开始出现腰痛，逐渐加重，后到门诊就诊。

为了检查腰痛，拍摄了胸椎和腰椎 MRI 图像（图 12-9，12-10）。

实习医师：L2 椎体压缩性骨折，椎体后缘向椎管内膨胀，导致椎管狭窄（图 12-9，12-10 ◯）。很可能是这个原因引起这次的临床症状。另外，可见 T10、T12 的一部分和 L5 椎体在 STIR 序列像的信号增高（图 12-10 →），特别是 T12 病变在 T_1 加权像中的信号减弱（图 12-9 →）。这些被认为是肺癌的骨转移的表现。

带教医师：你看得很清楚啊。病例 3 是由转移性骨肿瘤引起的病理性骨折。在此让我们记住病理性骨折与骨质疏松症和外伤引起的压缩性骨折的区别。

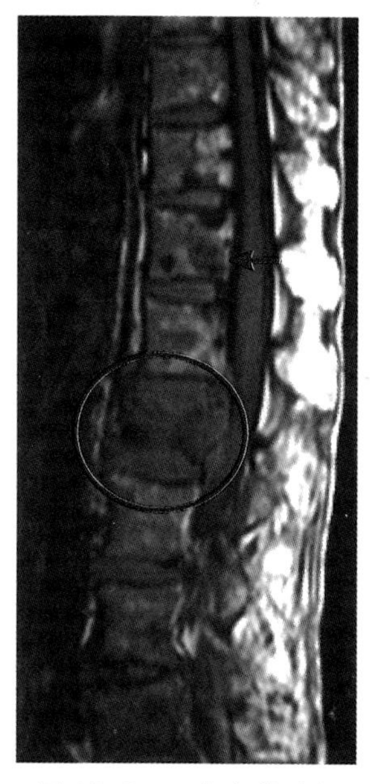

图 12-9 T_1 加权像（矢状位）

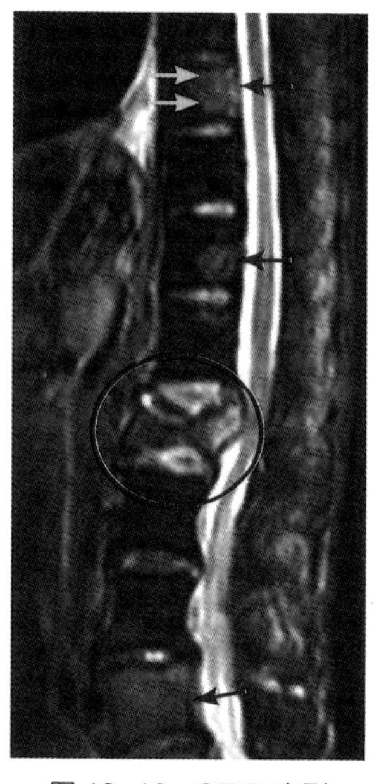

图 12-10 STIR 序列像（矢状位）

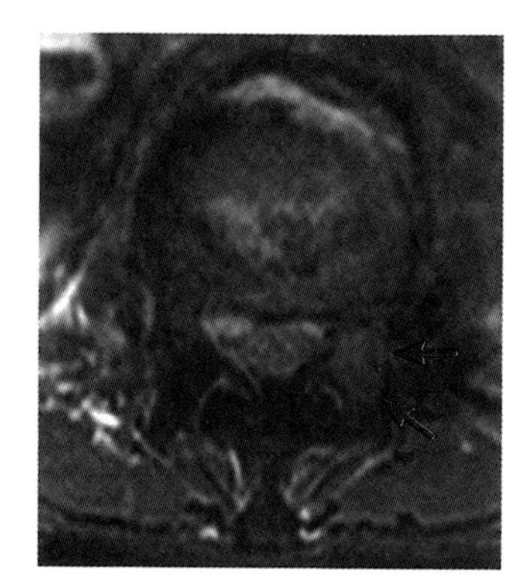

图 12-11 STIR 序列像（L2 椎弓根水平横断位）

关键点！转移性骨肿瘤等引起的病理性骨折和骨质疏松症及外伤引起的压缩性骨折的鉴别点 [7-8]

● **椎体的信号强度**

发生病理性骨折时椎体的信号强度经常是异常的，而骨质疏松症或外伤引起的压缩性骨折则只在急性期出现异常信号。在急性期，仅凭信号强度往往难以鉴别两者。

● **椎体内的异常和正常信号区域的分界线**

一般来说，椎体内异常和正常区域的分界线与椎间盘平行的是骨质疏松症和外伤导致的压缩性骨折，在发生病理性骨折的情况下，其分界线垂直于椎间盘（图 12-10 →，T10 椎体转移灶和正常骨髓的分界线垂直于椎间盘）。

● **椎体背侧的形状**

骨质疏松症和外伤导致的压缩性骨折中，椎体被压缩时背侧呈矢状位，呈直线状（图 12-7，12-8 ○），对此，病理骨折呈背侧凸出的圆弧状（posterior convex cortex）（图 12-9，12-10 ○）。

● **向后方要素的进展**

椎弓和棘突发生肿瘤转移的情况也比较多，也有后方要素最先出现病变的情况。骨质疏松症和外伤引起的压缩性骨折中，后方要素通常是正常的。在病例 3 中，在 L2 水平发现左椎弓根的 STIR 信号上升（图 12−11 →），提示有转移。

● **椎体周围的软组织中有肿块形成**

病理性骨折中，由于病变进展到椎体周围，有时会在椎旁区域形成肿块。骨质疏松症或外伤引起的压缩性骨折中通常不会出现肿块。

● **液体征（fluid sign）[9]**

椎体内有液体储存在局限性的线状或三角形的空间内的情况被称为液体征，反映了在骨折的椎体内产生的裂隙的液体，在骨质疏松症和伴随外伤的压缩性骨折中比较常见（40%），而在病理性骨折中比较少见（6%）。在病例 2 中可以看到液体征（图 12−8 →）。

● **好发部位**

骨质疏松症和伴随外伤的压缩性骨折大部分（约 90 %）发生在 T11 到 L4 水平。颈椎、胸椎和 L5 等椎体发生病理性骨折的可能性高。

实习医师：原来如此。把这些组合起来，就能鉴别病理性骨折和压缩性骨折了。

带教医师：没错。总结一下这次课程的要点。在确定椎体发生压缩性骨折的情况下，首先参考三柱理论，判断是稳定损伤还是不稳定损伤。这时还要进行椎管的评估（评估狭窄的程度和部位，有无脊髓异常信号等）。另外，也有必要确认一下有没有病理性骨折的可能性。虽然我们不擅长脊椎领域，但是通过掌握这些要点，就会融会贯通，所以积极地进行读片吧！

参考文献

[1] 「ネッター解剖学アトラス 原書第 4 版」（Netter FH/ 著，相磯貞和 / 訳），南江堂，p158, 2007.

[2] 「画像診断別冊 KEYBOOK シリーズ 骨軟部疾患の画像診断 第 2 版」（上谷雅孝 / 編著），学研メディカル秀潤社，p253, 2010.

[3] Denis F: The three column spine and its significance in the classification of acute

thoracolumbar spinal injuries. Spine, 8: 817-831, 1983.

[4] 松井 洋 ほか：胸腰椎外傷の画像診断．臨床画像，28: 43-49, 2012.

[5] 村上秀樹 ほか：脊椎外傷の臨床ー画像に何を求めるか．臨床画像，28: 6-15, 2012.

[6] 田中 修 ほか：脊椎の骨髄疾患．画像診断，32: 641-653, 2012.

[7] 藤本 肇：脊椎疾患．画像診断，32: 51-70, 2012.

[8] Cuénod CA, et al: Acute vertebral collapse due to osteoporosis or malignancy: appearance on unenhanced and gadolinium-enhanced MR images. Radiology, 199: 541-549, 1996.

[9] Baur A, et al: Acute osteoporotic and neoplastic vertebral compression fractures: fluid sign at MR imaging. Radiology, 225: 730-735, 2002.

第三部分

其他部位的影像诊断课程

课程 13　头颈部急性疾病

咽后脓肿、颞骨骨折和眼窝穿孔骨折

带教医师： 这次我们来学习一下头颈部。我想这个领域对很多医师来说都不太熟悉，不过，在本次课程中，我会仔细地讲授关于理解疾病所必要的解剖学知识，请大家放心。那么，我们来看一下第一个病例。

■ 讨论

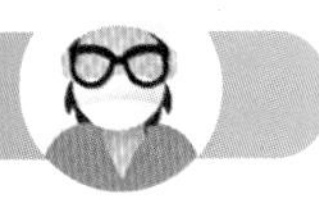

扩散到胸椎的脓肿

病例 1　79 岁女性，主诉数日前开始出现咽痛和发热。

有明显的炎症反应，怀疑扁桃体炎形成脓肿，进行了 CT 检查。体温 38.5℃，白细胞计数为 1.66×10^9/L，CRP 303.1 mg/L。

实习医师： 左侧腭扁桃体及其周围有边缘模糊的低密度区（图 13-1 →），提示有脓肿。

年轻的放射科医师： 没错。炎症跨过扁桃体被膜扩散到周围，可以诊断为扁桃体周围脓肿。还有其他发现吗？

实习医师： 仔细看的话，脓肿在左扁桃体背侧呈连续性（图 13-1 →）。这个脓腔延伸到右侧的咽背侧（图 13-1 →），甚至延伸到上位胸椎水平（图 13-2，13-3 →）。为什么会发生这样的情况呢？

带教医师： 为了理解这个病变的扩散情况，有必要了解咽后间隙和危险间隙等部位。因为这些都是很重要的解剖结构，所以在这里先介绍一下。

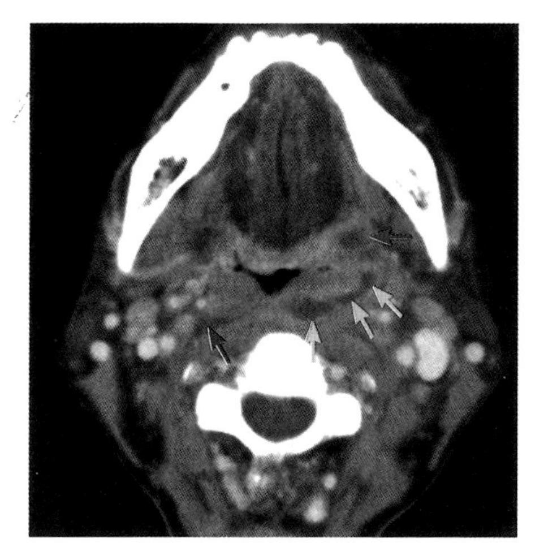

图 13-1　颈部 CT 增强扫描图像（横断位，中咽部舌根水平）

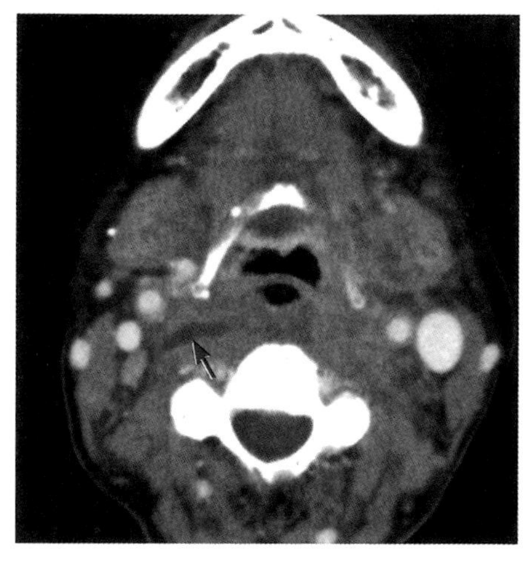

图 13-2　颈部 CT 增强扫描图像（横断位，下咽舌骨下缘水平）

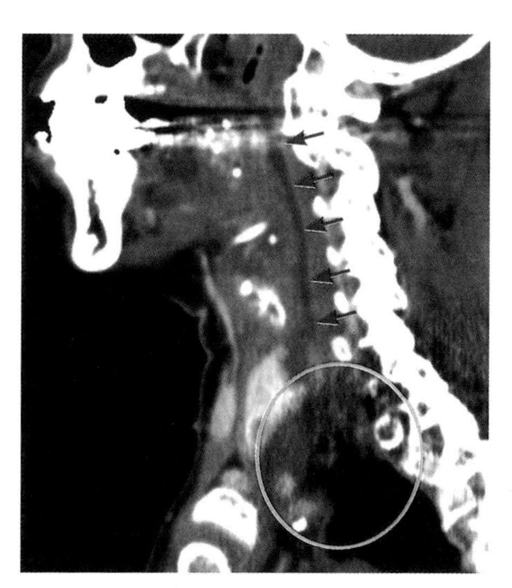

图 13-3　颈部 CT 增强扫描图像（矢状位，右侧正中水平）

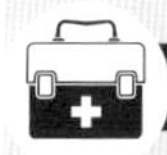

关键点！ 咽后间隙的解剖

• 咽后间隙（retropharyngeal space，RPS）是咽后壁和颈椎前肌之间的腔隙，从颅底延伸到纵隔（图 13-4，13-5）。咽后间隙内的构造物是淋巴结、脂肪和疏松结缔组织。

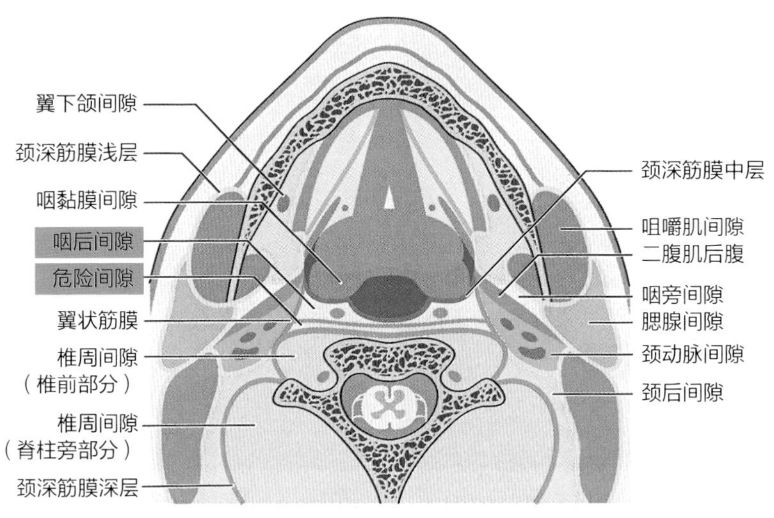

图 13-4　颈部间隙的解剖结构（横断位，中咽舌根水平）[2]

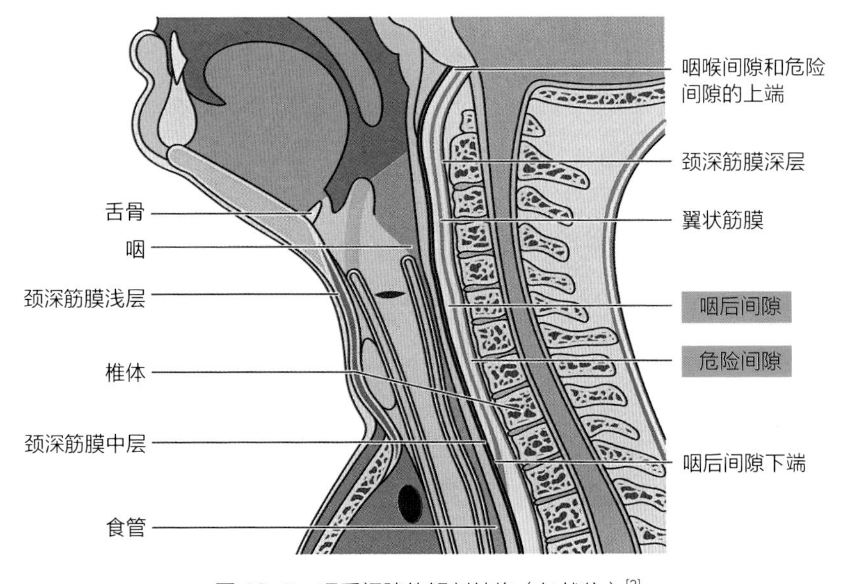

图 13-5　咽后间隙的解剖结构（矢状位）[2]

• 颈部间隙被颈深筋膜隔开，腹侧为颈深筋膜中层，背侧为颈深筋膜深层，两侧被颈深筋膜深层的一部分翼状筋膜包围。

• 严格来说，咽后间隙分为位于翼状肌前方的狭义的咽后间隙和肌膜后方的危险间隙（danger space，DS）。狭义的咽后间隙止于胸椎上层，危险间隙向尾侧延伸到膈的水平（炎症一旦扩散，病情就容易加重，这就是它被称为危险间隙的原因）。

- 在 CT 图像中，狭义的咽后间隙被认为是咽后壁和椎前肌之间含有非常薄的脂肪组织的区域。在图像中，筋膜不显示，所以咽后间隙和危险间隙的界限很模糊。当炎症累及咽后间隙和危险间隙时，病变呈特异性的蝴蝶领结状至长卵圆形。

实习医师：原来如此。本病例炎症是沿着咽后间隙和危险间隙扩散的。将解剖结构图和 CT 图像比较一下的话，炎症确实是这样扩散的。

年轻的放射科医师：由于脓肿沿咽后间隙分布，本例被诊断为咽后脓肿。有关咽后脓肿的知识也在这里学习一下吧。

关键点！咽后脓肿（retropharyngeal abscess）[3–4]

- 咽后间隙出现脓肿的状态称为咽后脓肿。
- 病变常由炎症反应性淋巴结炎（均匀强化）以及化脓性淋巴结炎（环状强化）伴或不伴咽后间隙的炎性水肿（咽后间隙的水肿和脂肪混合）发展而来，最终形成咽后脓肿（显示咽后间隙有含有液体的不规则囊性肿块）。
- 以前本病被认为好发于 5 岁以下的小儿，但最近随着抗菌药的发展和易感性老年人的增多，成人病例和无症状的病例也在增多。
- 临床症状有发热、呼吸障碍、吞咽障碍和异常头位（斜颈）等。
- 由于咽后间隙向头侧和尾侧广泛分布，炎症有可能发展到纵隔水平引起纵隔炎，这时病情会加重。
- 治疗方法有咽后脓肿切开排脓术和使用抗菌药物等。

实习医师：你们注意到炎症累及纵隔吗？仔细观察本病例可以发现患者上纵隔的脂肪密度增高（图 13−3 ○）。

带教医师：你注意到了！实际上这个病例的纵隔也有炎症。本病例在 CT 检查的当天接受了咽后脓肿切开排脓术，但第 3 天为了随访又进行了 CT 检查（图 13−6）。

实习医师：支气管和食管周围等处的纵隔软组织密度增高。这是纵隔炎吗？另外，我还可以看到两侧有胸腔积液。

带教医师：没错。其实有一种疾病叫下行性坏死性纵隔炎，本例就相当于这个疾病。

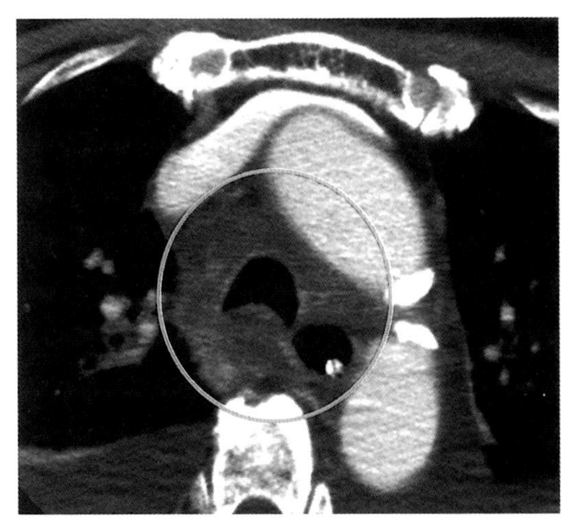

图 13-6 入院第 3 天的胸部 CT 图像（横断像，纵隔条件）

关键点！ 下行性坏死性纵隔炎（descending necrotizing mediastinitis）[5]

- 指咽后脓肿、颈深部蜂窝织炎和脓肿等炎症向纵隔扩散而导致的纵隔炎。虽然是比较罕见的疾病，但一旦发病就会迅速进展，使病情陷入严重的状态。
- 致死率为 30% ~ 50%，近年来随着诊断技术和治疗方法的进步，其预后有所改善。
- CT 在确定病变的范围和进展路径方面非常有效。CT 表现为纵隔炎、纵隔内脂肪密度增高、有液体贮存和出现气体等（如果进展）。另外，也可以看到胸腔积液和心包积液。
- 治疗需要行开胸术，另外抗菌药物和呼吸管理是必要的。

年轻的放射科医师：在这次 CT 检查之后，由胸外科对该患者进行了开胸术。咽后脓肿和下行性坏死性纵隔炎是外科治疗的适应证，但是如果不进行 CT 检查的，诊断起来会很困难，所以有必要精通这些疾病的概念和其背后的解剖结构。

实习医师：仅从临床症状来看，我还以为是普通的感冒，没想到还隐藏着这样的疾病呢。

带教医师：你对头颈部的急性疾病也产生兴趣了吧？下面让我们来看下一个病例。

颞骨读片的关键

病例 2 19 岁男性，驾驶摩托车时摔伤，被紧急送往本院。

为了检查外伤，进行了全身 CT 检查。

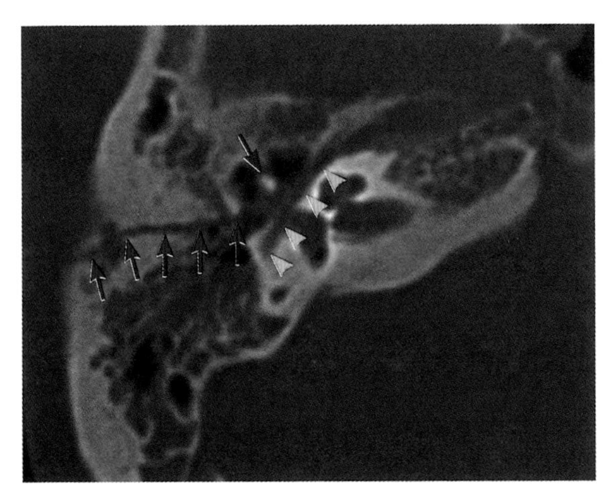

图 13-7 右侧颞骨 CT 图像（骨窗条件，耳蜗水平）

实习医师：很遗憾，我没有看过颞骨的 CT 图像，所以完全不知道图片中的各部分是什么。

带教医师：是啊。那么，我们先来学习一下颞骨及周围解剖结构吧。虽然这个领域有些晦涩难懂，但我会尽量讲解得生动一点，请跟我来看一下。

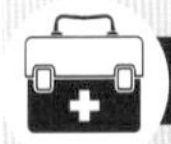

关键点！ 颞骨的横断面 CT 图像

在图 13-8 中，①～⑥是右侧颞骨头侧至尾侧的 CT 图像（横断位）。

① 内耳道上部水平

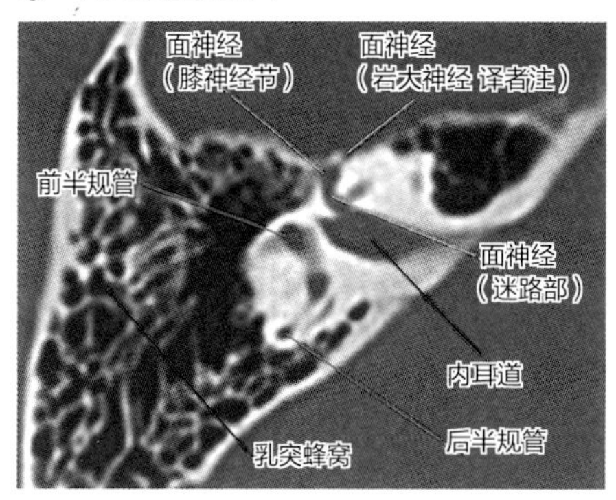

② 内耳道中央部水平

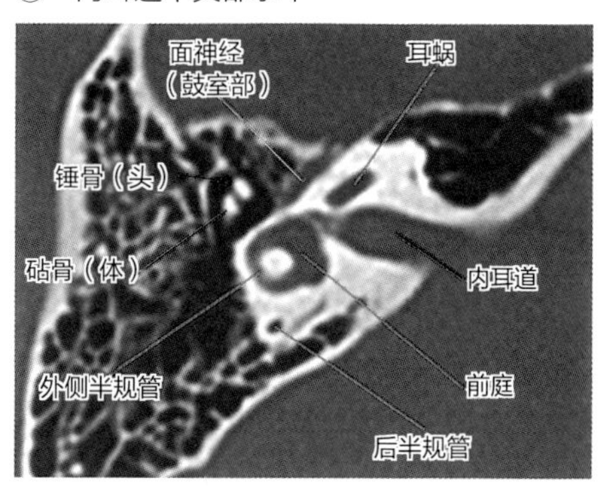

③ 耳蜗水平

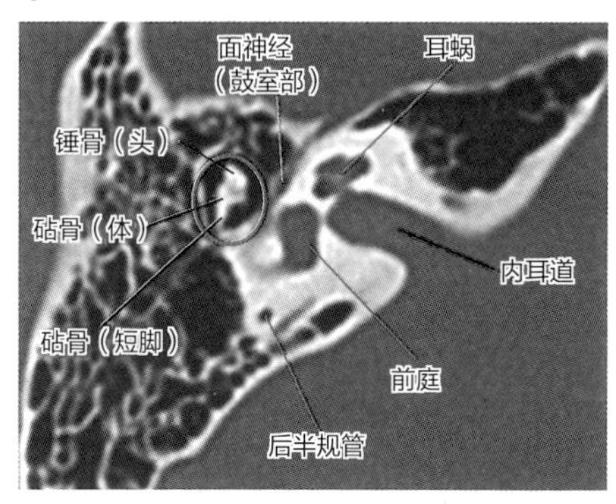

④ 前庭窗水平

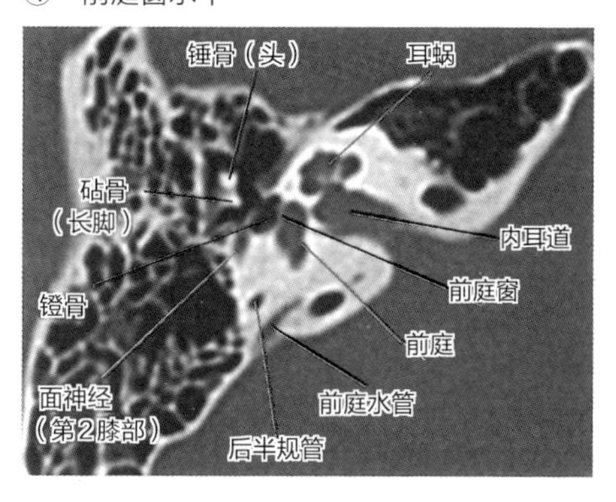

⑤ 砧镫关节水平

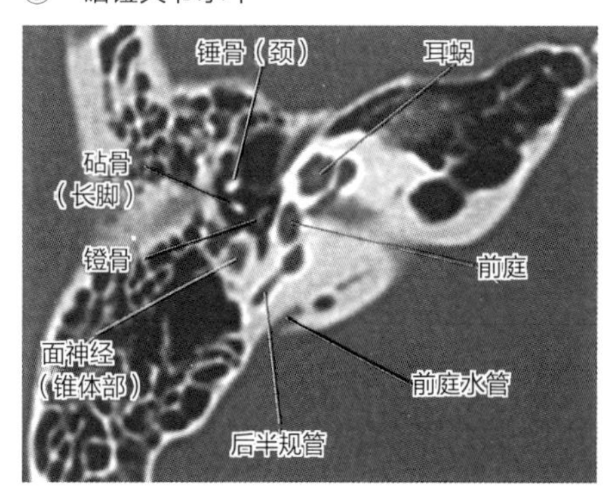

⑥ 耳蜗基底部水平

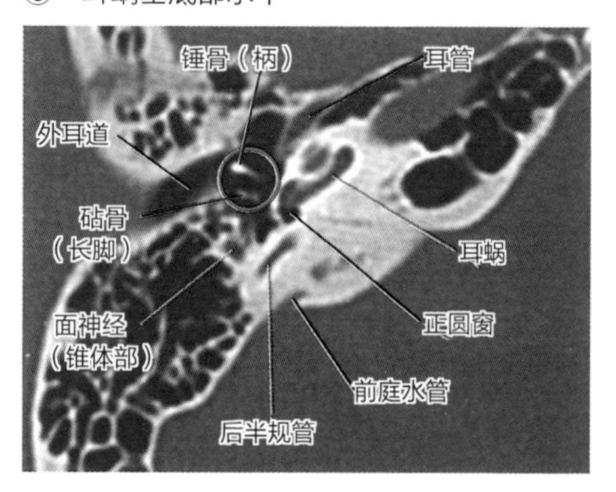

图 13-8　颞骨的 CT 图像（横断位）

年轻的放射科医师：想要一下子理解全部的结构会有些困难，所以我们一部分一部分地进行学习吧。

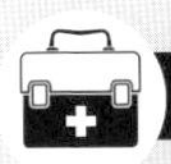

关键点！颞骨的解剖要点 [6-7]

● **面神经（图 13-8 —）**

• 面神经在内耳道上部走行，后进入颞骨内。它在横断像中呈“<”的形状，先向腹侧走行（迷路部），然后形成膝神经节，再向腹侧分支出岩大神经（译者注）。主干从膝神经节向后弯曲，向鼓室内侧壁走行（鼓室部或水平部）。从第二膝部向下改变方向，在锥体内垂直向下走行（锥体部或垂直部）。

• 从膝部到鼓室部外侧的骨壁很薄，有时有裂孔，CT 正常也观察不到外侧的骨影。

● **听小骨（图 13-8 —）**

• 听小骨由锤骨、镫骨和砧骨构成（图 13-9）。鼓膜上附着着锤骨柄，下方是锤骨颈和锤骨头。锤骨头与砧骨体形成关节。砧骨长脚的前端为一个豆状隆起（豆状突起），与镫骨形成关节。镫骨通过前庭窗连接到内耳。

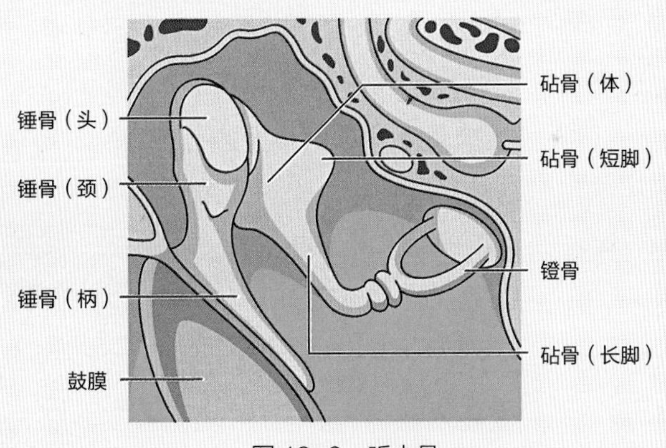

图 13-9 听小骨

• 在评价听小骨链时，首先关注的是砧锤关节。正常的砧锤关节形状像甜筒冰激凌（图 13-8 ③ ◯，锤骨头相当于冰激凌，砧骨体至短脚相当于甜筒）。另外，砧骨长脚和锤骨柄通常平行（图 13-8 ⑥ ◯），形成平行线，此平行线也对听小骨骨链的评价有效。

● **内耳（图 13-8 —）**

• 内耳由耳蜗、前庭和半规管构成。正常的耳蜗的旋转 2 圈半。半规管由前半规管、外侧半规管和后半规管构成，它们彼此垂直排列。

● **前庭水管**

- 是一个骨管，里面有膜迷路（内淋巴管囊），在后颅窝前部开口。负责将迷路产生的内淋巴转移到后颅窝，调节压力。
- 前庭水管开口部的前后径超过 1.5 mm 时为病态，提示有前庭水管扩张症。

年轻的放射科医师：根据以上知识，请谈一下对本病例的理解。

实习医师：首先，本病例好像是颞骨骨折（图 13−7→）。与正常情况相比，该病例的乳突蜂窝和鼓室内有软组织阴影，可以认为是渗出性变化和出血的表现。另外，从刚才学习的听小骨骨链来看，本病例的砧锤关节没有呈现正常的甜筒冰激凌形状，而是呈现出锤骨头游离的形态（图 13−7→），所以本病例是听小骨离断吗？

带教医师：回答正确！相信你很快就能读懂了。接下来，让我们着眼于面神经和骨折线的走向。

实习医师：本例的切片是轴位片（图 13−8 ③），所以面神经在鼓室内侧壁上走行（面神经鼓室部为图 13−7→）。鼓室部的面神经管骨壁特别薄，正常很难观察得到，所以这次骨壁损伤的判定也稍有困难。我想，骨折线（图 13−7→）和面神经（图 13−7→）几乎是垂直的关系，所以面神经也有可能有创伤。

年轻的放射科医师：你分析得很专业。本例中有迁延的面部神经麻痹，临床症状也提示有面部神经损伤。另外，由于听小骨离断，患者接受了鼓室成形术和面神经管开放术。

实习医师：你能理解我说的话真是太好了！此外，如果有重要的地方请告诉我。

带教医师：另外，损伤是否累及内耳这一点在决定治疗方针上也很重要，所以要在报告中写明。在本例中，骨折线没有到达内耳。对了，本例作为颞骨骨折的类型相当于纵向骨折还是横向骨折，你知道吗？

实习医师：纵向？横向？相对于全身轴位来看，左右方向都有骨折线，是横向骨折吗？

年轻的放射科医师：很遗憾，本例是纵向骨折。颞骨骨折线的方向是由其在椎体长轴的方向是纵向或横向决定的（图 13−10）。虽然是经典的分类，但是方向容易弄错，请注意。关于颞骨骨折，我们在这里也总结一下吧。

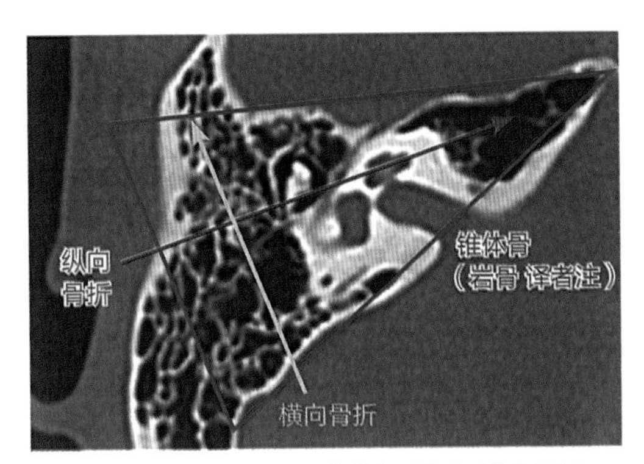

图 13-10　颞骨骨折（纵向骨折与横向骨折的方向）

关键点！颞骨骨折[10-11]

- 颞骨骨折分为纵向骨折和横向骨折，纵向骨折的发生频率较高（70% ~ 90%）。但是，实际上两者混合的混合型骨折也很多。
- 纵向骨折多合并听小骨离断，可引起传音性耳聋。横向骨折容易造成面神经损伤，受伤后约 50% 的人会出现严重的面神经麻痹。纵向骨折也有可能引起面神经麻痹，但大多数可以自然恢复。
- 最近骨迷路（包括耳蜗、前庭和半规管）损伤的判定受到重视。由于骨迷路损伤合并感音耳聋、淋巴瘘和面神经麻痹的频率较高，因此骨迷路的损伤情况是决定包括手术在内的治疗方针的重要信息。

带教医师：我们来看一下最后一个病例。

眼窝底骨折的 CT 图像

病例 3　20 岁男性，面部受伤第 2 天，主诉复视，来院就诊。

患者饮酒后与人打架，面部受伤。次日早上起床后来院，主诉复视。左眼球有上翻及外翻障碍，怀疑有眼窝底骨折，故进行了面部 CT 检查。

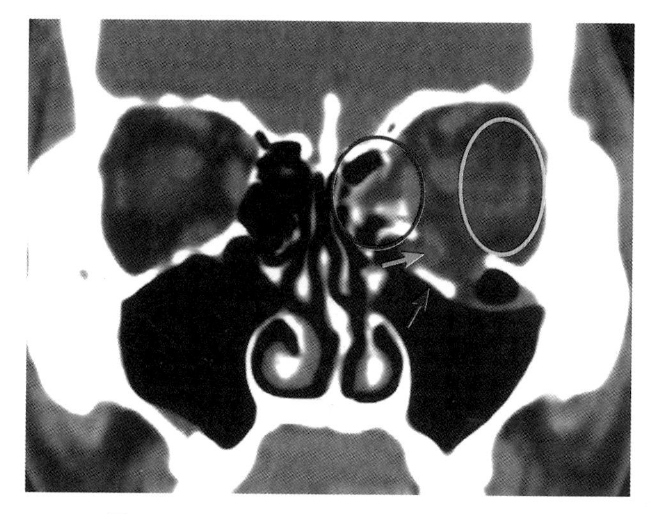

图 13-11　面部 CT（冠状位，上颌骨水平）

实习医师：看来眼窝底有骨折，这张图像涉及的区域也不是我所熟悉的，所以首先请讲一下这个部位解剖结构。

年轻的放射科医师：好的，图 13-12 显示的是正常的解剖结构，请看一下。这个区域用冠状面的影像来评价特别有用，所以进行完 CT 检查后一定要再进行 MPR 检查。

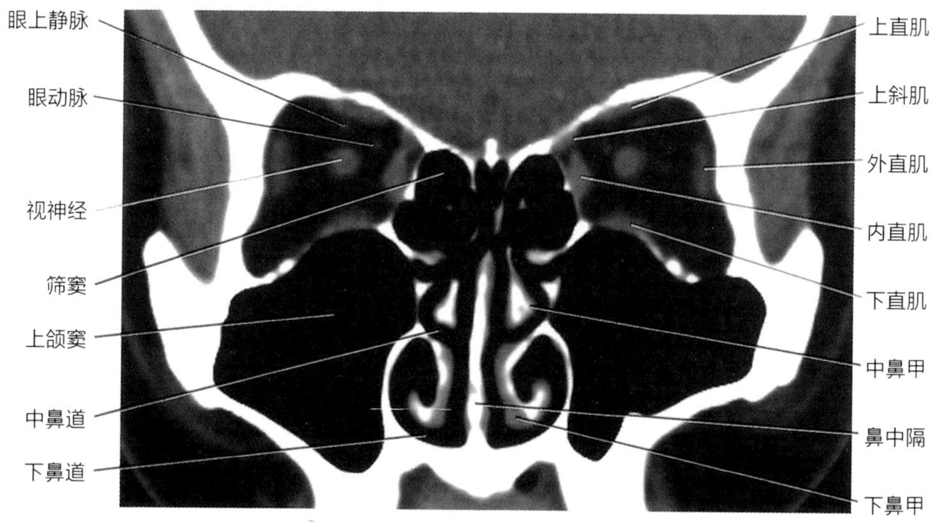

图 13-12　正常的面部 CT 图像（冠状位，上颌窦水平）

关键点！眼窝的正常解剖要点[12-13]

● **眼窝的骨性结构**

• 眼窝内侧壁（筛板）和眼窝底部的上颌骨眼窝面壁很薄，是骨折的好发部位。筛板部也有先天性骨缺损的情况。

● **眼外肌（图 13–12 —）**

• 眼外肌的正常肌宽大约为 4 mm，其中上斜肌的肌宽约为 3 mm。

• 眼外肌和眼球所包围的空间称为肌圆锥内，除此之外的眼窝空间称为肌圆锥外。

• 甲状腺功能障碍性眼病的眼外肌肿大，下直肌、内直肌和上直肌最容易被侵犯。

● **视神经（图 13–12 —）**

• 视神经的正常厚度为 3 ~ 4 mm，发生视神经炎等时可能会肿大。

● **血管结构（眼上静脉和眼动脉，图 13–12 —）**

• 眼上静脉在肌圆锥内的上方从前内侧沿后外侧走行。眼上静脉沿着眼动脉走行。

• 眼上静脉的正常直径不足 2 mm，但有时因颈内动脉海绵窦瘘（carotid cavernous fistula，CCF）等造成的静脉回流障碍而扩张。扩张的眼上静脉在头部 CT 图像中也能被确认，这一点也对 CCF 的诊断有用。

实习医师：下面让我们来读片。患者左眼窝底骨折，骨片（图 13–11 →）和眼窝内脂肪组织向上颌窦内偏位。另外，不仅是下壁，内侧壁处也可见骨折，骨片和眼窝内脂肪组织脱离到筛窦（图 13–11 ○）。

年轻的放射科医师：没错。它们都是眼窝穿孔骨折的好发部位。眼窝内脂肪纤维密度增高（图 13–11 ）也反映了水肿或炎症。那么眼外肌呢？

实习医师：下直肌脱离到上颌窦内（图 13–11 →）。这很可能是复视及眼球运动障碍的病因。

带教医师：没错。对该患者实施了整复术后，其眼球运动障碍减轻了。在诊断眼窝穿孔骨折时，有必要留意眼窝内脂肪组织和眼外肌的脱离。关于肌肉和脂肪组织，骨窗的CT图像评价能力有限，所以一定要参考软组织窗的CT图像。下面总结一下眼窝穿孔骨折。

关键点！眼窝穿孔骨折 [14-15]

• 眼窝穿孔骨折是由来自前方的钝性外力引起的眼窝壁骨折，大多数是内侧壁和下壁骨折。

• 临床症状有复视、眼球运动障碍、眼球凹陷、感觉（脸颊部和齿龈的）迟钝和麻木等。复视及眼球运动障碍与下直肌和内直肌的脱离、嵌顿有关。眼球凹陷是由眼窝内容物向鼻窦脱离引起的。感觉迟钝麻木与眼窝下神经损伤有关。

• CT诊断是有效的，CT可以确认骨折的部位，骨缺损部的大小，眼窝内容物的脱离情况以及有无嵌顿等。但是，即使眼外肌脱离骨折部位，也不会出现复视等临床症状，即使偏位不明显，也有可能合并功能障碍，结合临床情况进行评价很重要。

• 儿童眼窝穿孔骨折多为被称为活板门骨折的偏位不明显的类型。这种类型的偏位即使是轻度的，合并功能障碍的概率也很高，需要注意。

带教医师：这次我们学习了头颈部解剖结构和急性疾病——咽后脓肿、颞骨骨折和眼窝穿孔骨折。虽然这些都是不太熟悉的疾病，但是通过疾病理解解剖结构，就可以很好地掌握它们，所以可以一边看图一边复习。

参考文献

[1] Davis WL, et al: Retropharyngeal space： Evaluation of normal anatomy and diseases with CT and MR imaging. Radiology, 174: 59-64, 1990.

[2] 「Diagnostic imaging head and neck, 2nd ed」（Harnsberger HR, et al），pp4-7, Amirsys, 2010.

[3] Hoang JK, et al: Multiplanar CT and MRI of collections in the retropharyngeal space: is it an abscess? AJR Am J Roentgenol, 196: 426-432, 2011.

[4] 「頭頸部のCT・MRI 第2版」（多田信平 / 監修， 尾尻博也 ほか / 編），pp491-513. メディカル・サイエンス・インターナショナル, 2012.

[5] Pinto A, et al: Infections of the neck leading to descending necrotizing mediasinitis: Role of

multi-detector row computed tomography. Eur J Radiol, 65: 389-394, 2008.

[6] 乾 好貴 ほか：側頭骨疾患と頭蓋底. 画像診断，38: 1409-1421, 2013.

[7] 小玉隆男：側頭骨（鼓室および顔面神経）. 画像診断，31: 88-117, 2011.

[8] 「グレイ解剖学 原著第 1 版」（Drake RL, et al/ 著， 塩田浩平 ほか / 訳），p858, エルゼビア・ジャパン , 2007.

[9] 「Gray's Anatomy for Students, 1st ed」（Drake RL,et al），pp 858, Elsevier, 2005.

[10] Meriot P, et al: CT appearances of ossicular injuries. Radiographics, 17: 1445-1454, 1997.

[11] Little SC, et al: Radiographic classification of temporal bone fractures: clinical predictability using a new system. Arch Otolaryngol Head Neck Surg, 132: 1300-1304, 2006.

[12] Ozgen A, et al: Normative measurements of orbital structures using CT. AJR Am J Roentgenol, 170: 1093-1096, 1998.

[13] Ozgen A, et al: Normative measurements of orbital structures using MRI. J Comput Assist Tomogr, 24: 493-496, 2000.

[14] Chi MJ, et al: An analysis of 733 surgically treated blowout fractures. Ophthalmologica, 224: 167-175, 2010.

[15] Gosau M, et al: Retrospective analysis of orbital floor fractures--complications, outcome, and review of literature. Clin Oral Investig, 15: 305-313, 2011.

课程 14　外伤 CT 图像的关键点

FACT 是什么？活动性出血的评估方法是什么？

讨论

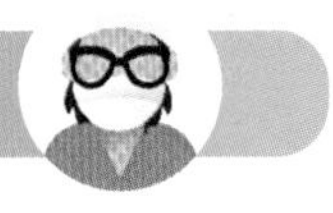

腹部外伤 CT 图像的读片步骤

带教医师： 这次我们来学习一下外伤的 CT 图像。虽然有点突然，但你知道创伤重点 CT 评估（focused assessment with CT for trauma，FACT）吗？

实习医师： 我知道创伤重点超声评估（focused assessment with sonography for trauma，FAST）。我认为 FAST 是用超声来评估容易积血的部位（如心包、胸腔和腹腔）有无液体储存潴留的检查（图 14-1）。聚焦重点，进行评价。但是我没听说过 FACT。

① 有无心包积液
② 肝肾隐窝（morison capsule）积液
②′ 右侧胸腔积液
③ 脾周围积液
③′ 左侧胸腔积液
④ 膀胱直肠陷凹积液

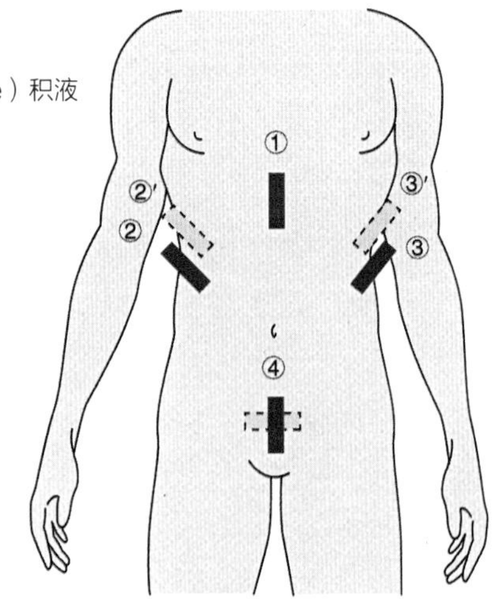

图 14-1　FAST 中的检测部位[1]

初测（primary survey）的重点是心包积液的情况（①）、胸腔内出血情况（②′、③′）和腹腔内出血情况（②、③、④），可通过超声检查观察这 3 个方面

带教医师：FACT 外伤早期诊疗指南（Japan advanced trauma evaluation and care，JATECtm）的第 4 版[2]明确提出，在患者受到外伤后进行全身 CT 检查（外伤扫描）的第一阶段，只对需要紧急处理的项目在 2 ~ 3 分钟内进行评价。

实习医师：外伤扫描？有外伤时有必要对全身进行评估吗？

年轻的放射科医师：2009 年的《柳叶刀》杂志刊登了一篇论文[3]，在外伤后进行全身 CT 检查，实际生存率超过预测生存率，从此全身 CT 检查在外伤治疗中一举成名。除此之外，检查不必要的部位对 17% 的病例也有显著的作用[4]，比起减少拍摄部位，外伤扫描缩短了紧急手术的时间[5]，关于它的可用性报告，对于高能量创伤的患者，我们通常进行外伤扫描。一般的原型如下（图 14-2 ①~③），详细情况请参考图 14-2 和表 14-1。

关键点！ 外伤扫描的 CT 成像

①从颈部到头部的平扫

②从颅底到骨盆的造影动脉相

③从胸部到骨盆的造影平衡相

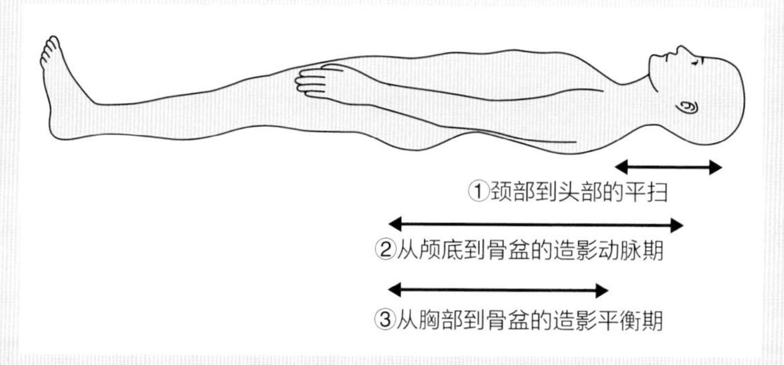

图 14-2 外伤扫描的经典原型[2]

表 14-1 外伤各部位 CT 成像条件

部位	检查项目
头部	CT 检查是必需的（作者注：为了检测出血情况）；如果有颅底骨折和颌面部骨折的可能性，为了确认动脉损伤情况，动脉期造影是必需的
颌面部	急性水平位和冠状位在骨窗条件下的两期（动脉期和平衡期）重建扫描可清楚地显示血管外漏情况

续表

部位	检查项目
颈部	在骨窗条件下重建水平位和矢状位。如果怀疑颈椎有损伤，动脉期造影有助于确认椎动脉损伤情况
躯干部	如果怀疑有大动脉损伤或大量胸腔出血，则进行包括胸部在内的两相摄影 FAST，如果有腹腔积液或不稳定型骨盆骨折，则必须进行包括腹部盆腔在内的两相摄影，如果有脊髓损伤的可能性，则重建矢状位

实习医师：拍摄条件已经设定好了。面部是轴位，骨窗条件也进行了重建。如果 FAST 发现异常，为了不漏掉血管损伤，必须进行两相摄影。

带教医师：随着外伤扫描的施行频率增加，不仅是扫描方法，其读片程序也被记载在指南里了。对此，指南提出了三阶段读片的方法，第一阶段（primary reading）是在 2 ~ 3 分钟内掌握全身大致的损伤情况；第二阶段（secondary reading）是在 15 ~ 30 分钟内寻找活动性出血和需要紧急处理的损伤；第三阶段（tertiary reading）是在患者状态稳定后（例如，在 ICU 住院后或次日早上等），为了不遗漏细节，推荐仔细看一下这个方法（图 14–3）。

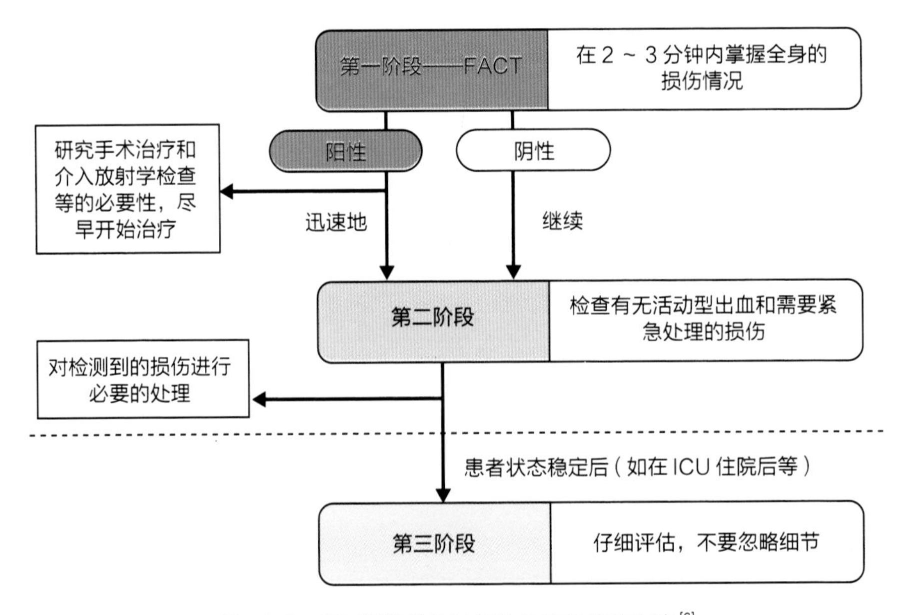

图 14–3　通过影像诊断外伤的 3 阶段读片方法 [6]

年轻的放射科医师：第一阶段的读片，与 FAST 相对应，因此被称为 FACT。

带教医师：FACT 是第一阶段的读片，要在 2 ~ 3 分钟内完成，也就是在患者出 CT 室之前完成读片。因为搬运高能量外伤的患者很麻烦，并且决定治疗方针最重要的是时间，因此必须在短时间内做出适当的判断。也就是说，这决定了患者离开 CT 室后，是去手术室，去进行介入放射学（interventional radiology，IVR）检查，还是先回急诊室。所以我们不能轻易地说“CT 的阅片是在图像数据传到服务器后再通过阅片系统进行的”。实际上，当患者躺在 CT 台上时，对 CT 控制台画面中出现的图像进行实时读片的就是 FACT。

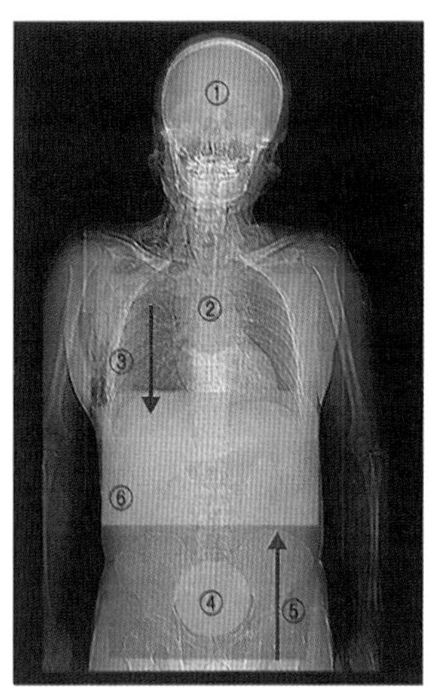

图 14-4　FACT 中的检查要点（监视视图）

实习医师：原来如此。关于 FACT 的读片要点也请告诉我。

年轻的放射科医师：自始至终，FACT 聚焦点是各个部位是否有严重的损伤。请参照图 14-4 和表 14-2。在这个阶段中，即使中途发现了问题，也不要拘泥于此，需要在 2 ~ 3 分钟内完成整体评价。

表 14-2　FACT 的检查要点[6]

①头部	有无需要紧急开颅术治疗的颅内血肿
②主动脉弓至主动脉峡	有无动脉损伤或纵隔血肿
③肺和纵隔	有无可能影响呼吸的大面积肺挫伤，有无血气胸
④直肠子宫陷凹或膀胱直肠陷凹	有无大量腹腔出血
⑤骨盆和腰椎	有无骨盆和腰椎的骨折或周围血肿（必须显示骨窗条件）
⑥上腹部	有无脾、肝、肾、胰等实质器官的损伤，肠管膜内有无血肿

实习医师：基本上都是按照①～⑥的顺序来读片的吗？感觉是先从头侧向尾侧看，最后看上腹部是吗？

带教医师: 你注意到了一个很好的要点。上腹部需要评估的地方较多，容易遗漏，所以最后用剩下的时间来读片。如果腹腔内有突然增多的出血，即使出血的来源是上腹部，也可以在直肠子宫陷凹处看到，胸部评估结束后，视线要跳过上腹部直接到直肠子宫陷凹。

实习医师：原来如此。FACT 是一项集中焦点迅速评价全身的检查。可以理解为“FACT 是 CT 版的 FAST”吗?

年轻的放射科医师：大体是这样的，但是其定位略有不同。JATEC™ 是外伤患者的诊疗程序，首先是用“primary survey（根据气道、呼吸和循环动态的情况来评估患者的状态）”，并进行必要的复苏。然后是“secondary survey（通过解剖学评价来进行根治）”。以循环动态评估为目的的 FAST 相当于 primary survey，而 FACT 则相当于在全身状态稳定的基础上评估全身损伤的“secondary survey”。

实习医师：与 FAST 不同，FACT 应该在病情稳定到一定程度后再进行。

带教医师： 是这样的。那么，通过第一阶段的读片对全身进行粗略评价后，就进入第二阶段的读片了。因为不可能仅靠 FACT 就能收集到所有的信息。在第二阶段中，寻找活动性出血是最重要的。如果是在第一阶段中发现了出血，则说明出血点就在其周围，如果未发现，就从受伤部位评估血肿及活动性出血。下面一边看实际的病例一边学习吧。

活动性出血的评价

病例 1 50 岁左右男性，在建筑作业时从 3 米多高的位置跌落受伤，被送到我院急救。

患者左侧胸部剧烈疼痛，表情痛苦，有冷感。GCS E4V5M6。血压 104/71 mmHg，脉搏 74 次 / 分，SpO_2 92%（未吸氧）。来院时的 FAST 未发现异常。为了进行全身评估，进行了外伤扫描（图 14-5 ~ 14-7）。

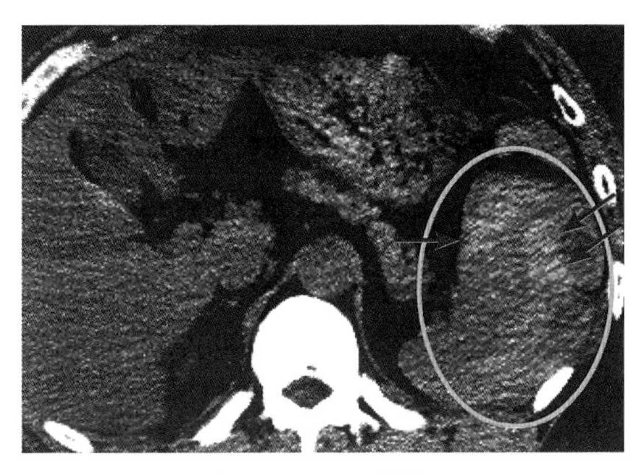

图 14-5　CT 图像

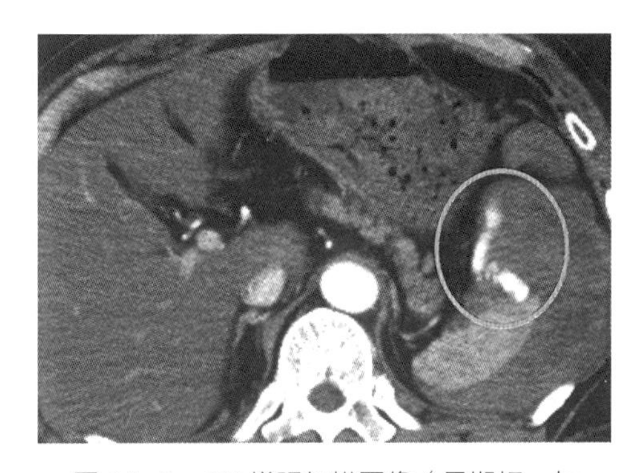

图 14-6　CT 增强扫描图像（早期相，与图 14-5 同水平）

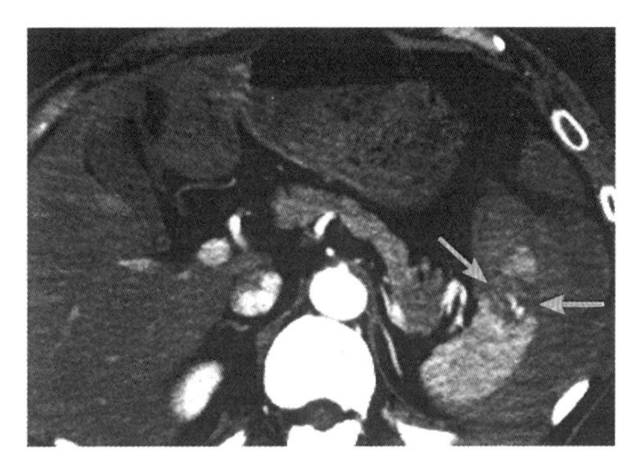

图 14-7　CT 增强扫描图像（早期相，图 14-6 向下 1 cm 水平）

年轻的放射科医师：虽然图像只显示腹部，但实际上患者进行了全身外伤扫描，可确定左侧多发肋骨骨折和左侧的轻度外伤性血气胸。你们对图像有何看法？

实习医师：可以看到脾实质撕裂（图 14-7→），提示脾损伤，同时还有血气胸。脾周围有液体（图 14-5◯），也可以看到一部分高密度改变（图 14-5→），我认为是血肿。另外，从脾撕裂处到血肿内可见连续性血管外渗出的早期动脉对比剂（图 14-6◯）。

带教医师：你看得很清楚啊！还有其他需要补充的吗？

年轻的放射科医师：首先是脾损伤，这个病例相当于日本外伤学会脏器损伤分类 2008[7] 中的Ⅲ b 型脾损伤。下面来学习一下吧。

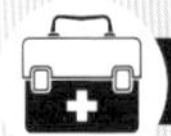

关键点! 脾损伤（splenic injury）

• 在腹部钝性外伤中发生频率最高，有时也被认为是单独的内脏损伤。不仅是高能量外伤，就连跌倒和撞击等小能量外伤也会损伤脾。

• 脾的被膜容易破裂，由于脾是软性结构，容易发生持续性活动性出血。

• 症状：上腹部和（或）左季肋部疼痛，恶心，呕吐，以及因左膈神经刺激而疼痛等。

• 损伤形态的评价一般采用日本外伤学会脾损伤分类（图 14-8，表 14-3）[7]。

• Ⅰ型为脾被膜连续性损伤，包括被膜下血肿Ⅰa 型和实质内血肿Ⅰb 型。Ⅱ型虽然有被膜断裂，但属于表面性损伤，是从脾表面到实质 1/2 深度范围内的损伤。Ⅲ型是有被膜断裂的深度损伤，分为损伤深度超过脾实质的 1/2，创伤比较简单，不涉及脾门的Ⅲa 型，以及创缘和创伤比较复杂，或涉及脾门部的Ⅲb 型。

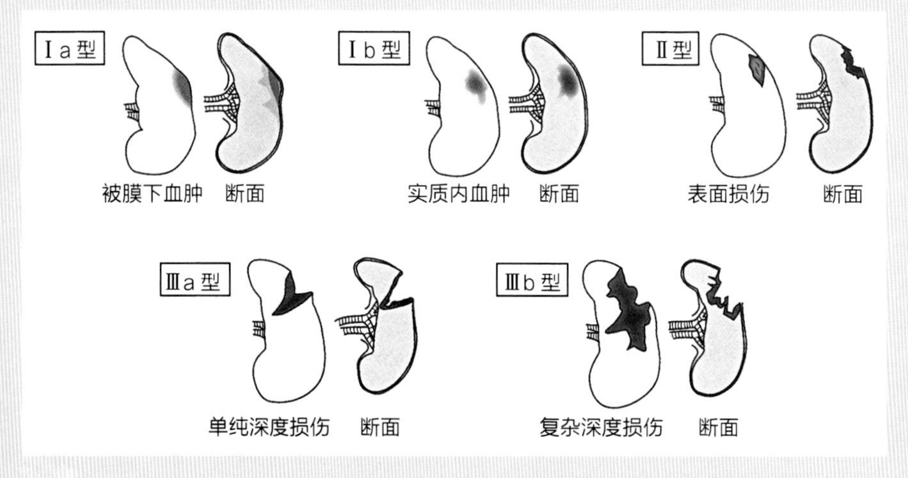

图 14-8 日本外伤学会脾损伤分类 [7]

• 一般情况下，对比剂渗出血管，提示假性动脉瘤、动静脉瘘、大量的腹腔内出血、脾实质内的血管损伤和被膜损伤，如果有其中一种情况，可以考虑进行经导管动脉栓塞术（transcatheter arterial embolization，TAE）或脾切除术 [8]。

表 14-3　日本外伤学会脾损伤分类[7]

分型	损伤
Ⅰ型	被膜下损伤（subcapsular injury）
Ⅰa 型	被膜下血肿（subcapsular hematoma）
Ⅰb 型	实质内血肿（intraparenchymal hematoma）
Ⅱ型	表面损伤（superficial injury）
Ⅲ型	深度损伤（deep injury）
Ⅲa 型	单纯深度损伤（simple deep jinjury）
Ⅲb 型	复杂深度损伤（complex deep injury）

带教医师：从血肿和活动性出血的观点来看，您能补充一下吗？

年轻的放射科医师：血肿和活动性出血的评估不仅对脾损伤，对所有内脏损伤都是非常重要的。血肿、腹腔内出血和腹腔积液一样被认为是没有被细胞化的液体，不过，通常腹腔积液的 CT 值与水一样，而血肿和血性腹腔积液的 CT 值一般呈 30 HU 以上的轻度升高。不过请注意，由于贫血和时间的流逝，其密度也有可能降低。其次是活动性出血，这个评价需要 CT 增强扫描，最好是通过动脉相和门脉相进行评价。活动性出血，表现为对比剂的血管外渗，从造影早期相到血肿内呈不规整的高密度，再到平衡相中其范围扩大。另外，假性动脉瘤是需要与血管外漏相鉴别的疾病。假性动脉瘤是指当动脉壁破裂时，在血肿周围出现了器质性的壁，形成了瘤样结构，在 CT 增强扫描图像中可表现为血管和连续的边界比较明显的类圆形结构，早期相和平衡相的造影效果都和血管差不多。类圆形的形态和平衡相的形态也没有太大的变化是它和血管外渗的鉴别点。发生血管外渗时，需要 TAE（或开腹手术），假性动脉瘤也有扩大和破裂的风险，因此至少需要严格观察，大部分假性动脉瘤是 TAE 的适应证[8-9]。

带教医师：再补充一点，如果是活动性出血，不仅要看出血的数量，更重要的是要评估出血发生在什么地方。请看图 14-9。根据出血部位和患者年龄等的不同，其出血的扩散程度也不同，较宽松的空间和较松弛的空间中的出血可在短时间内扩散，不像在较紧致的空间中那样被包裹，从而自然地止血，这一点也是有必要记住的。

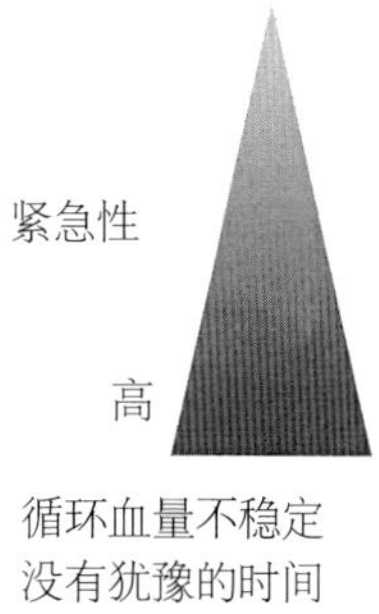

紧急性 高 循环血量不稳定 没有犹豫的时间	空间	部位
	较紧致的空间	年轻人的肌肉内 肝实质内和被膜下
	较宽松的空间	腹膜后 纵隔 皮下 老年人的肌肉内 脾实质内和被膜下
	较松弛的空间	胸腔 腹腔 老年人的腹膜后

图 14-9　不同部位的出血风险[6]

年轻的放射科医师：对于像年轻人的肌肉组织那样紧致部位可以期待自然止血，但组织结构较宽松的话就很难自然止血。而且胸腔和腹腔等部位的出血是最紧急的，但压迫止血的效果较差，所以首先要通过 FACT 和 FAST 来发现胸腔和腹腔内的出血点。

带教医师：是这样啊。和年轻人的肌肉组织一样，肝的实质和被膜下也被归类为较紧致的空间，而脾由于属于刚才说的软组织结构，压迫止血比较难有效果，因此其实质和被膜下被归类为较宽松的空间。

年轻的放射科医师：而且年龄也很重要，同样是肌肉内，年轻人的是较紧致的空间，但是老年人的是较宽松的空间。另外，年轻人的后腹膜腔通常为较宽松的空间，而老年人则为较松弛的空间。

实习医师：我受益匪浅。在这个病例中可以看到脾的活动性出血（血管外渗出），所以可以认为这是 TAE 的适应证。

年轻的放射科医师：和急诊科商量后，该患者接受了 TAE。图 14-10 为当时拍摄的腹腔动脉增强像，由于脾动脉分支有血管外渗（图 14-10　），所以用凝胶海绵和线圈对该分支进行了栓塞，获得了较好的治疗效果。

带教医师：这次是脾损伤，其他的外伤分类可参考 http://www.jast-hp.org/archive/sonsyoubunruilist.pdf。这个网站还介绍了具有代表性的腹部实质器官——肝和肾的损

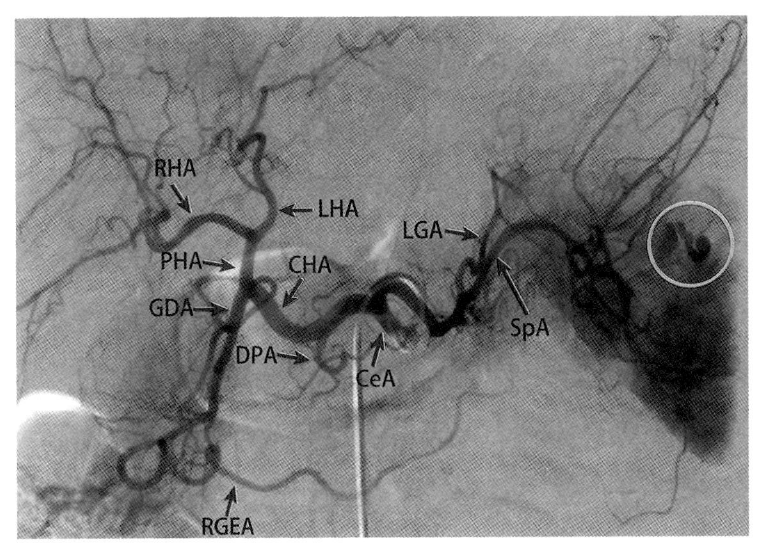

图 14-10　腹腔动脉造影（病例 1）

CeA—celiac artery（腹腔干）；CHA—common hepatic artery（肝总动脉）；DPA—dorsal pancreatic artery（胰背动脉）；GDA—gastroduodenal artery（胃十二指肠动脉）；LGA—left gastric artery（胃左动脉）；LHA—left hepatic artery（肝左动脉）；PHA—proper hepatic artery（肝固有动脉）；RGEA—right gastroepiploic artery（胃网膜右动脉）；RHA—right hepatic artery（肝右动脉）；SpA—splenic artery（脾动脉）

伤情况（肝损伤见表 14-4 和图 14-11，肾损伤见表 14-5 和图 14-12）。无论在哪种损伤中，都要留意活动性出血（血管外渗现象）和出血部位，例如发生肾损伤时肾筋膜（又称 Gerota 筋膜）增厚，它的特点是位于腹膜后（比腹腔更狭窄），所以出血不容易扩散。

实习医师：发生脾损伤时，如果被膜撕裂的话血会流入腹腔（较松弛的空间）内，发生肾损伤时，即使被膜撕裂了，由于肾位于腹膜后，所以是较宽松的空间。

带教医师：是这样啊。如果再加上弥散性血管内凝血（disseminated intravascular coagulation，DIC）等凝血障碍，即使在年轻人的肌肉内也很难止血，仅用出血部位的概念也很难说明，所以需要注意。可能存在凝血障碍的情况如表 14-6 所示，请参考[6]。

关键点！肝损伤（liver injury）的分类

表 14-4　日本外伤学会肝损伤分类 [7]

Ⅰ型 Ⅰa 型 Ⅰb 型	被膜下损伤（subcapsular injury） 被膜下血肿（subcapsular hematoma） 实质内血肿（intraparenchymal hematoma）
Ⅱ型	表面损伤（superficial injury）
Ⅲ型 Ⅲa 型 Ⅲb 型	深度损伤（deep injury） 单纯深度损伤（simple deep jinjury） 复杂深度损伤（complex deep injury）

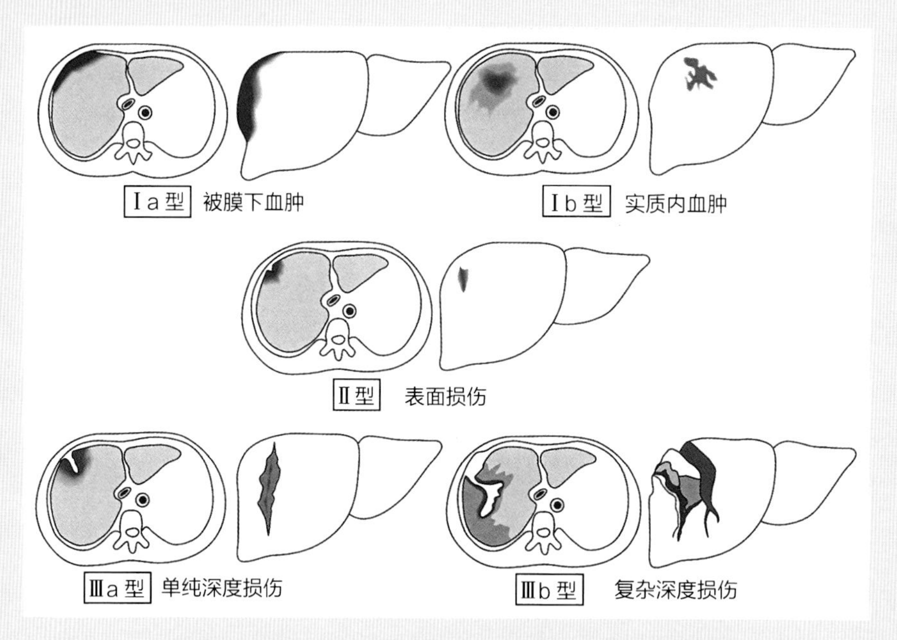

图 14-11　日本外伤学会肝损伤分类

关键点！肾损伤（renal injury）的分类

表 14-5　日本外伤学会肾损伤分类[7]

分型	损伤
Ⅰ型	被膜下损伤（subcapsular injury）
Ⅰa 型	被膜下血肿（subcapsular hematoma）
Ⅰb 型	实质内血肿（intraparenchymal hematoma）
Ⅱ型	表面损伤（superficial injury）
Ⅲ型	深度损伤（deep injury）
Ⅲa 型	单纯深度损伤（simple deep jinjury）
Ⅲb 型	复杂深度损伤（complex deep injury）

并发症
肾蒂血管损伤（pedicle vessle，PV）
血肿停留在肾筋膜内的为 H1，在肾筋膜外的为 H2
尿漏停留在肾筋膜内的为 U1，在肾筋膜外的为 U2

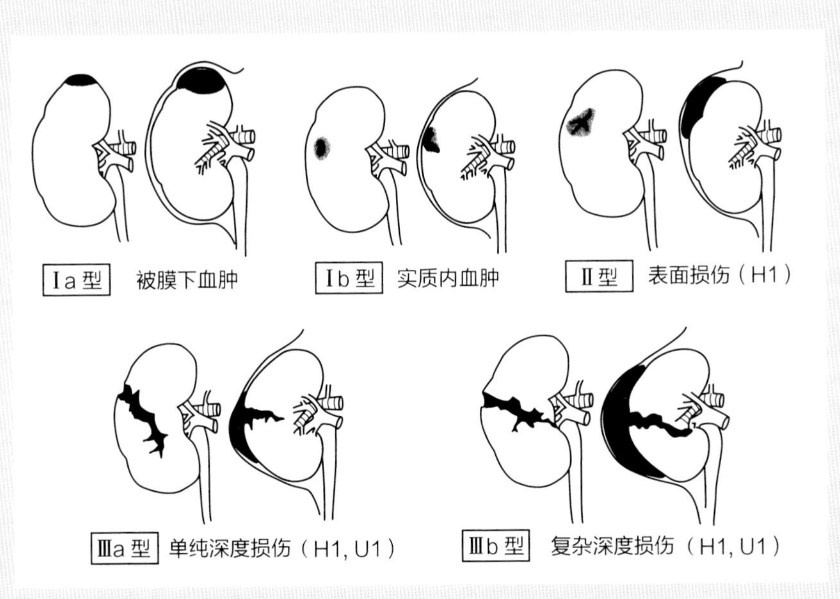

图 14-12　日本外伤学会肾损伤分类[7]

表 14-6 可能有 DIC 等凝血障碍存在的情况[6]

①大量出血
②组织因子较多的脑和肺合并损伤
③怀疑有广泛的组织挫伤
④没有直接受到外力影响的肌肉或脊椎旁区域出现大量出血
⑤较紧致的空间发生出血，但并不能及时止血

实习医师：嗯，外伤 CT 图像的读片要点的讲解已经很清楚了。

带教医师：这次重点学习了外伤 CT 图像的读片顺序，FACT 为活动性出血的评价方法。CT 检查在外伤诊疗中的重要性逐年增加，希望通过牢牢掌握这一关键，能够迅速诊断出急性疾病，并给予适当的治疗。其中尤为重要的是，不要等到病情骤变后才慌张地应对，而要先预测出可能发生骤变的状况，防患于未然。

年轻的放射科医师：要避免外伤性休克（preventable trauma shock）。

带教医师：是啊。因此，读片时注意时间是很重要的（三个阶段）。而且要意识到受伤机制，防止遗漏。不仅观察图像，包括分析各种临床信息在内的综合判断也很重要。

实习医师：我已明白外伤 CT 图像的重要性了。今后努力挑战一下吧。

参考文献

[1] 船曳知弘：外傷初期診療ガイドラインと診療の実際.「特集 Trauma Radiology 入門—外傷の画像診断と IVR —」，画像診断，33: 1506-1511, 2013.

[2] 「改訂第 4 版 外傷初期診療ガイドライン JATECTM」（日本外傷学会・日本救急医学会 / 監，日本外傷学会外傷初期診療ガイドライン改訂第 4 版編集委員会 / 編），へるす出版，2012.

[3] Huber-Wagner S, et al: Effect of whole-body CT during trauma resuscitation on survival: a retrospective, multicentre study. Lancet, 373: 1455-1461, 2009.

[4] Tillou A, et al: Is the use of pan-computed tomography for blunt trauma justified? A prospective evaluation. J Trauma, 67: 779-787, 2009.

[5] Wurmb TE, et al: Whole-body multislice computed tomography（MSCT）improves trauma care in patients requiring surgery after multiple trauma. Emerg Med J, 28: 300-304, 2011.

[6] 一ノ瀬嘉明 ほか：外傷パンスキャンの読み方. 「特集 Trauma Radiology 入門—外傷の画像診断と IVR —」，画像診断，33: 1517-1526, 2013.
[7] 日本外傷学会臓器損傷分類委員会：日本外傷学会臓器損傷分類 2008. 2008. http://www.jast-hp.org/archive/sonsyoubunruilist.pdf.
[8] Kondo H, et al: Interventional radiology for trauma. Jpn J Intervent Radiol, 29: 43-52, 2014.
[9] 井戸口孝二：腹部外傷「特集 Trauma Radiology 入門—外傷の画像診断と IVR —」，画像診断，33: 1562-1576, 2013.

课程 15 医师应该掌握的围产期“关键点”

影像学检查的风险和应注意的疾病

讨论

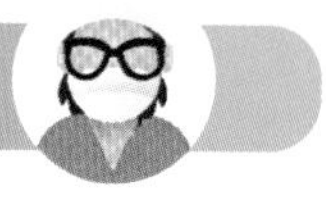

带教医师：这次将以“围产期”为关键词，介绍与孕妇、产妇、胎儿和新生儿相关的各种内容。这个领域平时大多由产科和新生儿科来负责，所以我们不知不觉地就容易生疏，但在综合医疗能力受到质疑的现代，我们不能说“因为不在这个专业任职，所以完全不懂”。在急诊的时候，有时会突然被要求做出紧急判断。所以下面让我们来学习一下医师应该知道的“关键点”吧。

妊娠期的 MRI 检查

带教医师：让我们从妊娠期的 MRI 检查开始吧。孕妇可以做 MRI 检查吗？

实习医师：胎儿 MRI 检查的图像很常见，所以我觉得孕妇进行 MRI 检查完全没有危险。

年轻的放射科医师：“完全没有危险”吗？

带教医师：任何时期都可以吗？

实习医师：时期？我没意识到，能解释一下吗？

年轻的放射科医师：有一种说法叫“三个阶段（trimester）”，它把妊娠期分为三个阶段。

实习医师：三个阶段？

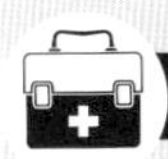

关键点! 妊娠期的三个阶段

- 妊娠期（40 周）分为三个阶段，分别称为初期（0 ~ 14 周）、中期（14 ~ 27 周）和后期（28 ~ 40 周）。
- 在初期中，特别是 5 ~ 11 周是胎儿器官形成期，药物、细菌和放射线等致畸因子容易引起先天异常。

年轻的放射科医师：初期包含了器官形成期。

实习医师：感觉好像不需要在器官形成期做 MRI 检查。

带教医师：虽然研究人员的意见还不一致，但是现在的共识是尽量避免初期的 MRI 检查，因为它对胎儿有没有影响还无法确定。虽然也没有证明有明显的负面影响。

年轻的放射科医师：具体来说，女性在妊娠期 11 ~ 12 周期间最好不要做 MRI 检查。

实习医师：原来如此。

年轻的放射科医师：顺便说一下，在中期和后期的 MRI 检查也不是"完全没问题"的，而是仅限于"通过超声检查等其他检查无法得到充分的信息，并且该信息在产前是必要的"的情况。

带教医师：只有在必要的情况下才做。

年轻的放射科医师：那么，在中期和后期进行 MRI 检查时 Gd 对比剂可以使用吗?

实习医师：在中期和后期不是没问题吗?

年轻的放射科医师：答案是"原则上不使用"。

实习医师：38 周也不行吗? 这时胎儿基本上发育成熟了。

年轻的放射科医师：不行，胎儿会长期暴露在对比剂中。

实习医师：长期暴露?

带教医师：经静脉注射到母体的 Gd 对比剂，可通过胎盘转移给胎儿。胎儿经尿液排出体外，但接下来的问题是经尿液排出的 Gd 对比剂进入羊水中，胎儿会吞咽羊水。也就是说 Gd 对比剂可能长期存在于子宫内，影响胎儿。其安全性还没有得到确认。

年轻的放射科医师：Gd 对比剂可能长期存在于子宫内，影响胎儿。但有两种情况可以在妊娠期使用 Gd 对比剂。

实习医师：哪两种？

带教医师：一种是近期即将分娩的情况（如 MRI 检查的次日进行剖宫产术），另一种是不需要确保胎儿安全的情况（如孕妇之后会进行人工流产）。

实习医师：原来如此。

年轻的放射科医师：顺便说一下，对比剂经母体静脉注射后会转移至胎儿，使对比剂在子宫内长期存在，碘性对比剂也是一样的。在遇到紧急病例等必要性较大的情况下，如果患者处于妊娠后期，也有施行 CT 增强扫描的可能[1]，在妊娠期注射碘性对比剂，可能会抑制胎儿的甲状腺功能。

带教医师：是啊。那么分娩结束后，给哺乳期的女性注射对比剂会怎么样呢？

年轻的放射科医师：哺乳期女性也会进行 CT 等检查，所以也有必要考虑一下碘性对比剂。Gd 对比剂和碘性对比剂可以在哺乳期使用吗？

年轻的放射科医师：虽然可以注射，但一般认为在一定时间内控制哺乳比较保险。欧洲等地的指南中也有一部分认为只有碘对比剂是没问题的。

带教医师：Gd 对比剂和碘性对比剂均可微量转移至乳汁中。的确，有人认为这是很小的量，所以没有问题，特别是 Gd 对比剂，有可能导致胎儿患肾源性系统性纤维化（nephrogenic systemic fibrosis，NSF），所以为了慎重起见，在母体血液中 Gd 对比剂和碘性对比剂的浓度足够低之前控制母乳，是现在日本指南的建议。

实习医师：大概控制多久？

年轻的放射科医师：根据对比剂种类的不同，血液中浓度的变化会略有不同，不过，要记住注射后最少 24 小时内，最好 48 小时内，减少母乳喂养，改用人工乳汁。特别是 Gd 对比剂，由于存在上述 NSF 的问题，与碘性对比剂相比，强烈建议注射之后控制哺乳。

实习医师：原来如此。NSF 是什么呢？

带教医师：NSF 是与 Gd 对比剂有关的严重并发症，肾衰竭患者原则上禁止使用 Gd 对比剂就是出于这个原因。

单点课程！ NSF[2]

- NSF 是一种以皮肤肿胀、疼痛和硬化为主要症状的疾病，发展下去会使四肢关节拘缩，产生功能障碍。另外，病变还可侵犯肺、心肌、肝和肾等部位，患者最终因各器官衰竭而死。
- 1997 年 NSF 首次被报道的时候病因不明，2006 年有报道称其与 Gd 对比剂有关。也就是说，Gd 对比剂的基质脱落，游离的 Gd 被认为是致病原因之一。NSF 在尿量减少的肾功能不全患者中发生。另一方面，目前尚无 eGFR ≥ 60 ml/(min/1.73 m^2) 的 NSF 病例。
- 即使透析也不能排出 Gd，因此慢性肾脏病 5 期的患者原则上禁用 Gd 对比剂，另外，慢性肾脏病 4 期的患者也需要慎用。

CT 检查中的辐射

带教医师：那我们进入下一个话题吧。一名女性在接受骨盆 CT 检查后发现自己已经怀孕，如果这时她来向我咨询是否进行人工流产，我该怎么办呢?

实习医师：这是个很难的问题。

年轻的放射科医师：在这种情况下，判断的关键点是“阈值（阈值剂量）”。

实习医师：阈值?

年轻的放射科医师：辐射超过一定剂量会导致特定的辐射损伤。这个剂量的值叫作阈值。

带教医师：为了理解这一点，首先必须谈谈概率性影响和确定性影响。

实习医师：我听说过概率性影响和确定性影响，但具体的内容忘记了。

年轻的放射科医师：概率性影响类似于“彩票”。比如虽然买了很多张彩票，但未必一定能中 100 万日元。买的彩票越多，中奖的可能性就越大。相反，有时即使买了数量较少的彩票，依然有可能中 100 万日元。放射线的概率性影响是指即使受到高剂量的辐射，产生放射线损伤的可能性不一定会变大；相反，即使受到很少剂量的辐射也有可能产生损伤。与此相对，确定性的影响就像往杯子里装水总有一天会溢出来一样，达到一定的剂量就会产生辐射损伤，低于这个剂量就不会产生损伤。

带教医师：致癌和遗传影响是概率性的影响，皮肤障碍和胎儿畸形是确定性的影响。也就是刚才所说的，接受骨盆部 CT 检查后，辐射剂量是否达到阈值剂量才是关键。

年轻的放射科医师：表 15-1 中显示了胚胎或胎儿受到的辐射影响和阈值。

表 15-1　胚胎或胎儿受到的辐射影响和阈值[3]

辐射影响	敏感时期	阈值
胚胎或胎儿死亡	着床前期（受精至着床第 9 天）	100 mGy
胎儿畸形	器官形成期（妊娠 3～8 周）	100 mGy

实习医师：100 mGy 以下就没有问题了吗？

带教医师：没错。对胎儿产生不良影响的阈值是 100 mGy。实际上 100 mGy 这个值并不限于胎儿，一般被认为这是放射线对人体健康产生危害的阈值。东日本大地震发生福岛核电站问题时，日本政府发布的和媒体报道的对人体立即产生影响的阈值也是 100 mGy。

实习医师：原来如此。但我们并不知道刚才说的骨盆 CT 辐射量是否超过 100 mGy。

带教医师：是啊。那就从 CT 辐射的基本知识讲起吧。

关键点！　影响 CT 辐射的因素

影响 CT 辐射的因素有毫安秒（milliamper second，mAs）、千伏峰值（kilovolt peak，kVp）、节距和扫描次数。

- CT 的辐射量与 mAs 成正比，与 kVp 的平方成正比。
- 节距是拍摄螺旋 CT 时切片方向的 X 射线束密度，但在 1 mm 切片或冠状位、矢状位重建时，节距会变密，因此辐射量增大。
- 扫描次数方面，如果再加上动脉期、门静脉期和延迟期（在相同条件下成像），被检者所受的辐射量是平扫时的4倍。另外，如果反复多次进行CT检查（如每月一次等），辐射的量也会相应累积。

- 在用于肺癌检查的低剂量CT中，mAs比平时设定得低，在HRCT中比平时设定得高，因此相应的辐射量也会不同。

带教医师：作为医师，知道这些事情是很重要的。当然，临床上如果有必要的话应该施行动态CT和HRCT。有时为了随诊观察还可能反复进行CT检查，但重要的是将这些检查的辐射量最小化。

实习医师：原来如此。

年轻的放射科医师：所以刚才提到的骨盆部CT辐射量是否超过100 mGy，但不管什么样的CT检查，一次的辐射总量都不会超过100 mGy。

实习医师：那么，从刚才的情况来看，几乎没有致畸等可能性，所以没有必要考虑人工流产吗？

年轻的放射科医师：是这样的。但是，如果频繁地进行动态CT，检查数次甚至数十次的话，辐射量就有可能累计超过100 mGy。顺便说一下，核医学的显像和PET-CT检查的辐射量也大致与CT检查相同，一次检查不会超过100 mGy。X线检查的辐射量比CT检查要少得多。

带教医师：最新的CT设备在减少辐射量方面有很大的改进，根据检查部位自动将毫安（mA）降到最低，通过对低辐射量拍摄的数据进行重构来提高画质的逐次近似法等也在发展，所以CT的辐射量有越来越低的趋势。

实习医师：原来如此。总而言之，总辐射量在100 mGy以下是安全的。

年轻的放射科医师：关于确定性影响，现在的观点是辐射量在100 mGy以下比较安全。另一方面，因为致癌是概率性影响，所以即使辐射量在100 mGy以下也最好不要被辐射。当然，如果必须进行CT检查的话，应该毫不犹豫地进行。

带教医师：一次CT检查的辐射量引起癌变和（或）死亡的危险性用“癌变死亡风险”的定量数值来表示[5]。癌变死亡风险虽然根据年龄的不同而不同，但据报道，每次进行CT检查的风险大约为1/500～1/ 2500[6,7]。特别是儿童更容易受到放射线的影响，风险更高，应该注意这一点。

年轻的放射科医师：日本人均拥有的CT设备数量居世界第一，由放射线诊断引起的癌变也是最多的。

带教医师：是啊。不能进行不必要的检查。

妊娠期至产褥期的重要疾病

带教医师：接下来我们来看看发生在妊娠期至产褥期的重要疾病吧。

病例 31 岁女性，分娩后痉挛。

产妇分娩后出现以右侧为主的痉挛症状。不久转为全身痉挛，还出现了意识模糊，为了进一步了解病情，患者进行了头部 MRI 检查（图 15-1 ~ 15-5）。

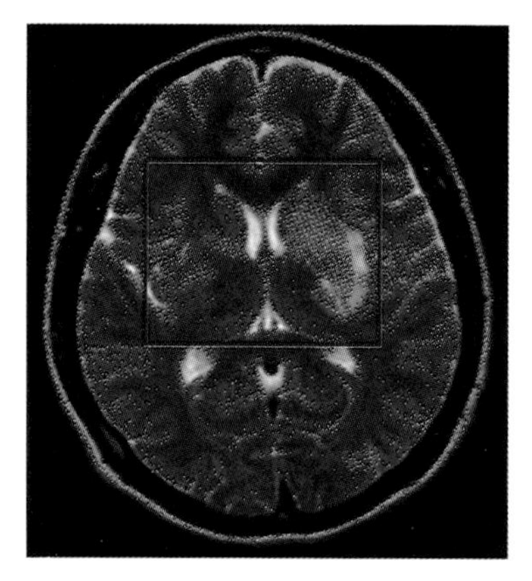

图 15-1　T_2 加权像

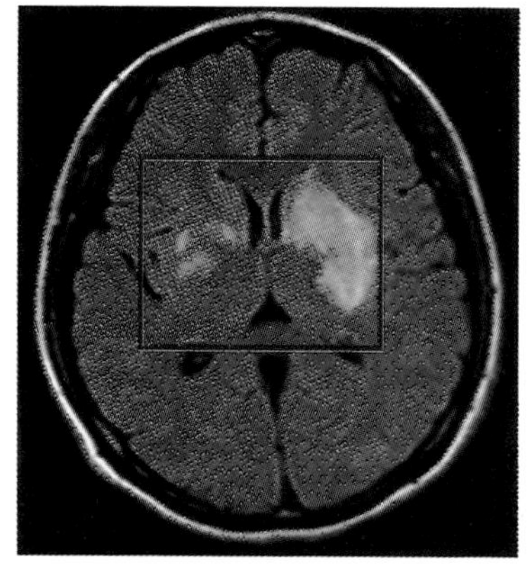

图 15-2　FLAIR 像

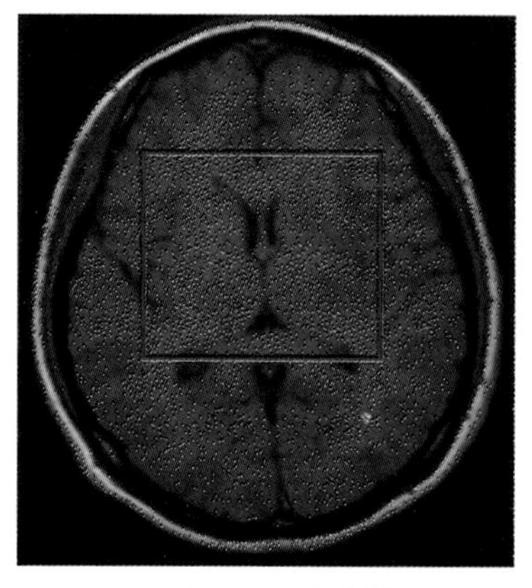

图 15-3　T_1 加权像

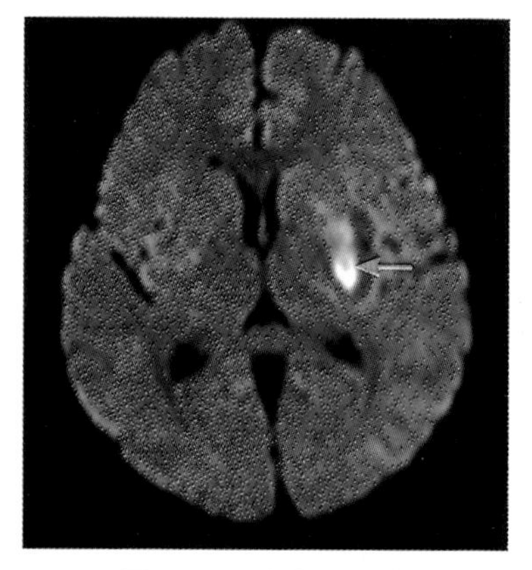

图 15-4　扩散加权像

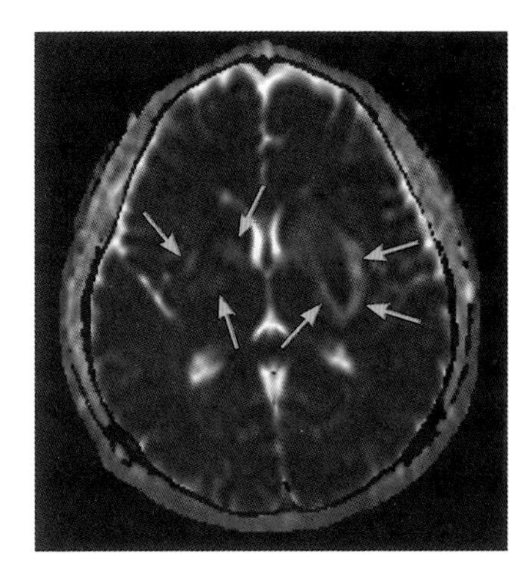

图 15-5　表观扩散系数图

带教医师： 那么，结果怎么样呢？

实习医师：T_2 加权像（图 15-1）和 FLAIR 像（图 15-2）中有以两侧的基底核为主向左侧扩展的高信号区域（图 15-1，15-2□）。在 T_1 加权像（图 15-3）中的信号似乎为较弱的低信号（图 15-3□）。T_2 加权像和 FLAIR 像的高信号区域在弥散加权像（图 15-4）中，只有其中的一部分（左侧基底节部）显示高信号（图 15-4→）。在图 15-5 中，病变中没有显示高信号的部分显示表观扩散系数上升，即弥散增强（图 15-5 ）。

带教医师： 果然如此。你们认为这是什么疾病？

实习医师：是急性期脑梗死吗？但弥散图像和表观扩散系数图很奇怪。

年轻的放射科医师：我认为是妊娠后期至产褥期的重要疾病之一。

实习医师：妊娠后期至产褥期发生的重要疾病？我知道 HELLP 综合征。

年轻的放射科医师：HELLP 综合征以溶血性贫血（Hemolytic anemia）、肝酶升高（Elevated liver enzymes）和血小板减少为特征（Low platelet count）。与此同时，还有一个重要的并发症，就是子痫（eclampsia），你知道吗？

实习医师：我听说过子痫。

带教医师： 作为同样严重的疾病，子痫有时也会和 HELLP 综合征合并发生。子痫被认为是可逆性后部脑病综合征（posterior reversible encephalopathy syndrome，PRES）的一种。

实习医师：PRES？

年轻的放射科医师：PRES 好发于椎基底动脉和穿支区域，多数是可逆的。

单点课程！ PRES

PRES 于 1996 年由 Hinchey 等人提出[9]，他们报道了 15 例突发头痛、痉挛和视力低下的病例，这些患者的颞叶白质的变化在图像中是可逆的。其中很多病例与血压突然上升有关，这也暗示了 PRES 与免疫抑制药物的使用和肾功能障碍有关。

这是约 20 年前出现的一种病理表现，病因还没有完全被查明，但血压急剧上升等导致血管通透性增加和内皮细胞发生障碍，脑实质发生血管源性脑水肿（vasogenic edema）被认为是病因。从其机制出发，PRES 好发于血压自我调节功能弱的血管，即椎基底动脉和穿支区域（基底节等）。

年轻的放射科医师：由于 PRES 有血管性水肿，所以表观扩散系数多上升（弥散增强），这一点是它与急性期脑梗死的鉴别要点之一。

带教医师：从"血管性水肿"这个词可以联想到，包括子痫在内，PRES 多是可逆的，预后良好。但表观扩散系数降低（弥散受限）的非典型病例也有可能是不可逆的，预后不良，需要注意。让我们来看一看该病例 1 周后的 MRI 图像（图 15-6，15-7）。你们有什么看法？

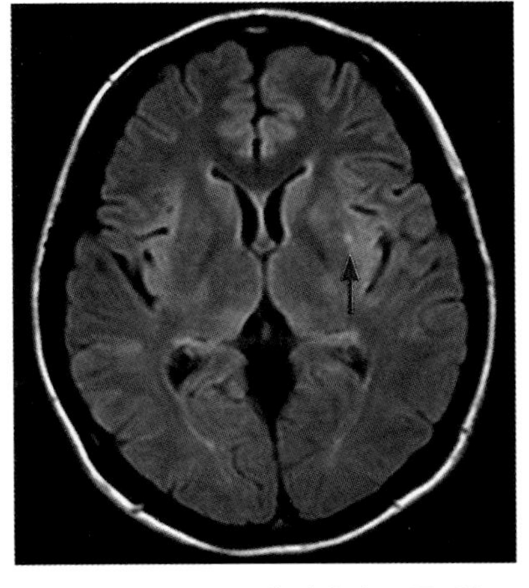

图 15-6　FLAIR 像（发病 1 周后）

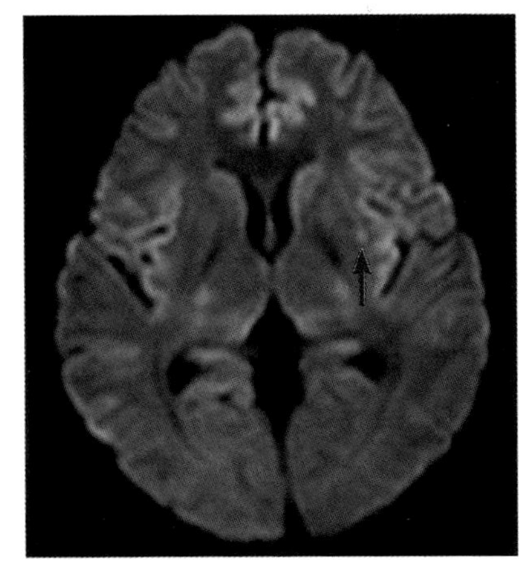

图 15-7　弥散加权像（发病 1 周后）

实习医师：在FLAIR像（图15-6）和扩散加权像（图15-7）中，左侧基底节区的外侧有小的高信号残留区域（→），异常信号区域与1周前相比有明显改善。

年轻的放射科医师：在本病例中，控制血压和痉挛的药物疗法在临床上也有效。

带教医师： PRES是由药物（如红霉素B、抗病毒药、苯丙胺、MAO抑制剂和氯胺酮等）引起的，这时不仅要注意控制血压和痉挛，相关的药物也必须停用。另外，作为病理变化的一种，有血管痉挛收缩的可能性，PRES也有可能合并脑梗死，需要注意观察表观扩散系数图。而且也有研究指出，与最近同样因血管痉挛而备受关注的可逆性脑血管收缩综合征（reversible cerebral vasoconstriction syndrome，RCVS）有相似之处，RCVS可能是PRES的重症型。

实习医师：子痫和PRES，是很难但是重要的疾病啊。

由母体传染给胎儿的疾病

带教医师： 最后让我们来复习一下从母体传染给胎儿的疾病。从母体传染到胎儿中枢神经系统的疾病（先天性中枢神经感染症）有7种。

实习医师：这个我知道。是“TORCH”吧。“TO”指toxoplasm（弓形虫病），“R”指rubella（风疹），“C”指cytomegalovirus infection（巨细胞病毒感染），“H”指herpes（疱疹）。咦？还差3个呢。

带教医师： 最后的疱疹是由单纯疱疹病毒引起的。那这个病毒的缩写是什么呢？

实习医师：HSV。

带教医师： 对！剩下的3个用HSV来记忆吧。

实习医师：为什么这么说呢？

年轻的放射科医师：HSV的“H”指HIV（人类免疫缺陷病毒），“S”指syphilis（梅毒），“V”指varicella（水痘），加起来共计7个。

实习医师：原来如此。

年轻的放射科医师：先天性中枢神经感染包括经胎盘感染和经产道感染，TORCH中的前3个（TORC）和HSV中的最后一个（V）可经血液循环感染，即经胎盘感染，剩下的3个（H和HS）在分娩时经产道感染。经产道感染的这3种疾病也是性传播疾病。

带教医师：先天性中枢神经感染中发生频率最高的是先天性巨细胞病毒感染，其次是先天性弓形虫感染。另外，经胎盘感染的疾病，根据妊娠时间不同，感染情况不同，图像所见也有很大的不同。

年轻的放射科医师：例如频率较高的先天性巨细胞病毒感染，妊娠 18 周以前感染可能导致脑裂症、小头症和小脑畸形，妊娠 18 ~ 24 周感染可致前额叶与颞叶脑回形成异常、局限性皮层形成异常和脑积水症，妊娠 24 周以后感染可致脑室周围囊肿和脑髓鞘化延迟[11]。

带教医师：另一方面，也有症状与感染时间无关的发现，巨细胞病毒喜欢侵犯胚胎细胞层（germinal matrix），所以容易引起侧脑室壁的钙化。图 15-8 显示了先天性巨细胞病毒感染者的 CT 图像，可供参考。

参考病例 A　出生 3 个月的男婴，先天性巨细胞病毒感染。

CT 检查显示轻度脑实质水肿，左侧脑室壁也可见钙化（图 15-8 →）。以右额叶为主，有脑回形成异常（厚脑回）（图 15-8 ►）。

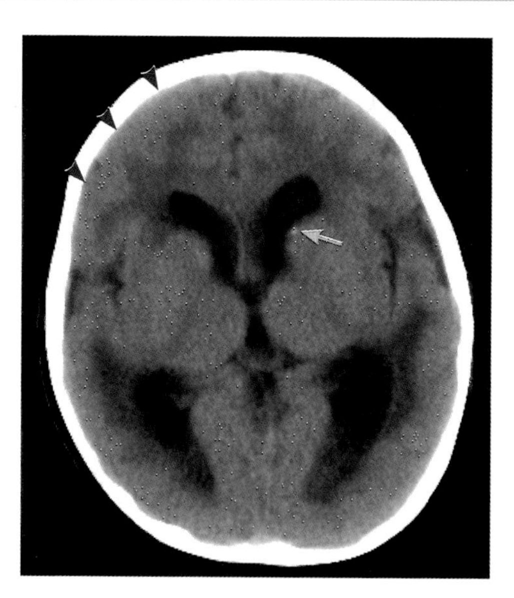

图 15-8　先天性巨细胞病毒感染者的 CT 图像

带教医师： 今天学习了很多内容，感受如何？

实习医师：是的。虽然有难懂的内容，但受益匪浅。今后努力复习，一定要掌握这些知识。

带教医师： 就是这个样子！俗话说“知识就是力量”，一定要掌握这些知识，然后把这些知识运用到今后的临床实践中去。

参考文献

[1] 「画像診断ガイドライン 2013 年版」（日本医学放射線学会，日本放射線科専門医会・医会 / 編），pp354-355，金原出版，2013.

[2] Tsushima Y, et al: Nephrogenic systemic fibrosis: risk factors suggested from Japanese published cases. Br J Radiol, 83: 590–595, 2010.

[3] 「放射線防護マニュアル 第 3 版」（草間朋子，小野孝二 / 著），p43，日本医事新報社，2013.

[4] Winkler M & Mather R: CT risk minimized by optimal system design. INNERVISION, 20: 15-19, 2005.
http://www.toshiba-medical.co.jp/tmd/library/papers/pdf/ct_03risk_security.pdf.

[5] Ron E: Cancer risks from medical radiation. Health Phys, 85: 47-59, 2003.

[6] Brenner DJ: Radiation risks potentially associated with low-dose CT screening of adult smokers. Radiology, 231: 440-445, 2004.

[7] Brenner DJ, et al: Estimated risks of radiation-induced fatal cancer from pediatric CT. Am J Roentgenol, 176: 289-296, 2001.

[8] Berrington de González A & Darby S: Risk of cancer from diagnostic X-rays: Estimates for the UK and 14 other countries. Lancet, 363: 345-351, 2004.

[9] Hinchey J, et al: A reversible posterior leukoencephalopathy syndrome. N Engl J Med, 334: 494-500, 1996.

[10] 「よくわかる脳 MRI 第 3 版」（青木茂樹 ほか / 編），pp500-505, 学研メディカル秀潤社 , 2012.

[11] 「完全攻略 ちょっとハイレベルな頭部疾患の MRI 診断」（前原忠行，土屋一洋 / 編著），pp261-263, 学研メディカル秀潤社 , 2008.

课程 16 遇到困难时的王牌——弥散加权像

包括在肢体上的有效的临床应用

讨论

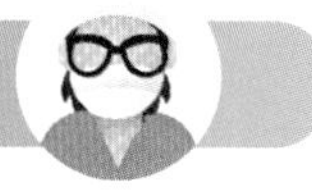

带教医师：这节课来学习弥散加权像吧。弥散加权像出现异常信号的机制有很多种，正确理解这些机制与有效的临床应用密切相关。让我们来学习一下作为临床医师也一定要知道的弥散加权像的“要点”吧。

导致异常信号的 3 种机制

实习医师：说到弥散加权像，急性脑梗死的白色异常信号是广为人知的。

年轻的放射科医师：是啊。但是，那个白色的异常信号是否是“真的”异常信号？你知道有“假的”异常信号吗？

实习医师：“假的”异常信号？

带教医师：是 T_2 穿透效应吗？

实习医师：T_2 穿透效应？

带教医师：那么，首先从图像的机制开始讲起。关于 T_2 穿透效应的内容我也会在其中进行说明。假设眼前有一只盛着水的大杯子。滴上一滴蓝墨水之后会怎么样呢？

实习医师：在水里，墨水会向周围扩散。

带教医师：是啊。弥散加权像是指水分子的随机运动（布朗运动）引起的弥散显像，你可以把这个成像对象水分子想象成蓝墨水，在弥散加权像中呈现“真的”异常信号的状态是扩散限制，也就是过了一定时间墨水也不怎么扩散的状态。

年轻的放射科医师：这种“墨水无法扩散的状态”就是这样发生在细胞层面吧。

水分子无法扩散的机制大致分为三种。

带教医师：是的。弥散加权像的临床应用最初是从头部开始的。表16-1中列出了可导致头部扩散限制的疾病，可供参考[1]。这里记载了这三种机制。

年轻的放射科医师：第一种是“细胞性水肿”，即细胞膜的内侧（如细胞质等）发生水肿，导致水分子难以移动的状态。急性期至亚急性期的脑梗死就是由于这种细胞性水肿表现出扩散限制。

带教医师：从亚急性期的后半期开始过渡到间质性水肿，不呈扩散限制。

年轻的放射科医师：是的。除了脑梗死以外，很多的疾病都被认为是相同的机制（表16-1）。第二种机制是“高黏稠度”。水分子就像粘在黏合剂上不能动一样，周围环境黏稠度高的话，水分子的扩散也会受到限制。

表16-1　可导致头部扩散限制的疾病[1]

病理变化	疾病
细胞性水肿	脑梗死的急性期和亚急性期 部分静脉梗死 脑炎：部分克－雅病（reutzfeldt-Jakob disease，CJD） 中毒、代谢异常等导致的细胞性水肿 ·CO等中毒 ·维尼克脑病（Wernicke encephalopathy）、肝豆状核变性（Wilson disease）、线粒体脑肌病、渗透性脱髓鞘综合征（osmotic demyelination syndrome）、苯丙酮尿症和药物（卡莫氟等）中毒 ·缺氧缺血性脑病（hypoxic-ischemic encephalopathy） 癫痫（发作后） 轴索损伤和沃勒变性（Wallerian degeneration）
高黏稠度	脑出血 出血性脑梗死 脑脓肿 类上皮瘤 脉络丛囊肿
高细胞密度	大多数恶性淋巴瘤 部分小细胞癌转移、脑膜瘤、髓母细胞瘤、胚胎性肿瘤和绿色瘤（chloroma）等 部分多发性硬化症

带教医师：脑梗死的弥散加权像会呈现出异常信号，但实际上，即使是脑出血，在出血的不同时期，血的黏稠度也会变高，病变表现出不亚于急性期脑梗死的扩散限制。

年轻的放射科医师：血肿（出血）、血栓、脓肿和黏稠度高的液体囊性肿瘤（类上皮瘤和脉络丛囊肿等）属于高黏稠度这个组。

带教医师：第三种机制是“高细胞密度”。

年轻的放射科医师：细胞密度高时，水分子就会像早高峰时的满员电车里的人一样动弹不得，其扩散受到限制。

带教医师：细胞密度高代表有恶性肿瘤。特别是像恶性淋巴瘤这种肿瘤细胞密集的疾病，其扩散限制非常明显。

年轻的放射科医师：相反，黏液癌的肿瘤细胞分布在黏液之间，在这种情况下，即使是恶性肿瘤也不会显示扩散限制。

实习医师：原来如此。我大概明白了。

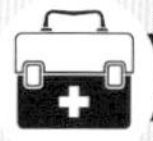

关键点！ **导致弥散加权像出现异常信号（扩散限制）的3种机制**

- 细胞性水肿，如急性期脑梗死等。
- 高黏稠度，如血肿、血栓、脓肿和含有高黏稠度液体的囊性肿块等。
- 高细胞密度，如恶性肿瘤等。

在肢体上的应用

带教医师：刚才表 16-1 所示的是头部的内容，如果将这一观点应用到其他部位的话，弥散加权像的临床应用范围就会大大扩展。

实习医师：高细胞密度代表有恶性肿瘤，也就是说，细胞密度不高的良性肿瘤不会表现出扩散限制的倾向。

年轻的放射科医师：我有一个发现。在肢体有症状不明显的肿瘤时，弥散加权像成为判断其良恶性的重要方法之一。即使没有发现特别的肿瘤时，弥散加权像也可以像 PET 一样用于恶性肿瘤的筛查，相反，在知道是恶性肿瘤的情况下，也可以将其应用于化疗和放疗后的效果判定中。

实习医师：使用弥散加权像来检查肢体，也能知道是否有脓肿。

年轻的放射科医师：是的。虽然不能使用对比剂，但是想知道有没有脓肿时，弥散加权像是非常有效的检查方法。

实习医师：原来如此。

年轻的放射科医师：弥散加权像也可以用于血栓和血肿的检查，虽然不能使用对比剂，但在想知道是否有深部静脉血栓时，也可以作为“第二招”来使用。

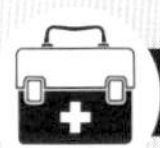

关键点！ 弥散加权像在体部中的应用

① 肿瘤的良恶性鉴别，以及恶性肿瘤的筛查和治疗后的评价。

② 判断有无脓肿。

③ 判断有无血肿和血栓。

带教医师：刚才我们理解了弥散加权像的应用，下面我们来探索一下其本质。还记得开头说过弥散加权像的异常信号分真假吗？

实习医师：是的。“假的”异常信号是什么？

年轻的放射科医师：病变在图像中呈现高信号（异常信号），但实际上没有扩散限制的状态。

实习医师：在图像中呈现高信号却没有扩散限制？

带教医师：弥散加权像是“反映扩散的 T_2 加权像”，如果扩散受限的话就会变成高信号（反映扩散），另一方面长 T_2 也会变成高信号。

年轻的放射科医师：也就是说扩散没有受到限制，但是 T_2 信号很高，所以弥散加权像有时也会出现信号变高的情况，称为“T_2 穿透效应”[1]。

带教医师：之前说的恶性肿瘤、脓肿和血肿的诊断方法，只适用于扩散受限的病变，显示 T_2 穿透效应的病变相当于弥散加权像中的假病变。

实习医师：假病变？那怎么分辨真假呢？

年轻的放射科医师：用表观扩散系数图（apparent diffusion coefficient map，ADC map）可以分辨[1]。

实习医师：ADC map？

年轻的放射科医师：弥散加权像是反映“扩散的 T_2 加权像”，而 ADC map 只反映“扩散的图像”，扩散受限则显示为黑色，亢进则显示为白色。在弥散加权像中显示“高信号”，并且在 ADC map 中显示为黑色的病变是真正的扩散受限的病变。

带教医师：反之，在弥散加权像中显示出高信号，在 ADC map 中显示为白色的病变就是假病变。不过，“白”或“黑”都是相对的、模糊的表达方式，更准确的应该用表观扩散系数来表示，这个话题比较专业，在这里就不谈了。

实习医师：也就是说，在诊断弥散加权像时，还要参考 ADC map。

年轻的放射科医师：是这样的。弥散加权像是“反映扩散的 T_2 加权像”，即使扩散受限，T_2 较短的病变也可能不会产生高信号，也就是说会变成假阴性。

带教医师：前列腺癌就是典型的例子。前列腺癌在 T_2 加权像中呈低信号，在弥散加权像中很难呈高信号。但是在 ADC map 中很黑。

年轻的放射科医师：再次强调，进行弥散加权像的诊断时一定要参考 ADC map。ADC map 不需要另外拍摄，只需要进行弥散加权像，然后根据数据制作。

实习医师：下次一定要参考 ADC map。

关键点！ 弥散加权像和 ADC map

① 弥散加权像始终是“反映扩散的 T_2 加权像”。

② ADC map 只反映“扩散的图像”。

③ 扩散没有被限制，由于 T_2 很长，所以在弥散加权像中信号变高，称为“T_2 穿透效应”，相当于弥散加权像的假病变。

④ T_2 穿透效应病变引起的病变是假阳性的，为了不遗漏 T_2 的短暂扩散限制病变，诊断弥散加权像时必须参考 ADC map。

带教医师：是啊。那么，让我们一边灵活运用之前学到的基础知识，一边看看实际的病例吧。在此之前，请允许我对弥散加权像的显示进行说明，其实日本最先将弥散加权像应用在肢体上。当时为了便于理解弥散加权像中信号的高低，采用了黑白反转显示，后来从与头部成像显示统一的观点出发，黑白不反转的显示成为主流。然而对于肢体的弥散加权像，其实使用黑白反转显示更容易评价信号的微妙差异。PET 的最大密度投影（maximum intensity projection，MIP）图像和骨显像也因为同样的原因采用了黑白反转显示。对于人的视觉，“在黑暗中识别模糊的白色物体”比“在一片白色中识别黑色的斑点”更容易。从这个观点来看，在本文中弥散加权像全部用黑白反转来显示。也就是说，黑色的信号比较高。那么，让我们来看第一个病例（图 16-1～16-3）。这是将弥散加权像应用于恶性肿瘤的病例。你们有什么看法？

病例 1　72 岁男性，CT 图像显示肝脏有占位性病变。

乙状结肠癌术后，CT 图像显示肝脏有占位性病变。

实习医师：在脂肪抑制 T_2 加权像中，在肝右叶膈下发现直径约 33 mm 的占位性病变（图 16-1 →）。病变呈现比较模糊的高信号，病变内部有明显的高信号部分（图 16-1 ），这表示病变内有液化坏死。

年轻的放射科医师：没错。弥散加权像和 ADC map 如何？

实习医师：是的。在弥散加权像中，病变呈明显的高信号，即为黑色区域（图 16-2 →），在 ADC map 中病变为黑色区域，即扩散限制区域（图 16-3 →）。但是病变内部的液化坏死部分没有显示扩散限制（图 16-2，16-3 ）。

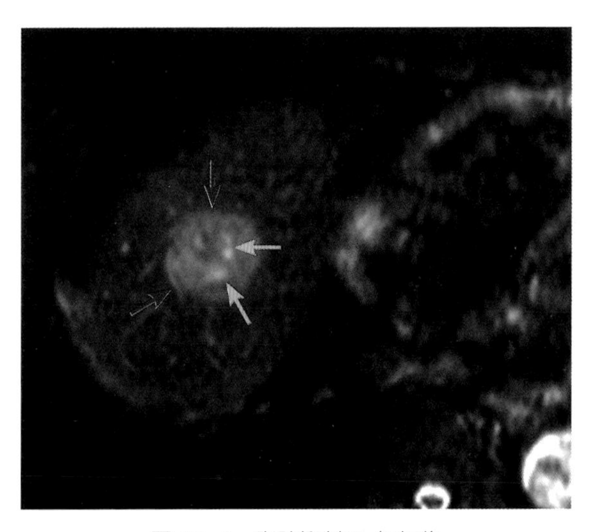

图 16-1　脂肪抑制 T_2 加权像

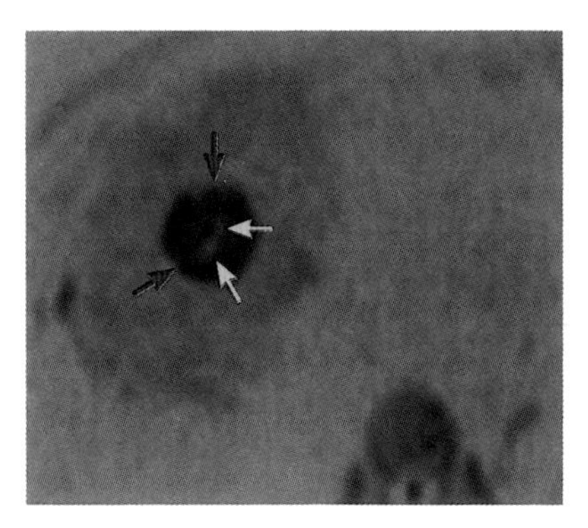

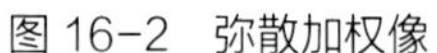

图 16-2　弥散加权像

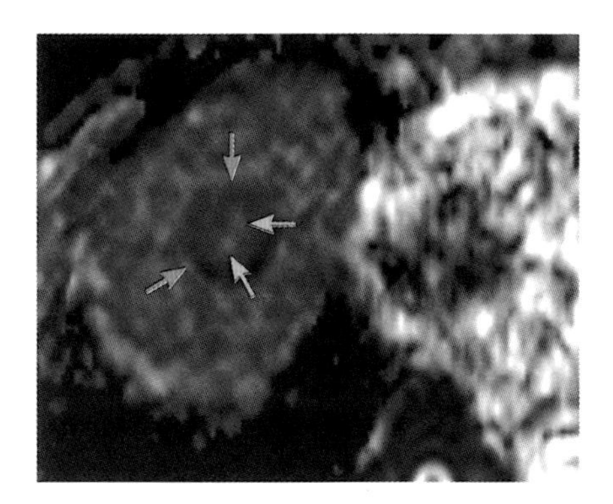

图 16-3　ADC map

带教医师：你看得很清楚啊。本病例是肝转移癌，也是将弥散加权像应用于高细胞密度（恶性肿瘤）检查的典型案例。转移结节的实性部分以高细胞密度表示扩散限制，而中心性坏死的部分不表示扩散限制，这是与后述的脓肿的重要鉴别点。那么，下一个病例呢？

病例 2　80 岁男性，CT 图像中肝脏有占位性病变。

有膀胱癌病史，在治疗胆总管结石的过程中，CT 发现肝 S5 有占位性病变。实验室检查显示白细胞增多和 CRP 值偏高。为了确诊，进行了 MRI 检查（图 16-4 ~ 16-8）。

实习医师：在增强前的脂肪抑制 T_1 加权像中，在肝 S5 的前缘发现了占位性病变（图 16-4□）。门脉期增强 T_1 加权像中，在病变的边缘及内部可见分隔强化（图 16-5 →）。在 T_2 加权像中，病变内部没有强化的部分似乎有液体储存（图 16-6　）。

年轻的放射科医师：弥散加权像和 ADC map 的结果如何呢？

实习医师：在弥散加权像和 ADC map 中，可见病变内部储存的液体扩散受限（图 16-7，16-8 →）。在刚才的病例 1 中，病变内部储存的液体没有显示扩散限制，而是显示了周围实性部分的扩散限制，所以这个病例显示了和病例 1 相反的模式。

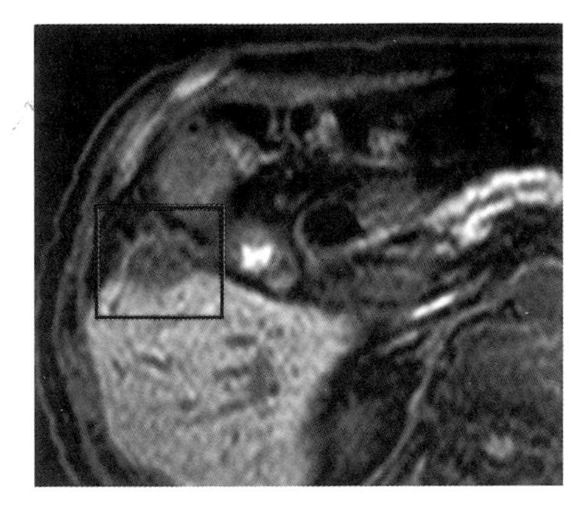

图 16-4　脂肪抑制 T_1 加权像

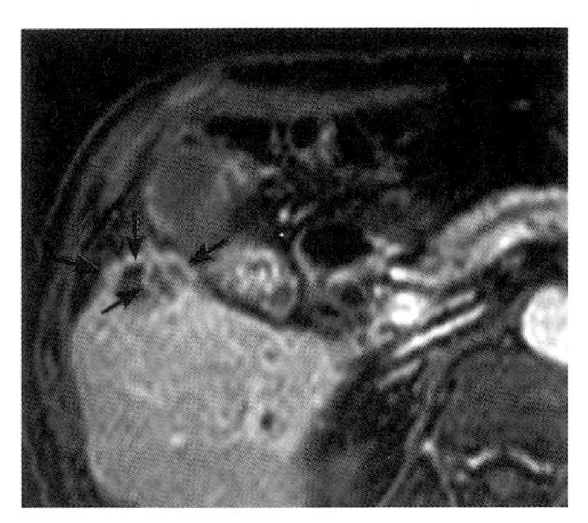

图 16-5　T_1 加权像

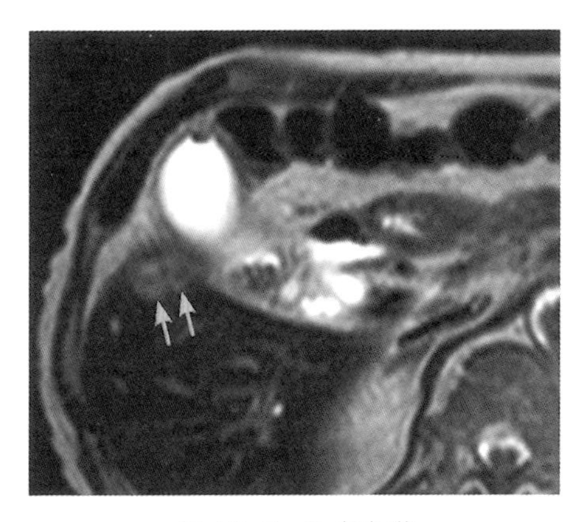

图 16-6　T_2 加权像

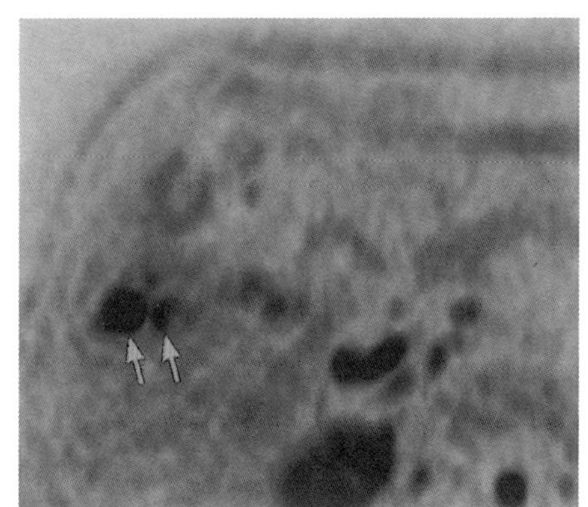

图 16-7　弥散加权像

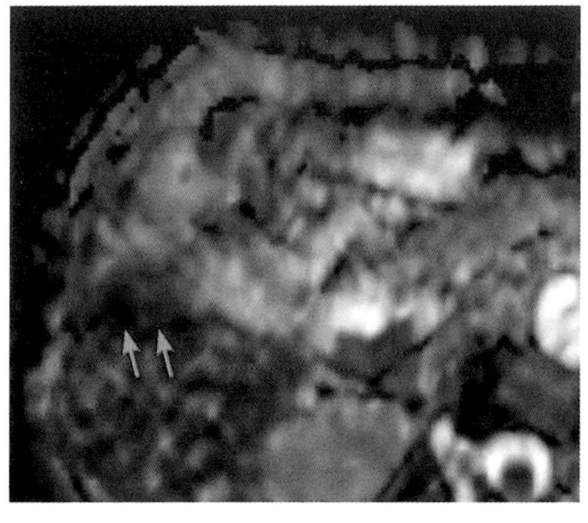

图 16-8　ADC map

带教医师：没错。本病例后来被诊断为肝脓肿。这是将弥散加权像应用于高黏稠度病变，即检测脓肿的例子。尤其要注意的是，肿瘤内部的脓液部分因高黏稠度而扩散受限。如果这是一个内部坏死的恶性肿瘤，就像病例 1 一样，内部的坏死部分不显示扩散限制，坏死处周围的实性成分显示扩散限制，因此仅凭弥散加权像就可以与脓肿进行鉴别的情况也有很多。

实习医师：原来如此。

带教医师：下面来看最后一个病例吧。看完说说你们的观点。

病例 3　82 岁男性，CT 图像显示肝右叶异常。

患者 8 年前进行了胃癌切除术。复查时 CT 图像显示肝右叶有异常，为了确诊，患者进行了 MRI 检查（图 16-9 ~ 16-11）。

实习医师：门脉期的增强 T_1 加权像中，肝右叶有树枝状的增强不良区域（图 16-9 →），我觉得它好像沿着血管走行。

年轻的放射科医师：是啊。弥散加权像和 ADC map 如何？

实习医师：在弥散加权像和 ADC map 中，沿着那个血管的树枝状的造影不良区域表示扩散限制（图 16-10，16-11 →）。

带教医师：没错。本病例为门静脉血栓症，是将弥散加权像应用于监测血栓的例子。

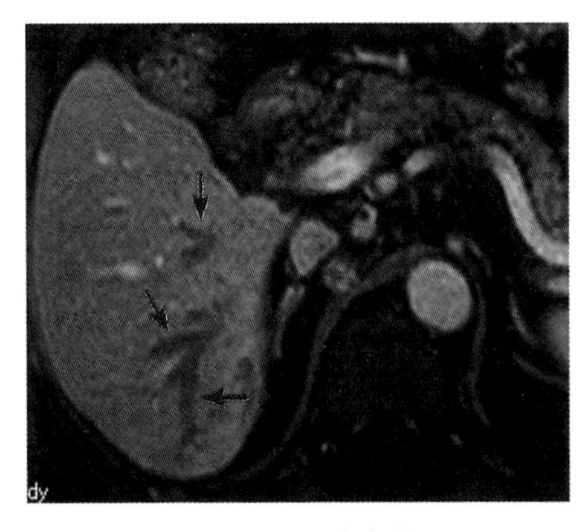

图 16-9　T_1 加权像

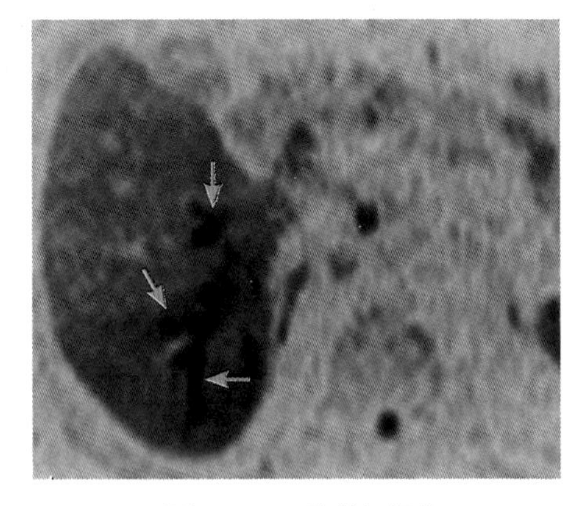

图 16-10　弥散加权像

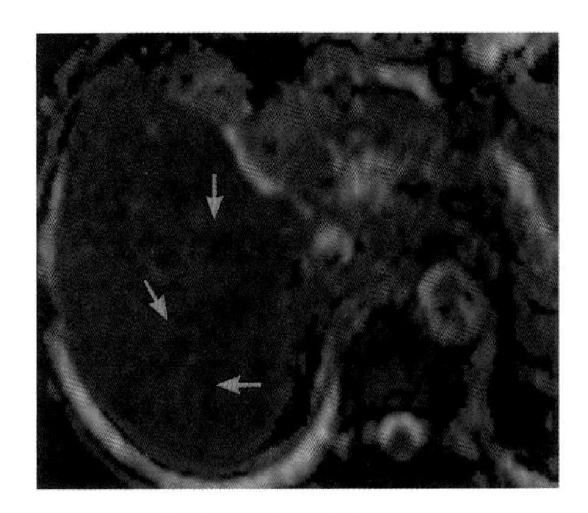

图 16-11　ADC map

年轻的放射科医师：以血栓和亚急性期出血为主的血肿，由于高黏稠度而显示扩散限制。如果应用这一技术，弥散加权像有可能为“怀疑患有深静脉血栓症，但因肾功能障碍或过敏而不能使用对比剂”的病例提供新的信息。

实习医师：这是个好消息。

带教医师：今天我们重点学习了关于弥散加权像在肢体上的应用，有什么感受?

实习医师：没学习之前我们只知道看弥散加权像是否呈高信号，现在明白了必须更仔细地诊断，而且还发现了弥散加权像在肢体上有各种各样的应用。我想将其应用于今后的临床工作中。

带教医师：就是这个样子！今后将弥散加权像作为“困难时的王牌”在临床实践中熟练地应用吧。

参考文献

[1]　「これでわかる拡散 MRI 第 3 版」（青木茂樹 ほか / 編），pp28-35, 学研メディカル秀潤社 , 2013.

[2]　「正常画像と並べてわかる 腹部・骨盤部 MRI」（扇 和之，横手宏之 / 編），pp213-215, 羊土社 , 2007.

课程 17　^{18}F-FDG-PET/CT 的基本原理

这种聚集是正常的吗？ SUV 是什么？

讨论

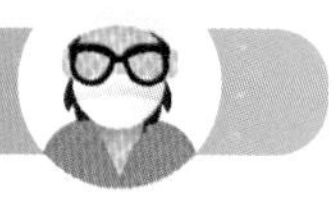

^{18}F-FDG-PET/CT 的基本原理

带教医师：这次我们来学习一下 PET/CT。虽然实习医师的读片机会不是很多，但还是应该掌握最基础的知识。

实习医师：PET 是什么检查？

年轻的放射科医师：PET 是 positron emission tomography（正电子发射断层成像）的缩写，是将放出正电子的物质（核素）注入被检者体内，将其分布和动态以断层图像的形式成像的检查方法（图 17-1）。通过 PET 和 CT 同时成像的 PET/CT 装置，可以在具有功能信息的 PET 中附加 CT 的解剖学信息，从而有助于进行详细的诊断。

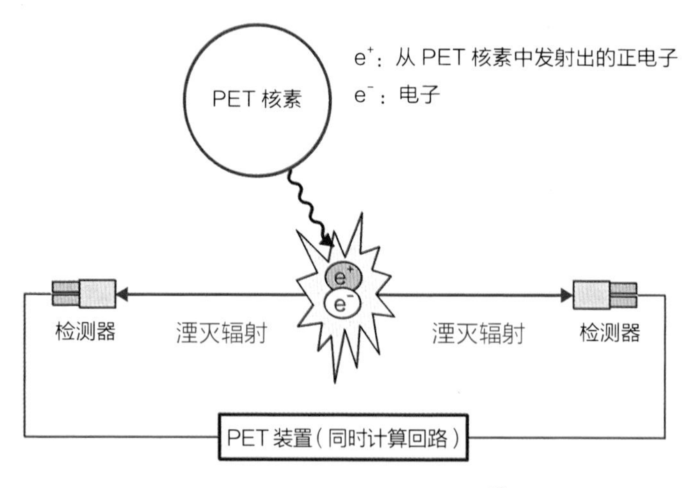

图 17-1　PET 装置的原理[1]

实习医师：正电子是什么？

带教医师：简单地说，正电子就是带正电荷的电子。准确地说，正电子是与电子具有相同质量的电子的反粒子。正电子很快就会与电子结合并消失，这时会向大约 180° 的方向发出一对湮灭辐射［511 keV（keV 是放射线能量的单位）］。PET 装置可以检测到，并将其成像。

实习医师：从课程一开始就是物理学知识，好头疼。

年轻的放射科医师：PET 检查的一个突破点是，PET 核素大多是生物体内基本元素的同位素，因此可以直接将水、氧气、葡萄糖和氨基酸等物质的代谢动态通过影像显示出来。现在使用最多的 PET 制剂是与葡萄糖类似的化合物——^{18}F－氟代脱氧葡萄糖（^{18}F-fluoro deoxy glucose，^{18}F-FDG，图 17–2），它在体内的分布与葡萄糖基本相同。用 ^{18}F（氟）这一 PET 核素标记，是因为氟与氢（H）和羟基（OH）的等效性高。在此，让我们集中精力来看一下 ^{18}F-FDG-PET/CT。

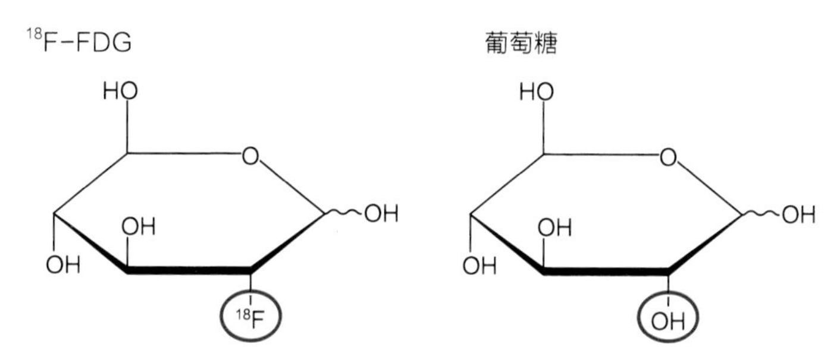

图 17–2　^{18}F-FDG 与葡萄糖的化学结构

^{18}F-FDG 的化学结构是用 ^{18}F 取代葡萄糖 2 位碳上的羟基

带教医师：既然掌握了基本情况，那我们就来看看图 17–3 和图 17–4 吧。黑色的部分是聚集了 ^{18}F-FDG 制剂的部位。顺便一提，这两幅图均是 MIP 图像，简单来说就是从某个方向照射光线，那条线上的最大密度或最强信号形成的投影图。因为它是与 CT 和 MRI 相关的术语，所以要记住。同时，它也是对把握整体影像非常有帮助的成像方法，所以在观察 PET/CT 图像时也一定要参考。

病例 1　51 岁男性，以检查为目的拍摄了 ^{18}F-FDG-PET/CT 图像（图 17-3，17-4）。患者无既往史。

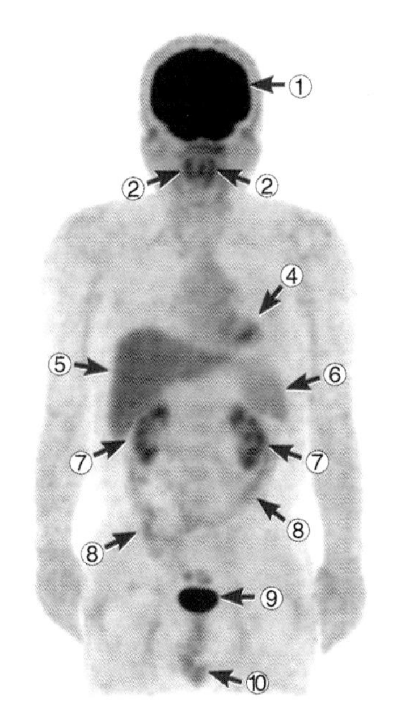

图 17-3　^{18}F-FDG-PET/CT 图像（MIP 正位像）

编号和对应的部位：①—脑；②—扁桃体；④—心脏；⑤—肝脏；⑥—脾脏；⑦—肾脏；⑧—肠管；⑨—膀胱；⑩—睾丸

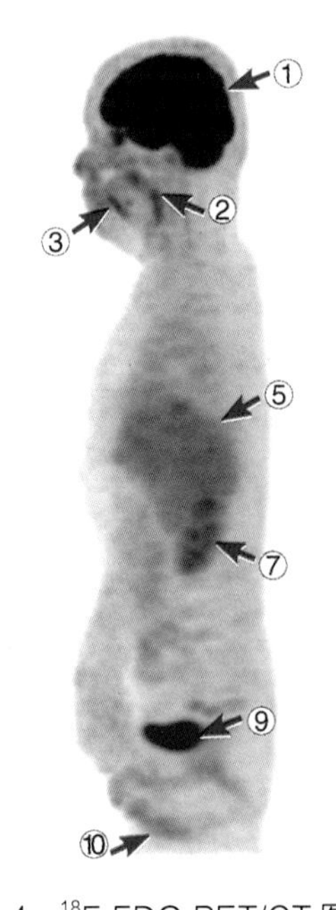

图 17-4　^{18}F-FDG-PET/CT 图像（MIP 侧位像）

③—唾液腺；图中其他编号所指部位同图 17-3

实习医师：从图中可以看到在各部位中 ^{18}F-FDG 的聚集情况，图像所显示的结构看上去都和正常的解剖结构一致。

年轻的放射科医师：没错。本例显示的是正常的影像。在此，让我们来了解一下正常情况下 ^{18}F-FDG 可以积聚的部位吧（表 17-1）。基本上，^{18}F-FDG 会在糖代谢旺盛的部位聚集，但与葡萄糖不同的是，它不会被肾小管重吸收，而是通过尿液被排出体外，因此具有在肾脏、输尿管和膀胱中大量聚集的特征。

带教医师：下面让我们来看下一个病例。

表 17-1　^{18}F-FDG 的生理性聚集部位和要点 [2-4]

头颈部
脑：新陈代谢最旺盛的器官。比起白质，^{18}F-FDG 更容易聚集在皮质和大脑基底核内
眼外肌：与给药后的用眼情况有关
扁桃体：咽扁桃体和腭扁桃体
唾液腺：聚集量由多至少依次为舌下腺、颌下腺和腮腺
胸部
心脏：个体差异大，同一病例每日也有变化
大血管：有动脉硬化时聚集更多
乳腺：与激素分泌活动性相关
腹部和盆腔
胃：幽门部比贲门部聚集量更多
大肠：聚集量与肠管运动和肠液分泌相关
肝脏：聚集量与糖新生相关
脾：不超过肝脏的聚集
肾、输尿管和膀胱：给予约 500 ml 水，预先进行利尿，并在检查前排尿，以获得背景低的优质图像
男性生殖系统：两侧对称，有时也会在阴茎上聚集
子宫：特别是在月经期聚集更多
卵巢：特别是在排卵后聚集更多
其他
肌肉和骨髓等

肿瘤的鉴别要点

病例 2　70 多岁男性，进行了 ^{18}F-FDG-PET/CT 检查（图 17-5 ~ 17-7），有石棉暴露史。

实习医师：MIP 图像显示右下肺有一处 ^{18}F-FDG 聚集灶（图 17-5○）。CT 显示右肺下叶末梢有直径为 25 mm 的结节（图 17-6○），并伴有 ^{18}F-FDG 的大量聚集（图 17-7○）。我怀疑是肺癌。

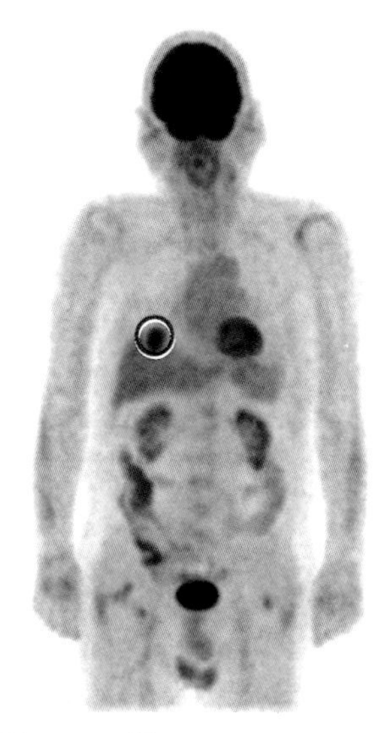

图 17-5 18F-FDG-PET/CT 图像（MIP 正位像）

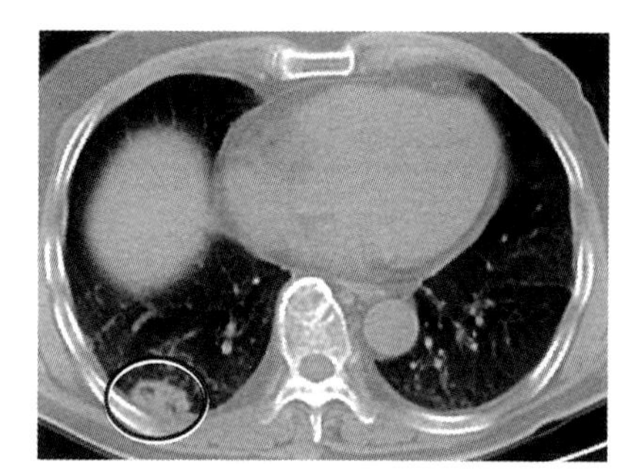

图 17-6 胸部 CT 图像（肺窗）

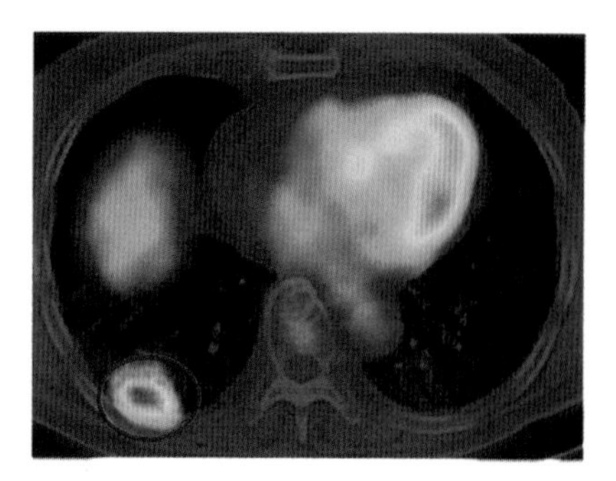

图 17-7 18F-FDG-PET/CT 图像（肺窗）

带教医师：没错。此后对患者施行了 CT 引导下肺组织活检，病理诊断为腺癌（低分化至中分化）。

实习医师：恶性肿瘤中为什么会出现大量 ^{18}F-FDG 聚集呢？

年轻的放射科医师：因为恶性肿瘤细胞中，作为增殖所必需的能量供给源，即糖的代谢（特别是糖酵解）会亢进。^{18}F-FDG 是一种葡萄糖类似物，它通过细胞膜上的葡萄糖转运蛋白（glucose transporter，GLUT）进入肿瘤细胞。与正常的葡萄糖直接进入三羧酸循环不同，在很多恶性肿瘤细胞中，^{18}F-FGD 被己糖激酶磷酸化后停止代谢，继续留在细胞内（图 17-8）。这被称为代谢捕获。因为被摄入到糖代谢亢进的肿瘤细胞内的 ^{18}F-FDG 不会被排泄出去，所以会出现大量聚集。

实习医师：这是生物化学的知识点吗？我有点记不过来了。

带教医师：可以理解，但是这一点很重要，所以至少要把代谢捕获这个词记住。另外，^{18}F-FDG 的聚积也受肿瘤的细胞密度、组织学分类和分化程度的影响，恶性程度越高的肿瘤（因为糖代谢旺盛），其 ^{18}F-FDG 的聚集量越大 [6]；相反，低度恶性的肿瘤不会出现大量聚集。每单位体积内肿瘤细胞越少（如胸腔积液、腹腔

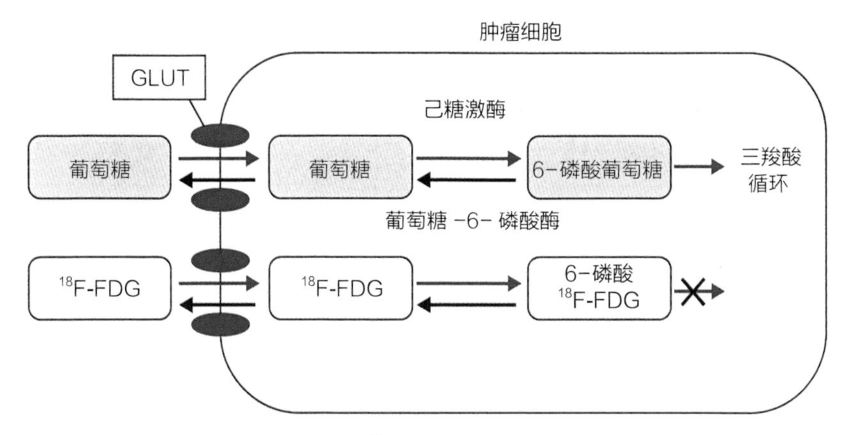

图 17-8　肿瘤细胞中 ^{18}F-FDG 的累积机制（代谢捕获）

积液中的恶性肿瘤细胞和可产生丰富黏液的肿瘤），则越不能显示出 ^{18}F-FDG 的聚集[7]。

实习医师：原来如此。这些临床相关要点更容易记忆。

年轻的放射科医师：此外，还要了解那些不能检测出 ^{18}F-FDG 聚集（即假阴性）的病变，包括比图像分辨率小的癌（标准为直径不超过 10 mm），靠近生理性聚集部位（胃、大肠和泌尿系统等）的癌等。

带教医师：那么，这个病变的 SUVmax 是多少呢?

年轻的放射科医师：早期图像的 SUVmax 是 5.54，后期图像的 SUVmax 是 7.55。

带教医师：感觉像是恶性病变。

实习医师：SUVmax 是什么？是后期图像吗?

带教医师：SUV 是 ^{18}F-FDG 累积的半定量值。这是评价肿瘤性病变的重要指标，在此总结一下。

关键点！ SUV 和它的陷阱[8]

● SUV 是什么?

• SUV 是 standard uptake value（标准摄取值）的缩写。假设注射的 PET 制剂在体内均匀分布且不被排泄的情况下，组织的放射能浓度为 1。与此相对，感兴趣区（region of interest，ROI）的放射能浓度为它的数倍。ROI 通常被设定为围绕肿瘤的区域，简单来说，当 ^{18}F-FDG 在正常组织中的累积值为 1 时，SUV 表示肿瘤的累积值为其数倍。

• 计算公式为 SUV =［（体内组织的放射能浓度（Bq/ml）］/［注射的放射能（Bq）/ 被检者的体重（g）］。

• 由于肿瘤内部的药剂聚集也不均匀，所以一般常用 ROI 内包含评价肿瘤的最大值（SUVmax）的分析方法。也有报告称 SUVmax 是否超过 2.5 为良恶性的鉴别点[2, 7]。这是一个粗略的标准，由于存在个体差异、病变差异和检查设备的差异，所以它仅为参考数值。

● **用 SUV 评价病变时的陷阱**

· ^{18}F-FDG 聚集对肿瘤没有特异性，炎症等病灶也会发生聚集，所以即使 SUV 上升，也不一定是恶性病变。

• SUV 受体格（肥胖者因过度校正而变高）、血糖值（血糖高时变低）、拍摄时间、图像处理方法、呼吸和检查设备等各种因素的影响。因此，SUV 不存在绝对值，特别是对于边界恶性病变，以 SUV 为依据进行诊断是比较不准确的。

• 不仅是半定量评价的 SUV，将肉眼观察的肝脏和大脑等其他器官的聚集情况和病变的聚集情况比较也是很重要的。

实习医师：原来如此。SUV 虽然方便，但终究只是一个指标而已。

年轻的放射科医师：没错。因此，不能单纯以 SUV 来判断治疗效果。但也有报道指出，在肺癌和食管癌等各种恶性肿瘤中，SUV 与预后相关[9−10]。

实习医师：刚才说到根据拍摄时间的不同，SUV 也会受到影响，这是怎么回事呢？这好像和刚才说的“后期图像”也有关系。

年轻的放射科医师：^{18}F-FDG-PET/CT 通常在给药后 60 分钟时拍摄（早期图像），但实际上肿瘤的 ^{18}F-FDG 聚集峰值在 1 个半小时以后。与此相对，正常组织的 ^{18}F-FDG 聚集峰值多在 1 小时以内，因此在用药 2 小时后追加拍摄后期图像，就能相对清晰地判断出肿瘤[11]。也就是说，与早期图像相比，如果后期图像中聚集量增加的话，病变就更有可能是恶性的。

带教医师：除此之外，后期成像对于鉴别是生理上的累积还是病理上的累积也很有帮助。例如，在大肠和输尿管中有局部聚集的情况下很难区分这是生理性的还是病理性的，但是在后期图像中如果没有显示聚集，就可以判断这是生理性的聚集。反之，如果后期图像中聚集量增加，则说明患恶性肿瘤的可能性较高。

实习医师：嗯。虽然后期图像能提供很多信息，但实际上并不是所有病例都拍摄后期图像。这是为什么呢？

年轻的放射科医师：其中一个原因就是辐射。拍摄后期图像的话，拍摄次数就会增加 1 次，辐射量也相应增加。顺便说一下，如果只是 ^{18}F-FDG-PET/CT 的早期成像的话，其有效辐射量是 5 ~ 7 mSv，和一次身体躯干部的 CT 检查的辐射量差不多。此外，如果拍摄后期图像，患者的等待时间也会增加，相应的等待空间也很难确保。另外，随着辐射衰减，产生的噪声增加（^{18}F 的半衰期约为 110 分钟），这也是一个问题。因此，实际上很多放射科医师会根据病例的具体情况来决定是否追加后期成像。

实习医师：^{18}F-FDG 制剂的半衰期是 110 分钟？比想象中要短很多。

带教医师：^{18}F-FDG 的制造需要回旋加速器，虽然临床上没有回旋加速器，但 ^{18}F-FDG 可以由制药公司提供。由于半衰期的问题，临床上基本不能把上午的检查推迟到当天下午，也不能进行紧急检查。所以不要为难放射科医师。

实习医师：我会注意的。

带教医师：那么，本节课就到此结束吧。在本节课中，我们学习了 ^{18}F-FDG-PET/CT 的基本原理、生理性聚集部位、^{18}F-FDG 在肿瘤中的聚集机制和基于 SUV 的评价。在考虑集成设备的同时，首先要看清该聚集是正常的还是异常的。如果判断为异常的，用 SUVmax 来评价聚集程度也是很重要的（不过 SUV 也不要忘记要保持在参考范围内）。下节课以 ^{18}F-FDG-PET/CT 特异性的（高血糖、运动后和棕色脂肪细胞等）伪影和陷阱及其对策为中心进行学习，有时间的时候一定要复习一下本节内容。

参考文献

[1]　鈴木一史：PET/CT：撮像装置の原理．臨床画像，30: 6-20, 2014.

[2]　「FDG-PET マニュアル 検査と読影のコツ」（陣ノ内正史 / 編著，吉田 毅ほか / 著），pp20-59, インナービジョン，2004.

[3] Gordon BA, et al: Whole-body positron emission tomography: normal variations, pitfalls, and technical considerations. AJR Am J Roentgenol, 169: 1675-1680, 1997.

[4] Cook GJ, et al: Normal physiological and benign pathological variants of 18-fluoro-2-deoxyglucose positron-emission tomography scanning: potential for error in interpretation. Semin Nucl Med, 26: 308-314, 1996.

[5] Kubota K: From tumor biology to clinical Pet: a review of positron emission tomography (PET) in oncology. Ann Nucl Med, 15: 471-486, 2001.

[6] Higashi T, et al: Relationship between retention index in dual-phase (18) F-FDG-PET, and hexokinase-II and glucose transporter-1 expression in pancreatic cancer. J Nucl Med, 43: 173-180, 2002.

[7] 「クリニカル PET 一望千里」（西村恒彦 ほか / 編），pp65-87, メジカルビュー社, 2004.

[8] Keyes JW, et al: SUV: standard uptake or silly useless value? J Nucl Med, 36: 1836-1839, 1995.

[9] Higashi K, et al: ^{18}F-FDG uptake as a biologic prognostic factor for recurrence in patients with surgically resected non-small cell lung cancer. J Nucl Med, 43: 39-45, 2002.

[10] Kato H, et al: The clinical application of（18）F-fluorodeoxyglucose positron emission tomography to predict survival in patients with operable esophageal cancer. Cancer, 115: 3196-3203, 2009.

[11] Kubota K, et al: Advantage of delayed whole-body FDG-PET imaging for tumour detection. Eur J Nucl Med, 28: 696-703, 2001.

课程 18 ^{18}F-FDG-PET/CT 的陷阱

讨论

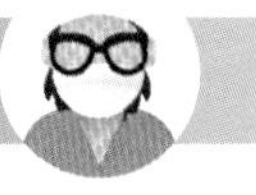

带教医师： 我们继续来学习 ^{18}F-FDG-PET/CT 的相关知识。这次用实际的病例来学习一下这种检查方法所特有的各种陷阱。

年轻的放射科医师：让我们来看第一个病例吧。请注意与正常的 ^{18}F-FDG-PET/CT 图像（图 18–1）进行比较。

正常影像 51 岁男性，以检查为目的拍摄了 ^{18}F-FDG-PET/CT 图像，无既往史。

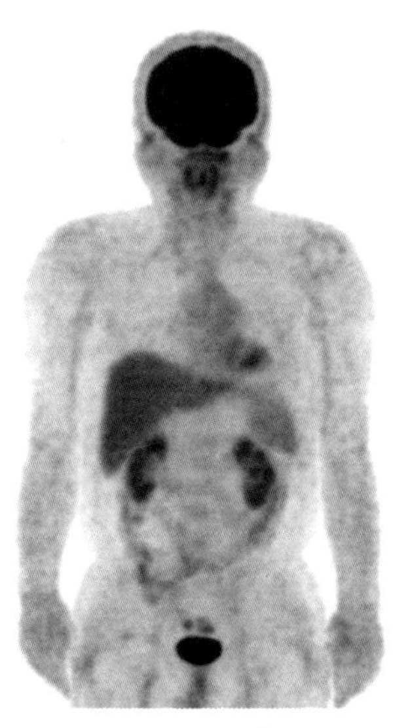

图 18–1 正常的 ^{18}F-FDG-PET/CT 图像

注意血糖值

病例 1 60 多岁男性，为评价恶性淋巴瘤化疗效果，拍摄了 ^{18}F-FDG-PET/CT 图像（图 18–2）。

患者有糖尿病病史，检查前的血糖值为 13.3 mmol/L。

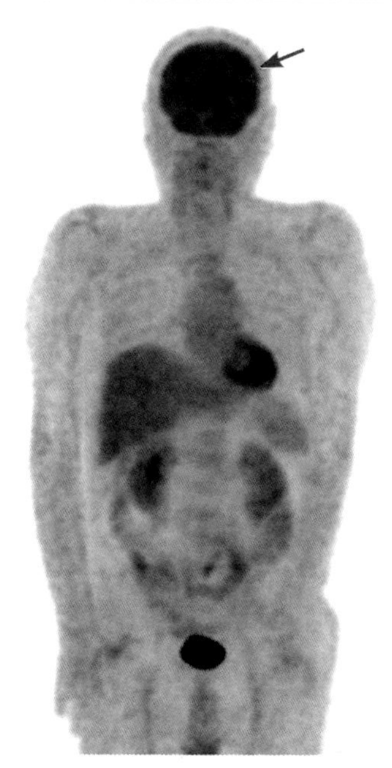

图 18–2 ^{18}F-FDG-PET/CT 图像（MIP 正位像）

实习医师：可能由于糖尿病控制得不好，血糖偏高。从图像中看，^{18}F-FDG 在大脑中的聚集程度明显比正常情况低（图 18–2→）。

带教医师：没错。GLUT1 存在于大脑中，血糖升高会引起 ^{18}F-FDG 和 GLUT1 的竞争，从而使 ^{18}F-FDG 的聚集量降低 [1]。血糖值达到 7.2 mmol/L 时，^{18}F-FDG 在大脑中累积量开始降低，血糖水平超过 11.1 mmol/L 时就会明显下降。因此在实际的检查中，血糖值应至少控制在 8.3 mmol/L 以下。

年轻的放射科医师：众所周知，在高血糖状态下，由于 ^{18}F-FDG 和葡萄糖相互竞争，所以即使是恶性肿瘤，其 SUVmax 值也会略微降低。图像质量和病变的检出率也会下降，所以尽量在血糖正常时进行检查。虽然在病例 1 的 PDT-CT 图像中没有发现恶性淋巴瘤复发的征象，但不能完全否定这是由高血糖引起的假阴性表现。

实习医师：关于控制血糖，主治医师也有责任。所以我需要注意。

带教医师：检查前静脉输注的药物里可能含有葡萄糖，这一点要注意。那么，让我们来看下一个病例。

病例 2　60 多岁女性，以检查为目的进行了 ^{18}F-FDG-PET/CT 检查（图 18-3）。

给药前的血糖值为 5.7 mmol/L，给药前 2 小时进食。

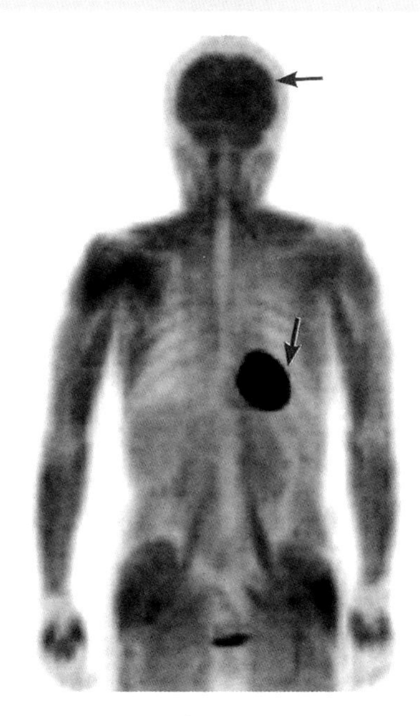

图 18-3　^{18}F-FDG-PET/CT 图像（MIP 正位像）

实习医师：和病例 1 一样，药物在病例 2 大脑中的聚集程度降低（图 18-3→），全身肌肉中的聚集程度很高。

年轻的放射科医师：不只是骨骼肌，心肌也是如此。进食使胰岛素水平上升，葡萄糖通过 GLUT4 向肌肉和脂肪细胞大量聚集。即使血糖值正常，在高胰岛素状态下，肿瘤中 ^{18}F-FDG 的聚集程度也会相对降低。因此，应在检查前至少禁食 4 小时，有条件的话可在检查前禁食 6 小时以上。

带教医师：补充一点，在病例 1 中也有少量背部肌肉和脂肪等部位的 ^{18}F-FDG 聚集增多，这也可能是受高血糖引起的胰岛素分泌的影响。

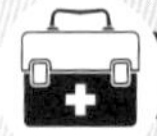

关键点! 与血糖值相关的陷阱

- 高血糖会导致大脑中 ^{18}F-FDG 的生理性聚集程度降低，以及 ^{18}F-FDG 和葡萄糖的竞争，妨碍肿瘤中 ^{18}F-FDG 的聚集。
- 在餐后等高胰岛素状态下，除了大脑中 ^{18}F-FDG 的生理性聚集程度降低外，肌肉和脂肪组织中的聚集也会增加，相对地肿瘤中 ^{18}F-FDG 的聚集程度降低。
- 检查前控制饮食和血糖很重要。

带教医师：好了，让我们来看下一个病例。

注意运动

病例 3 60 多岁女性，以检查为目的进行了 ^{18}F-FDG-PET/CT 检查（图 18–4）。

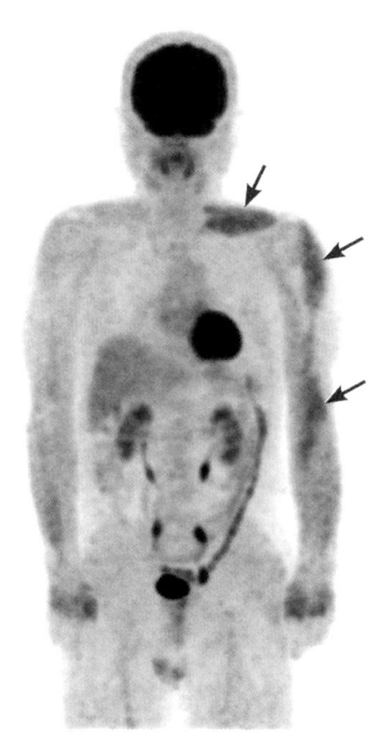

图 18–4 ^{18}F-FDG-PET/CT 图像（MIP 正位像）

实习医师：可见其左肩、上臂和前臂肌肉中的聚集增加（图 18-4 →）。这是不是运动的影响？

年轻的放射科医师：没错。运动时骨骼肌内的 GLUT4 被激活，^{18}F-FDG 的聚集量增多。在有氧运动中，^{18}F-FDG 的聚集是肌肉运动的良好指标 [4]，常被应用于运动医学研究中。在临床工作中，肌肉中的聚集增加会导致检查的精确度降低 [5]，因此检查前后不仅要避免运动，还要尽量避免长距离步行和提重物等。

带教医师：如果怀疑是运动引起的肌肉聚集，要通过医疗面诊确认。接下来让我们来看一下这个病例。

病例 1　60 多岁男性，为了检查全身多发骨髓瘤进行了 ^{18}F-FDG-PET/CT 检查（图 18-3 ~ 18-6）。

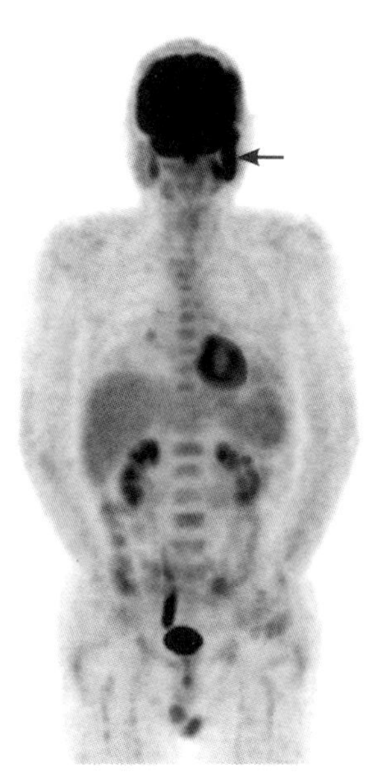

图 18-5　^{18}F-FDG-PET/CT 图像（MIP 正位像）

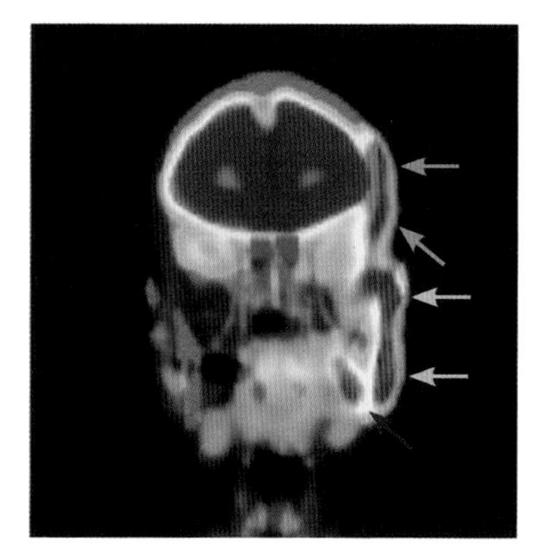

图 18-6　^{18}F-FDG-PET/CT 图像（头颈部，冠状位）

实习医师：头部至面部左侧有长条形浓聚灶（图 18-5 →）。参照图 18-6，可以发现这与颞肌（图 18-6 →）、咬肌（图 18-6　）和翼肌（图 18-6 →）等的走行一致。

带教医师：没错，要记住，除了四肢以外，非随意使用的肌肉中也会出现

^{18}F-FDG 的聚集。磨牙时使用的是咀嚼肌，眼球运动时（如读书时）使用的是眼外肌，咳嗽时需要膈肌、肋间肌和斜角肌的参与；说话时需要的是声带；如果在注射部位的止血，可以看到小圆肌和拇指球的聚集。这些要记住。

关键点！ 与肌肉活动相关的肌肉萎缩

- 检查前后的运动会使肌肉中 ^{18}F-FDG 的聚集量增加，所以检查前后不要运动。
- 也有磨牙等不随意识使用肌肉的情况，其特征性的聚集部位是与病理性聚集的鉴别要点。

带教医师：让我们来看下一个例子。

类似的情况也要记住

病例 5 30 岁左右女性，以检查为目的进行了 ^{18}F-FDG-PET/CT 检查（图 18–7 ～ 18–9）。

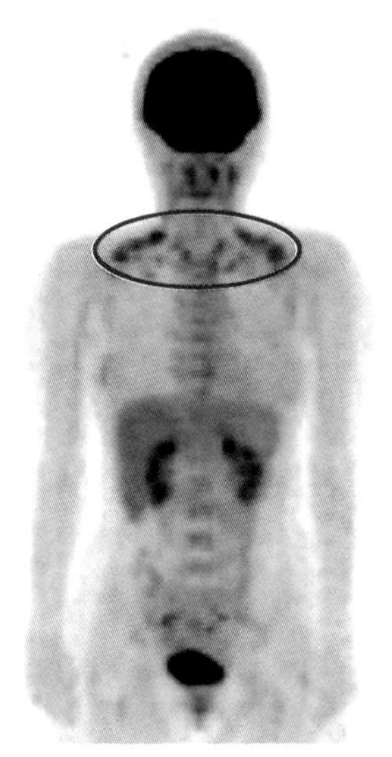

图 18–7 ^{18}F-FDG-PET/CT 图像（MIP 正位像）

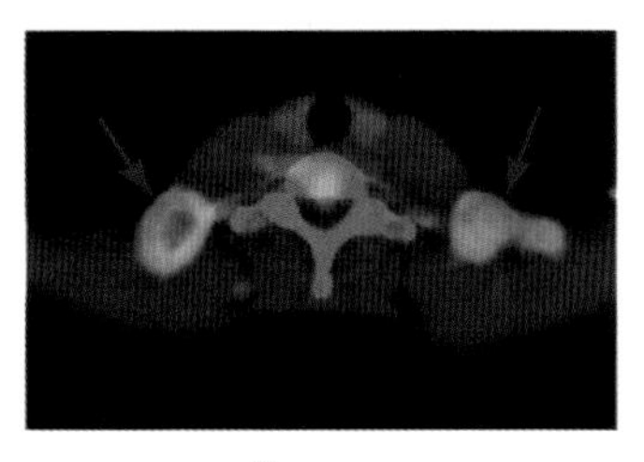

图 18–8 ^{18}F-FDG-PET/CT 图像（横断位，甲状腺水平）

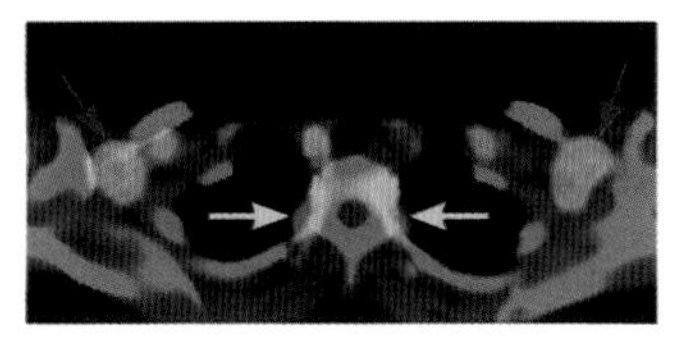

图 18–9 ^{18}F-FDG-PET/CT 图像（横断位，上纵隔水平）

实习医师：MIP 图像显示两侧锁骨上窝和上纵隔水平椎体旁区域有一致的聚集增加（图 18-7 ○）。同样在锁骨上窝（图 18-8，18-9 →）和椎体旁区域（图 18-9 ）也可见聚集增加。没有发现淋巴结肿大，我想应该没有淋巴结转移。这是什么情况呢？

带教医师：实际上这是棕色脂肪细胞的堆积。因为是典型的诊断陷阱，所以要记住。

关键点！ 与棕色脂肪细胞相关的陷阱[1,6]

- 棕色脂肪细胞多见于消瘦的年轻女性，主要分布在锁骨上窝、椎体旁、心脏周围和膈肌周围。其在寒冷的刺激下进行产热，导致 ^{18}F-FDG 聚集。
- 即使在棕色脂肪细胞开始累积的时候加热身体，^{18}F-FDG 的聚集也不会因延时摄影而消失。
- 棕色脂肪细胞内 ^{18}F-FDG 的聚集有可能对淋巴结转移的诊断造成障碍，特别是在冬季。对于可能符合条件的女性，请不要对其棕色脂肪细胞所在部位（如颈部、肩部和手掌）施加冷刺激。

实习医师：竟然有这种情况，我会记住的。

带教医师：最后再看一个例子吧。

病例 6 70 多岁男性，在淋巴瘤的化疗过程中，以评估病情为目的进行了 ^{18}F-FDG-PET/CT 检查。

检查前的两天内，患者每天都注射粒细胞集落刺激因子（granulocyte colony stimulating factor，G-CSF）制剂。

实习医师：椎体（图 18-10□）和骨盆（图 18-10□）中 ^{18}F-FDG 的聚集量增多，这是不是代表弥漫性淋巴瘤浸润？

年轻的放射科医师：仅根据这次的影像不能完全否认肿瘤浸润到骨髓，不过，之前患者注射了 G-CSF 制剂，因此可以认为这是与 G-CSF 制剂相关的骨髓功能亢

进导致的 ^{18}F-FDG 聚集。众所周知，在注射 G-CSF 制剂后，由于 ^{18}F-FDG 在骨髓中的聚集量增加，检查的精确度降低。

带教医师：在化疗期间，用 ^{18}F-FDG-PET/CT 评估肿瘤时，什么时候拍片很重要。像病例 6 这样，如果被检者注射了 G-CSF 制剂，医师就很难做出正确的评估。除此之外，化疗及放疗后，随着炎性变化和修复，由于反应性的 ^{18}F-FDG 聚集会在一定时间内发生，一般来说，化疗结束后 3 周 [8]，以及放疗结束后 3 个月左右再进行 ^{18}F-FDG-PET/CT 检查 [9-10]。

年轻的放射科医师：补充一点，放疗过后一段时间内，在放射线照射范围内的骨（特别是椎体）中，骨髓的 ^{18}F-FDG 聚集量会低于正常的骨髓聚集量。

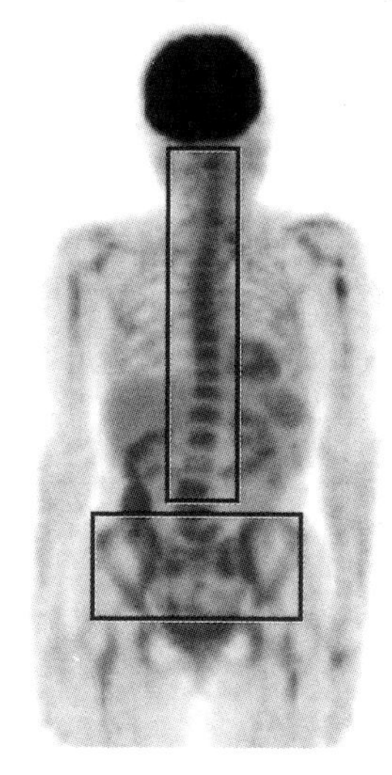

图 18-10　^{18}F-FDG-PET/CT 图像（MIP 正位像）

关键点！与 G-CSF 制剂、化疗和放疗相关的陷阱

- 注射 G-CSF 制剂后，患者的 PET/CT 图像中会出现骨髓的 ^{18}F-FDG 聚集量增多，因此很难判断病变。
- 在化疗和放疗后会出现 ^{18}F-FDG 反应性聚集增多，因此最好在治疗结束后经过一段时间再进行 ^{18}F-FDG-PET/CT 检查。

实习医师：由于 ^{18}F-FDG-PET/CT 检查是功能性成像手段，其与代谢相关，所以它与其他的影像学检查有很大的不同。

带教医师：那么，进入最后的总结吧。这次我们学习了高血糖、高胰岛素状态、运动、棕色脂肪细胞和 G-CSF 制剂等导致的 ^{18}F-FDG 聚集异常。对于这些，分别有血糖管理，禁食，不增加肌肉负荷，以及放疗和化疗后间隔一段时间再做检查等对策，但这些都需要主治医师的配合。希望可以通过相互协作使 ^{18}F-FDG-PET/CT 检查更精准。

参考文献

[1] 菅原茂耕ほか：PET/CT のアーチファクト．「特集 すぐわかる！ すぐできる！ PET/CT 読影のための基礎知識と pitfall」，臨床画像，30: 31-41, 2014.

[2] 「FDG-PET マニュアル 検査と読影のコツ」（陣ノ内正史 / 編著，吉田 毅ほか / 著），pp20-59, インナービジョン，2004.

[3] Rabkin Z, et al: Do hyperglycemia and diabetes affect the incidence of false-negative 18F-FDG PET/CT studies in patients evaluated for infection or inflammation and cancer? A Comparative analysis. J Nucl Med, 51: 1015-1020, 2010.

[4] Tashiro M, et al: 18F-FDG PET imaging of muscle activity in runners. J Nucl Med, 40: 70-76, 1999.

[5] Yasuda S, et al: Elevated F-18 FDG uptake in skeletal muscle. Clin Nucl Med, 23: 111-112, 1998.

[6] Virtanen KA, et al: Functional brown adipose tissue in healthy adults. N Engl J Med, 360: 1518-1525, 2009.

[7] Knopp MV, et al: Bone marrow uptake of fluorine-18-fluorodeoxyglucose following treatment with hematopoietic growth factors: initial evaluation. Nucl Med Biol, 23: 845-849, 1996.

[8] Bolton R, et al: Positron emission tomography and positron emission tomography/computed tomography in the evaluation of response to chemotherapy. Cancer Chemother Rev, 3: 77-86, 2008.

[9] Kitagawa Y, et al: FDG PET to evaluate combined intra-arterial chemotherapy and radiotherapy of head and neck neoplasms. J Nucl Med, 40: 1132-1137, 1999.

[10] Rogers JW, et al: Can post-RT neck dissection be omitted for patients with head-and-neck cancer who have a negative PET scan after definitive radiation therapy? Int J Radiat Oncol Biol Phys, 58: 694-697, 2004.

影像读片技巧丛书

影像诊断技巧

——要点与盲点 1

熟悉解剖和病理，掌握读片技巧

[日] 堀田昌利　土井下怜 / 著　[日] 扇和之 / 主审

顾文超 / 译

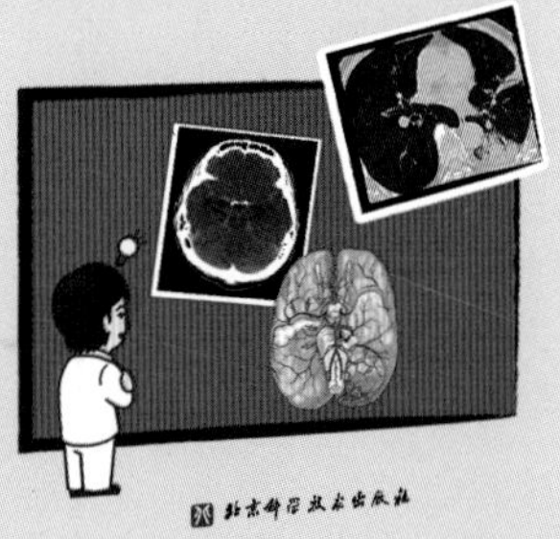

北京科学技术出版社

影像读片技巧丛书

影像诊断技巧

——要点与盲点 2

熟悉解剖和病理，掌握读片技巧

[日] 扇和之　堀田昌利 / 主编

[日] 佐藤英尊　渡边贵史　清水崇史　山田大辅　木村浩一朗 / 编者

朱梓宾 / 译

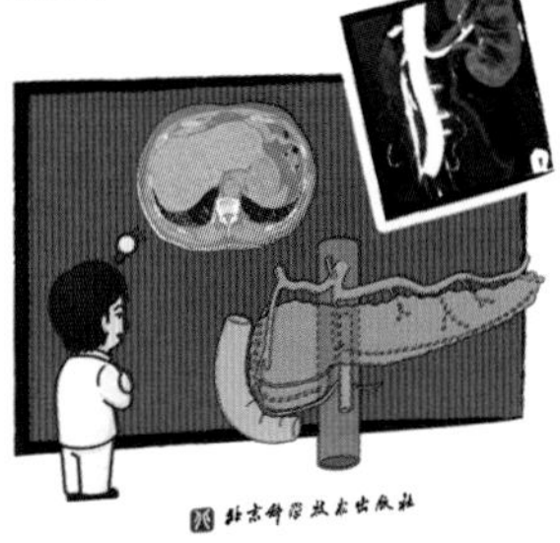

北京科学技术出版社